Golden Handbook of Hematology

編集
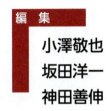
小澤敬也
坂田洋一
神田善伸

血液内科
ゴールデンハンドブック
改訂第2版

南江堂

編集者・執筆者一覧

■ 編　集

小澤　敬也	おざわ けいや	東京大学医科学研究所附属病院 院長
坂田　洋一	さかた よういち	自治医科大学 名誉教授
神田　善伸	かんだ よしのぶ	自治医科大学内科学講座血液学部門 教授

■ 執　筆 （執筆順）

鈴木　隆浩	すずき たかひろ	北里大学医学部血液内科学 教授
窓岩　清治	まどいわ せいじ	東京都済生会中央病院臨床検査医学科 部長
大嶺　　謙	おおみね けん	自治医科大学内科学講座血液学部門 講師
上田　真寿	うえだ ますず	自治医科大学附属病院臨床腫瘍科 講師
室井　一男	むろい かずお	自治医科大学輸血・細胞移植部 教授
岡塚貴世志	おかづか きよし	日本赤十字社医療センター血液内科
外島　正樹	としま まさき	自治医科大学附属病院臨床感染症センター感染症科
内丸　　薫	うちまる かおる	東京大学大学院新領域創成科学研究科 教授
坂田　洋一	さかた よういち	自治医科大学 名誉教授
出光　俊郎	でみつ としお	自治医科大学附属さいたま医療センター皮膚科 教授
神部　芳則	じんぶ よしのり	自治医科大学歯科口腔外科学講座 教授
津田真由子	つだ まゆこ	東京大学医科学研究所附属病院血液腫瘍内科
東條　有伸	とうじょう ありのぶ	東京大学医科学研究所附属病院血液腫瘍内科 教授
川俣　豊隆	かわまた とよたか	東京大学医科学研究所附属病院血液腫瘍内科
海野　健斗	うみの けんと	自治医科大学内科学講座血液学部門
佐藤　一也	さとう かずや	自治医科大学内科学講座血液学部門 講師
斎藤　桐子	さいとう きりこ	自治医科大学附属さいたま医療センター血液科
翁　　家国	おう いえくに	自治医科大学内科学講座血液学部門 講師

蘆澤　正弘	あしざわ まさひろ	自治医科大学内科学講座血液学部門
山本　千裕	やまもと ちひろ	自治医科大学内科学講座血液学部門
大森　司	おおもり つかさ	自治医科大学医学部生化学講座病態生化学部門 准教授
賀古　真一	かこ しんいち	自治医科大学附属さいたま医療センター血液科 准教授
畑野かおる	はたの かおる	自治医科大学内科学講座血液学部門
菊地　美里	きくち みさと	自治医科大学附属さいたま医療センター血液科
鯉渕　晴美	こいぶち はるみ	自治医科大学臨床検査医学 講師
谷口　信行	たにぐち のぶゆき	自治医科大学臨床検査医学 教授
田中　修	たなか おさむ	自治医科大学附属さいたま医療センター放射線科 教授
藤原慎一郎	ふじわら しんいちろう	自治医科大学内科学講座血液学部門 講師
木村　俊一	きむら しゅんいち	自治医科大学附属さいたま医療センター血液科
神田　善伸	かんだ よしのぶ	自治医科大学内科学講座血液学部門 教授
諫田　淳也	かんだ じゅんや	自治医科大学附属さいたま医療センター血液科 講師
石井　敬人	いしい ひろと	東京大学医科学研究所附属病院血液腫瘍内科
高橋　聡	たかはし さとし	東京大学医科学研究所附属病院血液腫瘍内科 准教授
仲澤　聖則	なかざわ まさのり	友愛記念病院放射線腫瘍科 部長

改訂第2版序文

『血液内科ゴールデンハンドブック』は，ジュニアレジデントやシニアレジデントを主な対象とし，血液内科領域の診療の基本をコンパクトにまとめたマニュアルで，白衣のポケットに入るハンディな体裁を基本コンセプトとしている．さらに，ベッドサイドや外来で診療実習を行う医学生や，多忙を極める血液内科専門医にとっても利用価値の高い，手頃なマニュアル本となっていることから，幸い，大変好評を博している．

血液内科は進歩の大変早い領域で，2011年に本書の初版を発行して以来，この5年間に病態研究・診断学が一段と進み，画期的な新薬も次々と登場してきている．そこで，南江堂と相談し，改訂第2版をこの度出版することになった．

初版の執筆は，内容に一貫性・統一性を持たせるために，自治医科大学内科学講座血液学部門および関連部署のメンバーが担当したが，今回の改訂第2版では，小澤・坂田に神田が加わった3名の編集体制とし，自治医科大学附属さいたま医療センター血液科，さらに東京大学医科学研究所附属病院血液腫瘍内科のメンバーが執筆陣に加わり，より充実した布陣となっている．

構成は，「Emergency―救急患者への対応」，「外来パート」，「疾患パート」，「主な検査法」，「主な治療法」，「主な薬剤の特徴と使い方」という初版の章立てを引き継ぎ，必要最低限の知識を網羅し，さらに最新の知見を踏まえた形にバージョンアップしている．例えば，従来汎用されてきた造血器腫瘍WHO分類第4版は，2016年に骨髄系腫瘍と急性白血病に関して改訂が行われたため，本書の内容もできるだけそれに対応するように努めた．

本書が全国の医療機関のレジデントや血液内科医に，これまで以上に広く活用されることを願っている．

2016年9月

小澤 敬也
坂田 洋一
神田 善伸

初版序文

『血液内科ゴールデンハンドブック』は，臨床研修を始めたジュニアレジデント，ある程度経験を積んだ血液内科医（シニアレジデントレベル）を主な対象とし，血液内科領域の日常診療において知っておかなければならない疾患とその診療の基本をコンパクトにまとめたマニュアルで，白衣のポケットに入るハンディな体裁を基本コンセプトとしている．

また，ベッドサイドや外来で診察実習を行う医学生や，多忙を極める血液内科専門医にとっても利用価値の高い，手頃なマニュアル本となっている．

構成は，「血液疾患における救急（Emergency-救急患者への対応）」，「症候から何を考え，鑑別診断をどう進めるか（外来パート）」，「主要疾患における診断と治療（疾患パート）」，「主な検査法」，「主な治療法」，「主な薬剤の特徴と使い方」を章立てし，必要最低限の知識を網羅している．日常の血液内科診療で遭遇する疾患をほとんどカバーしており，また造血幹細胞移植に関してもかなりのページを割いている．記述はできる限り簡潔な箇条書きとし，短時間で簡便に診療のポイントを確認できるようになっている．また，進歩の早い領域であるが，日本の実情に合わせる形でできるだけ最新の内容も盛り込んであり，小さくても実際の診療現場で十分役立つ実践的なハンドブックになるように配慮してある．

本書の執筆は，内容に一貫性・統一性を持たせるために，自治医科大学内科学講座血液学部門および関連部署のメンバーが担当しており，実際に自治医科大学附属病院血液科で行われている診療内容が基本となっている．それらは日本でスタンダードとなっているものが主体になっており，本書が全国の医療機関のレジデントや血液内科医に広く活用されることを願っている．

2011 年 9 月

小澤 敬也

坂田 洋一

目次

I章 Emergency－救急患者への対応

1. 救急医療における症候と血液疾患
   - A 重症貧血 …………………………………… 鈴木　隆浩　2
   - B 重篤な出血傾向 ……………………………… 窓岩　清治　5
   - C ショック ……………………………………… 大嶺　　謙　8
   - D 意識障害，急性発症の神経症状など ……… 大嶺　　謙　11
   - E 呼吸困難 ……………………………………… 大嶺　　謙　15

2. 血液疾患の Emergency
   - A 腫瘍崩壊症候群 ……………………………… 大嶺　　謙　19
   - B 造血器腫瘍に伴う高カルシウム血症 ……… 上田　真寿　25
   - C 過粘稠度症候群 ……………………………… 上田　真寿　27
   - D 溶血発作 ……………………………………… 鈴木　隆浩　28
   - E 播種性血管内凝固症候群とその類縁疾患 … 窓岩　清治　31
   - F 輸血関連急性肺障害 ………………………… 室井　一男　40

II章 外来パート

1. 血液疾患における身体所見の取り方 ………… 岡塚貴世志　44
2. 血液疾患における一般検査の進め方 ………… 岡塚貴世志　47
3. 血液疾患における発熱 ………………………… 外島　正樹　50
4. 貧血，多血症 …………………………………… 鈴木　隆浩　54
   - A 貧血 ……………………………………………… 54
   - B 多血症 …………………………………………… 58
5. 白血球減少，白血球増加 ……………………… 岡塚貴世志　61
   - A 白血球減少 ……………………………………… 61
   - B 白血球増加 ……………………………………… 64
6. 汎血球減少 ……………………………………… 鈴木　隆浩　66
7. リンパ節腫脹，肝脾腫 ………………………… 内丸　　薫　70
8. 出血傾向 ………………………………………… 坂田　洋一　73
9. 血栓性素因・血栓傾向 ………………………… 窓岩　清治　79

10. 血液疾患でみられる皮膚粘膜所見
　　　　　　　　　　　　　　　　　　出光　俊郎, 神部　芳則　83

Ⅲ章　疾患パート

1.　造血器腫瘍
- A　急性白血病 ･････････････････････････････････大嶺　　謙　90
- B　慢性骨髄性白血病 ･･････････････････････津田真由子, 東條　有伸　111
- C　骨髄増殖性腫瘍 ･･･････････････････････川俣　豊隆, 東條　有伸　118
- D　骨髄異形成症候群 ･･････････････････････････鈴木　隆浩　125
- E　Hodgkin リンパ腫 ･･･････････････････････海野　健斗, 大嶺　　謙　135
- F　非 Hodgkin リンパ腫 ････････････････････････佐藤　一也　141
- G　成人 T 細胞白血病/リンパ腫 ･･･････････････････内丸　　薫　160
- H　慢性リンパ性白血病と類縁疾患 ･････････････････内丸　　薫　165
- I　多発性骨髄腫（MGUS を含む）･･････････････････斎藤　桐子　173
- J　原発性マクログロブリン血症 ･･･････････････････斎藤　桐子　184
- K　アミロイドーシス ･･････････････････････････斎藤　桐子　187
- L　参　　考 ･････････････････････････････････翁　　家国　189
  - 1) 血球貪食症候群または血球貪食性リンパ組織球症 ･･･　189
  - 2) 伝染性単核球症 ･････････････････････････････　193
  - 3) 壊死性リンパ節炎 ･･･････････････････････････　196

2.　赤血球系疾患
- A　鉄欠乏性貧血 ･･････････････････････････････蘆澤　正弘　198
- B　巨赤芽球性貧血 ････････････････････････････蘆澤　正弘　201
- C　再生不良性貧血 ････････････････････････････鈴木　隆浩　204
- D　赤芽球癆 ････････････････････････････････鈴木　隆浩　212
- E　発作性夜間ヘモグロビン尿症 ･･････････････････鈴木　隆浩　215
- F　自己免疫性溶血性貧血 ････････････････････････鈴木　隆浩　219
- G　遺伝性球状赤血球症 ･･････････････････････････山本　千裕　222
- H　二次性貧血 ･･････････････････････････････山本　千裕　224
- I　二次性および相対的赤血球増加症 ･･･････････････山本　千裕　226

3.　出血・血栓性疾患
- A　血小板機能異常症 ･･････････････････････････大森　　司　228
- B　特発性血小板減少性紫斑病 ････････････････････大森　　司　232
- C　血友病 ･････････････････････････････････大森　　司　236
- D　von Willebrand 病 ･･････････････････････････大森　　司　239
- E　深部静脈血栓症 ････････････････････････････窓岩　清治　243

- F 抗リン脂質抗体症候群 ……………………………… 窓岩　清治 247
- G 播種性血管内凝固症候群 ……………………………… 窓岩　清治 250
- H 血栓性血小板減少性紫斑病・
  溶血性尿毒症症候群 ……………………………… 大森　　司 255
- I ヘパリン起因性血小板減少症 ……………………………… 大森　　司 260

IV章　主な検査法

1. 末梢血塗抹標本 ……………………………… 賀古　真一 264
2. 骨髄穿刺・骨髄生検 ……………………………… 賀古　真一 267
3. リンパ節生検 ……………………………… 畑野かおる 270
4. フローサイトメトリー ……………………………… 室井　一男 273
5. 腰椎穿刺 ……………………………… 畑野かおる 277
6. 染色体検査・FISH検査 ……………………………… 東條　有伸 280
7. 遺伝子診断 ……………………………… 東條　有伸 283
8. 溶血の検査 ……………………………… 鈴木　隆浩 286
9. 出血・凝固時間と凝固関連検査 ……………………………… 窓岩　清治 288
10. 血液型と輸血関連検査 ……………………………… 室井　一男 294
11. 細菌・真菌培養検査 ……………………………… 外島　正樹 297
12. ウイルス学的検査 ……………………………… 菊地　美里 300
13. 超音波検査 ……………………………… 鯉渕　晴美, 谷口　信行 303
14. 画像診断 ……………………………… 田中　　修 305

V章　主な治療法

1. 造血器腫瘍に対するレジメン集 ……………………………… 藤原慎一郎 312
   - A 急性骨髄性白血病 ……………………………… 312
   - B 急性前骨髄球性白血病 ……………………………… 315
   - C 急性リンパ性白血病 ……………………………… 318
   - D Ph陽性急性リンパ性白血病 ……………………………… 323
   - E 骨髄異形成症候群 ……………………………… 324
   - F Hodgkinリンパ腫 ……………………………… 324
   - G 非Hodgkinリンパ腫 ……………………………… 326
   - H 成人T細胞白血病/リンパ腫 ……………………………… 330
   - I 慢性リンパ性白血病 ……………………………… 331
   - J 多発性骨髄腫 ……………………………… 332
2. 血友病・後天性血友病に対する止血療法 ……………… 大森　　司 335
3. 中心静脈カテーテル ……………………………… 藤原慎一郎 345

4. 発熱性好中球減少症 ………………………………… 木村　俊一 348
5. 輸血療法 ……………………………………………… 室井　一男 353
6. 造血幹細胞移植 ……………………………………… 360
   A 対象疾患と適応の考え方 ………………………… 神田　善伸 360
   B ドナー・幹細胞選択 ……………………………… 諫田　淳也 366
   C 移植前処置 ………………………………………… 賀古　真一 371
   D GVHDの予防と治療 ……………………………… 藤原慎一郎 376
   E 移植後の感染管理 ………………………………… 木村　俊一 383
   F 移植後の非感染性合併症(GVHDを除く)
      ………………………………… 石井　敬人, 高橋　聡 388
7. 放射線治療 …………………………………………… 仲澤　聖則 394
8. 合併症などがある場合の基本的考え方 …………… 399
   A 肝障害と化学療法 ………………………………… 翁　　家国 399
   B 免疫抑制・化学療法により発症する
      B型肝炎対策ガイドライン ……………………… 翁　　家国 404
   C 腎機能障害 ………………………………………… 諫田　淳也 407
   D 心肺疾患 …………………………………………… 菊地　美里 411
   E 糖尿病 ……………………………………………… 菊地　美里 415
9. 妊娠時の治療方針 …………………………………… 上田　真寿 417
10. 妊孕性温存 …………………………………………… 蘆澤　正弘 422

VI章　主な薬剤の特徴と使い方

1. 抗腫瘍薬 ……………………………………………… 藤原慎一郎 428
2. 分子標的治療薬 ……………………………………… 東條　有伸 437
3. 造血因子その他 ……………………………………… 東條　有伸 442
4. 副腎皮質ステロイド ………………………………… 大嶺　　謙 447
5. 免疫抑制薬(ATGを含む) …………………………… 室井　一男 450
6. 鉄剤, ビタミンB_{12}製剤 ………………………… 畑野かおる 456
   A 鉄　剤 ……………………………………………… 456
   B ビタミンB_{12}製剤 …………………………… 459
7. 骨カルシウム代謝薬 ………………………………… 上田　真寿 460
8. 鉄キレート薬 ………………………………………… 鈴木　隆浩 462
9. 抗菌薬 ………………………………………………… 外島　正樹 465
10. 抗ウイルス薬 ………………………………………… 諫田　淳也 470
11. 抗凝固薬, 抗血小板薬 ……………………………… 大森　　司 474
12. 止血薬と凝固関連因子製剤 ………………………… 窓岩　清治 485

	Ⓐ 止血薬	485
	Ⓑ 凝固因子関連製剤	487
13.	制吐療法 …………………………………… 大嶺 謙	489
14.	造血器悪性腫瘍における緩和医療のための薬剤 …………………………………… 大嶺 謙	491

略語・略号一覧 ……………………………………………………… 499

索 引 ……………………………………………………… 507

謹告 著者ならびに出版社は，本書に記載されている内容について最新かつ正確であるよう最善の努力をしております．しかし，薬の情報および治療法などは医学の進歩や新しい知見により変わる可能性があります．薬の使用や治療に際しては，読者ご自身で十分に注意を払われることを要望致します． 株式会社 南江堂

I

救急患者への対応

1 救急医療における症候と血液疾患

A 重症貧血 (severe anemia)

- 明確な定義はないが，少なくとも Hb が 6.0 g/dL 以下の状態は重症貧血と考えられる

診療にあたってのポイント

- 救急患者で貧血を認めた場合，まず出血の有無を確認する
- 出血が否定された場合，血液疾患の可能性を考慮する必要がある
- 重症貧血をきたす疾患としては，急性白血病などによる汎血球減少と溶血性疾患の頻度が高い（これ以外の疾患では徐々に貧血が進行することが多いため，重度の貧血になる前に気付かれることが多い）（表1）
- 溶血性貧血の場合は，遊離ヘモグロビンによる急性腎不全の発症が危惧されるため，腎機能に注意する
- 貧血の鑑別 ➡「貧血，多血症」「汎血球減少」54, 66 項を参照

救急外来で最低限行っておくこと

ⓐ 問　診
- 黒色便，不正出血など出血症状の有無
- 症状の出現時期，過去の検診・検査歴（発症時期を推測する手がかりになる）
- 血液疾患を含む既往歴・家族歴
- 薬剤内服
- 黄疸，褐色尿の有無（溶血を示唆する）

ⓑ 身体所見
- バイタルサインの確認
- 浮腫などの心不全・腎不全症状の有無
- 黄疸の有無

表1 重症貧血の場合考慮すべき疾患

1. 赤血球産生の低下	白血病 骨髄異形成症候群（MDS） 再生不良性貧血 赤芽球癆 腎不全 多発性骨髄腫・癌の骨髄浸潤 ビタミンB_{12}欠乏性貧血，葉酸欠乏性貧血
2. 赤血球破壊の亢進（溶血）	【溶血性疾患を基礎に持つ患者の場合，感染症の合併（hemolytic crisis）や何らかの理由（例えばパルボウイルス感染症）による赤芽球造血の低下（aplastic crisis）によって重度の貧血が急激に発症する】 遺伝性球状赤血球症 鎌状赤血球症 サラセミア 赤血球酵素異常症（G-6-PD異常症など） 発作性夜間ヘモグロビン尿症（PNH） 自己免疫性溶血性貧血，寒冷凝集素症 薬剤性溶血性貧血 心臓人工弁，心臓弁膜症，人工血管などに伴う溶血
3. 赤血球の喪失（出血）	消化管出血，性器出血，肉眼的血尿 瀉血

- 出血所見の有無

ⓒ 血液・尿検査

- 血算，血液像（塗抹目視）：網赤血球数も必ずチェック（緊急検査項目にない場合は後日忘れずに提出）
  ➡異常白血球の有無，赤血球形態異常の有無（破砕赤血球など）が重要
- 生化学検査：AST，ALT，LDH，ALP，T.B，D.B，BUN，Cre，CRPは最低限のスクリーニング検査として必須
  ➡溶血や白血病などの鑑別に重要．溶血の場合，腎障害の把握は重要
- 凝固検査：白血病の場合DICを合併している場合がある

- 尿検査（採取可能な場合）：血尿，ヘモグロビン尿の有無

d 胸部 X 線
- 心不全，肺炎の有無 ➡ 必要に応じて CT を追加

e その他
- 白血病が疑われる場合は骨髄検査を早期に行う

緊急治療

- 基本的には輸血を行う
- ただし，免疫性溶血性貧血が疑われる場合は，輸血血球が破壊されるリスクが高いため，輸血はできる限り避ける方が安全．しかし，Hb＜5.0 g/dL など生命維持が危ういと判断されるほどの重症貧血の場合には，溶血リスクを十分に説明した上で，交差適合試験を通過した血液製剤を緩徐に輸血するのもやむを得ない
- PNH が原因の場合，通常の赤血球輸血でも構わない
- 遊離ヘモグロビンによる腎不全の発症が危惧される場合は，できるだけ早期にハプトグロビン 4,000 単位（成人の場合）を 2 時間で点滴静注する
- 腎不全発症症例では，腎臓専門医と連絡を緊密に取り，血液透析など必要な対応を速やかに行い，急性期を乗り切る

B 重篤な出血傾向 (serious bleeding)

まず考えるべきポイント

- 皮下出血，鼻出血，歯肉出血，血痰，吐下血，血尿，性器出血，穿刺時の止血困難や観血的処置の際の過剰出血など様々な出血症状を正確に把握する
- 消化管出血や頭蓋内出血，腹腔内出血など体表からみえない部分での出血は，診断の遅れにより生命の危険を伴うことになりかねない
- 乳幼児や抗凝血薬などを投与されている患者で明確な診断を下せない愁訴がある場合には，常に出血の可能性を考慮する

何を疑うべきか（鑑別診断）

- 血管壁，血小板の異常か，凝固因子の異常か，あるいは線溶系因子の異常によるものかを念頭におきながら診断を進める
- 緊急度の高い汎血球減少症や，血栓性血小板減少性紫斑病（TTP），播種性血管内凝固症候群（DIC）などが出血傾向で気づかれる場合も多い
- 凝固因子に対する自己抗体（凝固因子インヒビター）では，悪性腫瘍，膠原病などの基礎疾患を有していることがある

問診のポイント

- 先天性/後天性の出血傾向の鑑別は，適切な治療を行う上で重要である
- 出血症状の発現時期，家族歴の確認など，詳細な病歴聴取を行う．抜歯時の止血困難や，女性では過多月経についても確認する
- 臍帯出血（臍帯が脱落する際の出血）は，先天性凝固因子あるいはα_2プラスミンインヒビター（α_2-PI）欠乏を疑う症状である．後出血（いったん止血した後の再出血）は，FXIII欠乏や線溶系制御因子（α_2-PIやプラスミノゲンアク

チベータインヒビター 1) の欠乏症でみられる特徴的な症状である
- ワルファリン，直接作用型経口抗凝固薬（DOACs），抗血小板薬および消炎鎮痛薬などの薬剤の服用歴を尋ねる➡ときに本人も認識せずに服用している場合があり，具体的な薬剤名を挙げて確認する

外来処置のチェック項目

ⓐ 診療上のポイント：身体所見の取り方
- バイタルサインとともに，出血症状が局所性か全身性であるか，さらに出血の性状についても把握
- 皮膚・口腔粘膜の出血を確認➡出血斑は紅斑とは異なり圧迫により消退しない
- 皮膚点状出血や，鼻出血などの粘膜出血➡血小板減少，血小板機能障害，von Willebrand 病，血管壁の異常でみられることが多い
- 斑状出血，関節内出血，筋肉出血，臓器出血などの深部出血➡凝固因子の欠乏に起因することが多い

ⓑ どのような検査を行うべきか
- ヘモグロビン値および血小板数の把握とともに，末梢血塗抹像で偽性血小板減少や血小板形態を確認．さらに，TTPなどでみられる特徴的な破砕赤血球の有無を確認
- プロトロンビン時間（PT），活性化部分トロンボプラスチン時間（APTT），血漿フィブリノゲン値を測定し，凝固系因子低下の有無を把握
- Alb 血中レベルは，肝障害による凝固因子産生能の低下の診断に有用
- FDP/D-ダイマーを測定し，DIC による凝固亢進病態による血小板，凝固因子の消費性低下による出血傾向を鑑別
- 血小板数や凝固線溶系に異常がみられなければ，出血時間を測定し血小板機能の異常や血管壁の異常を鑑別

ⓒ 処方と処置
- 出血性合併症に対して➡必要に応じ一般の救急処置
- 血小板数の低下に対して➡血小板数が 1 万/μL 未満では

重篤な出血をみることがあり，2〜5万/μLでも止血困難を認める場合には血小板輸血が必要となる．ただし，DICやTTPなどによる血小板の消費性低下時に血栓材料ともなる血小板を輸血する場合には，抗凝固薬の併用など，十分な注意が必要である
- 凝固因子欠乏に対して ➡ 欠乏している凝固因子に対する濃縮製剤やFFPの補充を行うが，消費性低下をきたす病態では，血小板輸血と同様の注意が必要である
- 凝固因子インヒビター，特に抗FⅧインヒビターが疑われる場合 ➡ APTT混和補正試験やFⅧ因子活性ベセスダ法（Bethesda method）による抗体価を確認の後，血漿由来活性型プロトロンビン複合体製剤や遺伝子組換え活性型FⅦ製剤，血漿由来FⅦa/FX製剤などのバイパス止血療法を考慮
- ワルファリン療法中に出血性合併症が発生した場合 ➡ PT値を確認しながら減量もしくは中止，必要に応じてビタミンKやFFPの投与を考慮
- 早急にワルファリンの効果を是正する必要がある場合 ➡ 乾燥人FIX製剤複合体製剤や新鮮凍結血漿の投与を考慮
- DOACs内服中に出血性合併症が発生した場合 ➡ まず休薬，必要に応じて外科的な止血処置．早急に是正する必要がある場合，服用後数時間以内ならば活性炭投与，血漿由来活性型プロトロンビン複合体製剤や乾燥人FIX製剤複合体製剤の投与，ダビガトランでは血液透析も考慮（DOACs中和薬は開発段階）
- ヘパリン投与中の出血性合併症 ➡ APTT値を測定しながら，程度に応じてヘパリンの減量や中止，あるいは硫酸プロタミンによる中和で対応

ⓓ 入院時期の決定

- 腸腰筋などの深部筋肉内出血，消化管出血，気道圧迫のおそれのある出血，貧血の進行する鼻出血，骨折などの外傷，頭蓋内出血はいずれも入院治療

C ショック (shock)

- ショックとは，循環不全により組織への酸素供給が不足する状態である．その結果，多臓器の血流低下・低酸素と代謝性アシドーシスが生じる

ショックの成因

- ショックの成因（表1）

血液疾患領域におけるショック

- 血液診療領域においても診断と初期対応は一般的な救急対応と同じであるが，原疾患の他に汎血球減少や凝固異常に伴う合併症，薬剤が成因となることがある
- 抗腫瘍薬，免疫抑制薬，生物製剤などにより様々な合併症が起こりうる（表2）
- 易感染状態，易出血状態にあることが多いので，侵襲的な検査や処置は慎重に行う

血液疾患患者における敗血症性ショック

- 2016年「敗血症および敗血症性ショックの国際コンセンサス定義第3版（Sepsis-3）」（JAMA 315：2016）

a 敗血症

- 感染に対する宿主生体反応が適切に行われないことにより，致死的な臓器不全となる状態である

表1 ショックの成因

循環血液量減少性ショック hypovolemic shock	出血性，脱水
心原性ショック cardiogenic shock	心不全，心筋梗塞，不整脈
血液分布異常性ショック distributive shock	敗血症，アナフィラキシー，神経原性，副腎不全，毒素性
心外からの空間的障害 obstructive shock	緊張性気胸，心タンポナーデ，肺塞栓

表2 薬剤などによるショック

アントラサイクリン系薬剤	心筋障害
ATG製剤，L-アスパラギナーゼ，リツキシマブ，抗菌薬	アナフィラキシー
チロシンキナーゼ阻害薬	QT延長や水分貯留
ステロイド	投与中止後の副腎不全
輸血	アナフィラキシー，急性肺障害（TRALI）

- 診断基準：感染症が疑われ，SOFAスコア（33頁を参照）がベースラインより2点以上，上昇したもの
- qSOFA（quick SOFA, 表3）：ICU外におけるスコア（各1点とする）

❺ 敗血症性ショック

- 死亡率を大きく上昇させる，循環動態と細胞代謝異常を伴う敗血症の一症候である
- 診断基準：十分な輸液に反応せず，平均動脈圧65 mmHgを維持するのに昇圧剤を必要とし，かつ乳酸値2 mmol/L（18 mg/dL）以上の状態

❻ 敗血症の初期対応

① 45分以内に血液培養，β-グルカン，マンナン検査，画像診断
② 1時間以内に広域抗菌薬投与開始
③ 3時間以内に乳酸値測定
④ 3時間以内に低血圧または乳酸値>4 mmol/Lの際には，ラクテック30 mL/kgを投与
⑤ 6時間以内に平均血圧>65 mmHgを維持するために，輸液に反応しなければノルアドレナリンを開始
⑥ 輸液に反応しない低血圧または初期乳酸値>4 mmol/Lの際に
  - 中心静脈圧測定（8 mmHg以上を目標）
  - 中心静脈酸素飽和度測定（70%以上を目標）
⑦ 初期乳酸値>4 mmol/Lの際には乳酸値を再測定

表3 qSOFA

収縮期血圧≦100
呼吸数≧22/分
意識変化：Glasgow Coma Scale スコア<15 点

表4 アナフィラキシーショックへの対応

- 発症：即時性と遅延性がある．瘙痒感，蕁麻疹，血管浮腫，呼吸困難，血圧低下，腹痛がみられる．最も多い死因は気道閉塞，次いで血圧低下．軽度の蕁麻疹が重篤な症状へ進展することもある
- 気道の確保が最優先．状況に応じて挿管する
- 喉頭浮腫に対するエピネフリンの投与を行う
  アドレナリン注 0.1％を 0.3〜0.5 mL 筋注．必要に応じ 5〜10 分間隔で繰り返す
- 血圧低下に対し輸液を 500〜1,000 mL 行う
- ステロイドは重篤な症状の反復や悪化を防ぐ．ソル・メドロール 100 mg 静注
- ポララミン 5 mg 静注．H$_2$ ブロッカーも有効な場合がある
- 軽度，中等度の症状（蕁麻疹ないしきわめて軽い気管支攣縮）を示した患者では最低 6 時間の経過観察を行う

⑧ 12 時間以内に必要があれば感染源への介入

アナフィラキシーとアナフィラキシー様反応

- 抗菌薬，NSAIDs が代表的な原因薬剤であるが，血液診療では抗胸腺細胞グロブリン（ATG）療法，L-アスパラギナーゼなどでアナフィラキシーショックが起こることがある（表4）

D 意識障害，急性発症の神経症状など

- 救急の現場において，患者の神経症状が前面に出ている場合，診断への最初のアプローチは神経学的所見と画像診断である
- 血液一般検査で異常があれば血液疾患が潜んでいる可能性を考える
- 止血・凝固異常症以外にも，造血器悪性疾患に脳血管障害を合併することは多い．また，造血器悪性疾患では中枢神経病変のみならず，合併症や治療に関連する神経障害を呈することが多い（表1）

a 造血器腫瘍の中枢神経浸潤

- 浸潤形式➡髄膜播種（髄膜炎型）と脳・脊髄浸潤（腫瘤形成型）
- 白血病浸潤➡脳神経ではⅢ，Ⅳ，Ⅵ，Ⅶで多い
- 診断には髄液検査とMRIが有用．髄液所見は細胞数増加，蛋白上昇，糖は正常または低下．細胞数増加がなくてもサイトスピン標本で白血病細胞を同定可能なことがある．た

表1 救急外来において神経症状を示す造血器腫瘍患者の病態

腫瘍による局所的な影響	・mass effect ・髄膜播種 ・骨破壊による脊椎圧迫 ・上気道閉塞 ・心外膜炎，心タンポナーデによる循環不全
代謝性異常	・高Ca血症 ・SIADH，低Na血症 ・副腎不全 ・低血糖 ・腫瘍崩壊症候群
血液異常	・好中球減少時の中枢神経感染 ・過粘稠度症候群 ・止血，凝固異常時の出血，梗塞 ・貧血
治療関連	・抗腫瘍薬 ・オピオイド ・放射線
傍腫瘍性神経症候群	
うつ，適応障害	

だし，偽陰性が問題になる（正確な評価には十分な検体量，素早い検体処理が必要）
- 原疾患の中枢神経系病変のリスクを評価（各疾患の項を参照）

❺ 脊髄圧迫
- 数時間以内に減圧しないと神経障害は不可逆的となる
- 原因 ➡ 機械的脊髄圧迫：腫瘍，脊椎の骨折，血腫
- 鑑別 ➡ 脊髄梗塞，横断性脊椎炎，傍腫瘍性神経症候群
- 新たに背部痛，運動・知覚障害，神経因性膀胱などの神経症状が出現したときに疑う
- 臥位で痛みが増強し，背部に叩打痛がある
- 可及的に早期にMRI．MRIが施行できない場合 ➡ CTによる評価を行い対応．腫瘍による圧迫や骨破壊の場合 ➡ 放射線療法は早期の効果が期待できるが，リンパ腫・形質細胞腫による圧迫には，デキサメタゾン（デカドロン）が抗腫瘍効果のみならず神経浮腫に有効
- デカドロン10 mg静注，以後6時間毎に4 mgを追加投与
- 腫瘍による脊椎圧迫骨折が脊髄を圧迫した場合 ➡ 緊急放射線療法や外科的処置が必要になることがある

❻ 脳血管障害
- 凝固異常，血流異常は血液疾患で常に起こりうる合併症である（5頁「B.重篤な出血傾向」の血小板減少，凝固異常の原因疾患を参照）
- 造血器悪性腫瘍に合併する脳血管障害を表2に示す

❼ 治療関連性
- 造血幹細胞移植後の免疫抑制薬タクロリムス，化学療法薬の大量投与で中枢神経症状が出現することがある
- シタラビン（キロサイド）：大量投与で構音障害，眼振，歩行障害などの小脳症状，ときに混迷，傾眠を呈することがある．薬剤中止後も症状が2週間続くことがある．MRIでは小脳萎縮と可逆性の白質変化を認める
- メトトレキサート（MTX）：髄注にて頭痛，発熱，吐き気などの脳炎症状を呈する．髄注後，2〜4時間後に出現し，半日〜3日間持続．また，白質脳症はMTXの遅延性の毒

表2 造血器悪性腫瘍に合併する脳血管障害

DIC	・造血器腫瘍では早期死因となる ・造血器腫瘍に伴う DIC は線溶系優位であることが多い ・DIC 早期に一過性に過凝固状態が引き起こされることがある．この時，虚血性変化を起こすことがある
過粘稠度症候群，leukostasis	・白血病細胞が血管内にうっ滞し，虚血や過粘稠度症候群を合併 ・AML-M4，M5 で多い．通常，白血球数が 10 万/μL 以上になると発症のリスクが高まる
血小板増加症	・血小板増加による微小循環不全により頭痛，めまい，耳鳴りなどの症状が現れる ・逆に血小板増加に伴い，出血がみられることがある．これは血漿中の von Willebrand 因子（VWF）が血小板に結合すると VWF 欠乏状態となり，後天性 von Willebrand 病の病態を呈するためである
脳静脈洞血栓症	・凝固異常に伴う頭蓋内静脈血栓のため，静脈還流障害を起こし，頭蓋内圧亢進へ進展する．上矢状静脈洞血栓が最も多い ・最も頻度が高い症状は頭痛で，2〜3 日で進行し痙攣，局所神経症状，意識障害へと至る ・診断には MRI が有用である
血管炎	・まれにある．有毛細胞白血病，腫瘍随伴性血管炎，薬剤性血管炎がある

性であり，高齢者，頭蓋への放射線照射後には出現しやすい
- ステロイド：精神病，ステロイド離脱症候群，ミオパシーなど
- 放射線照射後の白質脳症の危険因子は高齢者，照射線量が50 Gy以上，MTXとの併用である

E 呼吸困難（dyspnea）

病態

- 呼吸困難とは「呼吸がしにくい感じ」,「呼吸するのに骨が折れる感じ」を自覚することと定義される．つまり自覚症状であって，その発症機序は定かでない
- いくつかの病態が重なって起こることが多い
- 救急外来患者の呼吸困難患者のおよそ6割が心疾患あるいは呼吸器疾患である．よって，まず呼吸不全か，循環不全か，その他の成因かを即座に鑑別する（表1, 2）

呼吸困難を診た際に注意すべき血液疾患

ⓐ 貧血
- 呼吸器，心血管系以外の主要な原因．鉄欠乏性貧血，巨赤芽球性貧血のような良性疾患の場合，貧血心の有無が入院の適応の目安になる

ⓑ 上気道閉塞
- 悪性リンパ腫，特に進展の早いBurkittリンパ腫，リンパ芽球性リンパ腫では，突然気道圧迫を起こす．進行が遅くても，病変部位によっては症状が突然増悪することがある
- 抗胸腺細胞グロブリン（ATG）療法では，アナフィラキシー反応による喉頭浮腫（気道閉塞）に注意

表1 呼吸困難の原因

よくみられるもの	致命的，特に緊急を要するもの
気管支喘息，COPD うっ血性心不全，心原性肺水腫 虚血性心疾患 肺炎 心因性	上気道閉塞：異物，出血，喉頭浮腫 緊張性気胸 肺塞栓 神経筋疾患：重症筋無力症，Guillain-Barré症候群，ボツリヌス症

表2 呼吸困難を呈する疾患の診断ポイント

疾患	問診のポイント	関連する所見	身体所見	検査
肺塞栓	突然発症？ 胸膜痛の有無？ 長期臥床, 旅行歴 (エコノミークラス症候群) 既往：悪性腫瘍, 深部静脈血栓症, 肺塞栓, 凝固亢進状態, 経口避妊薬, 肥満	発汗, 労作時呼吸困難	頻脈, 頻呼吸, 微熱	ABG, D-ダイマー, ECG, 胸部X線, 造影CT, 超音波で DVTの検査
肺炎	発熱, 湿性咳嗽, 胸痛	食欲不振, 悪寒, 嘔気, 嘔吐, 労作時呼吸困難, 咳嗽	頻脈, 頻呼吸, ラ音聴取, 呼吸音減弱	胸部X線, 血液, 喀痰培養
細菌性				
ウイルス性	曝露 (インフルエンザ, 水痘など)			ABG (低酸素が疑われる場合)
日和見	免疫不全, 化学療法			
真菌性	曝露 (鳩など)			
気胸	突然発症？ 外傷の有無？ (自然気胸) 胸痛, 痩せた男性	局所的な痛み	呼吸音減弱 皮下気腫, 胸壁の創 傷の有無	胸部X線

緊張性気胸		労作時呼吸困難	経静脈怒張, 気管偏位, 心音減弱, 静脈還流の低下	
COPD/気管支喘息	喫煙歴, 上気道炎症状, アンスの不良, 喘息治療コンプライアンスに左右される症状, 環境に対するアレルギーの有無, 喘息の家族歴	空気への飢餓感, 労作時呼吸困難	肺過膨張, 呼気延長, 口すぼめ呼吸, 呼吸補助筋を使う	胸部X線で気胸と肺病変を否定
悪性腫瘍	体重減少, 喫煙歴, 職業歴	労作時呼吸困難	血痰	胸部X線, CTにて腫瘤性病変, リンパ節腫脹の有無
体液貯留	症状が徐々に増悪, 利尿薬などの治療コンプライアンス不良	起坐呼吸, 夜間発作性呼吸困難	経静脈怒張, 末梢浮腫, 心音: Ⅲ音による奔馬音, 不整脈肝腫大	胸部X線にて胸水, 肺間質影, 心拡大 BNP 上昇
アナフィラキシー	突然発症? 外傷の有無?	労作時呼吸困難	口腔粘膜浮腫, 喘鳴, 嗄声	

c 胸水, 心嚢水
- 造血器腫瘍浸潤による胸水, 心嚢水貯留がある

d leukostasis
- 微小循環における白血病細胞の停滞や, サイトカインによる血管内皮細胞の障害と白血病細胞の遊走によるものと考えられている
- 急性骨髄性白血病（AML）では白血球数10万/μL以上で発症リスクとなるが, 急性リンパ性白血病（ALL）や慢性リンパ性白血病（CLL）での発症頻度は低い

e 肺炎
- 免疫抑制状態における肺炎は非典型的な病像を呈し, 急速な経過をとることがあるので注意する

f 肺血栓塞栓症
- 静脈血栓塞栓症（VTE）は肺梗塞の主要な原因. 凝固異常をきたす血液疾患すべてが鑑別診断に挙がる
- 造血器悪性腫瘍患者では, 発症時のみならず, 化学療法による腫瘍崩壊, 骨髄抑制中の感染や血管内カテーテルが凝固異常を引き起こすことにより, VTEの合併頻度が高い
- 急性白血病の発症時の1.4～9.6％, 寛解導入中の1.7～12％にVTEを合併. APLでは頻度が高い
- 悪性リンパ腫の1.5～14.6％にVTEを合併. massが大血管を圧迫し, 血流が途絶・うっ滞し血栓ができ, 治療直後に肺梗塞の原因になることがある
- サリドマイド, レナリドミドなどの免疫調節薬を用いた治療中の多発性骨髄腫患者でVTEを合併する. 特にステロイドや抗腫瘍薬を併用する場合にはリスクが高い

2 血液疾患の Emergency

A 腫瘍崩壊症候群（tumor lysis syndrome）

- 腫瘍崩壊症候群とは，腫瘍細胞の急速な崩壊により血中へ細胞内のイオンや代謝産物が急激に大量放出され，代謝障害に至った病態をいう
- 尿酸，リン，カリウム，蛋白などの放出が生体の処理能力を上回ると高尿酸血症，高リン血症，低カルシウム血症，高カリウム血症，尿毒症に至り，尿酸やリン酸カルシウムが腎尿細管へ沈着，腎不全に至る
- 何よりも予防！ 化学療法前に高リスク群を見極める（表1）

予防と治療

- 腫瘍崩壊症候群の発症リスクと発症リスク別予防法を表2, 3に示す
- 腫瘍崩壊症候群が発症 ➡ 高リスク群の治療を行う

補 液

- 循環血液量を上げ，腎血流量，糸球体濾過量を上げることで尿酸，リンなどの排泄物の増加につながる

表1 腫瘍崩壊症候群発症の危険因子

- 腫瘍タイプ：Burkittリンパ腫，リンパ芽球性リンパ腫（LBL），急性リンパ性白血病（ALL）
- 腫瘍増殖速度
- 腫瘍量：bulky mass
- 腫瘍の化学療法感受性
- 治療前検査値：高LDH値，高尿酸血症
- 腎機能障害
- 脱 水

表2 成人造血器腫瘍における腫瘍崩壊症候群の発症リスク

低リスク群	中間リスク群	高リスク群
AMLでWBC 2万5千/μL未満かつLDHが正常値の2倍未満	AMLでWBC 2万5千/μL未満かつLDHが正常値の2倍以上	AMLでWBC 10万/μL以上
	AMLでWBC 2万5千〜10万/μL	
	ALLでWBC 10万/μL未満かつLDHが正常値の2倍未満	ALLでWBC 10万/μL以上またはLDHが正常値の2倍以上
中悪性度NHLでLDHが正常値の2倍未満	中悪性度NHLでLDHが正常値の2倍以上	中悪性度NHLでLDHが正常の2倍以上,かつbulky病変
	Burkittリンパ腫でLDHが正常値の2倍未満	Burkittリンパ腫でstage Ⅲ/ⅣまたはLDHが正常値の2倍以上
	LBLでstage Ⅰ/ⅡかつLDHが正常値の2倍未満	LBLでstage Ⅲ/ⅣまたはLDHが正常値の2倍以上

＊CML, MM, 低悪性度 NHL, HL, ALCL, CLL は低リスク群とする.
＊WBC 5万/μL以上のCLLにリツキシマブあるいはフルダラビンを用いる場合には中間リスク群とする.
＊表中の中間リスク群で,腎障害あるいは腎に腫瘍浸潤がある場合,または血清尿酸値,カリウム値あるいはリン値が上昇している場合は高リスク群とする.

(Cairo MS et al : J Haematol 149 : 5, 2010 より改変)

- 尿量 80〜100 mL/m^2/hr (2,000〜2,500 mL/m^2/day) を確保
- 必要に応じて利尿薬を使用

【解説】尿のアルカリ化は,かつて積極的に行われていたが,現在では推奨されない.尿のアルカリ化によって尿酸は溶けやすくなるが,腎尿細管障害の原因となるキサンチン,ハイポキ

表3 腫瘍崩壊症候群の発症リスク別予防法

低リスク群	中間リスク群	高リスク群
1日1回の採血と体液量モニタリング	8〜12時間毎に採血と体液量モニタリング	ICU管理を考慮 4〜6時間毎に採血と体液量モニタリング 心電図モニター
通常量の輸液	1日2,500〜3,000 mLの補液	1日2,500〜3,000 mLの補液
電解質・尿酸値異常がある場合，あるいは以下の場合にアロプリノールを投与：bulky mass，腫瘍量が多い場合または進行病期，増殖の強い腫瘍	アロシトールまたはフェブリクの投与	ラスリテック投与を考慮

サンチンの可溶性は変わらない

高リン血症

- 通常，高リン血症だけでは緊急に補正を要することはない．随伴する低カルシウム血症が致死的である
- リン結晶の腎尿細管，軟部組織への異所性沈着が問題になる
- 基本は補液と利尿．リンを含まない製剤を用いる
- リンの吸着作用薬の内服（以下の薬を組み合わせる）
  マルファ液（水酸化アルミニウムゲル），炭酸カルシウム3〜4 g/day，レナジェル（セベラマー塩酸塩）（250 mg）12〜24 T/day，ホスレノールチュアブル（炭酸ランタン水和物）（250 mg）3 T/day

低カルシウム血症

- テタニー，またQT延長から致死的な不整脈を起こしうる

カルチコール 10〜20 mL（10 mL 中グルコン酸カルシウムとして 850 mg）を 10〜20 分かけて点滴静注．2〜3 時間後に効果が出る．以後，カルチコールを 0.5〜1.0 mg/kg/hr で追加点滴する
低マグネシウム血症があれば補正する

高カリウム血症

- 高カリウム血症は速やかに致死的となることから，心電図変化を判定できなければならない
- 最初の変化は尖鋭化したテント状の高い T 波，悪化するにつれ PR 間隔の延長，P 波の消失，QRS 間隔の延長がみられ，最後の段階で QRS と T が融合し，ついには心停止に至る
- 白血球数＞10 万/μL のとき，偽性低カリウム血症に注意する（採血検体を放置しない）．また，溶血や血小板増多による偽性高カリウム血症に注意
- 対応を表 4 に示す

表 4　高カリウム血症への対応

血清 K 値≦6.9 mEq/L で ECG 変化がないとき
ケイキサレートまたはカリメート ・経口の場合：30 g を水 50 mL に溶かす ・注腸の場合：30 g を水 100 mL に溶かす 効果は 1〜2 時間で現れ，4〜6 時間持続する
血清 K 値＞7.0 mEq/L あるいは ECG 変化や脱力などの神経筋症状があるとき
1. カルチコール 10 mL を 2〜5 分かけて静注（ジギタリス中毒時には禁忌）．ECG 変化に改善がなければ，5 分後に再投与（その後 10 分おきに改善するまで投与） 2. GI 療法（レギュラーインスリン 0.1 単位/kg＋25％ブドウ糖液 2 mL/kg を緩徐に静注）．効果（0.6〜1.0 mEq/L 低下）は 30 分で現れ 4〜6 時間持続 3. ラシックス（フロセミド）静注 4. 改善が見込めない場合は透析

治療薬

ⓐ アロプリノール

- 高尿酸血症の予防，治療に用いられるが，その効果は限定的である
- 既に生成されてしまった尿酸を減少させない．効果が現れるには数日要する
- キサンチン，ハイポキサンチンを増加させる
- メルカプトプリン（6-MP）やアザチオプリンなどの化学療法薬のクリアランスを低下させる
- ラスブリカーゼに比べて，メトトレキサート（MTX）やシクロホスファミド（CPA）などの副作用を増強させる
- 同剤で5%の患者に過敏症：皮疹・発熱・好酸球増加・肝腎障害が起こる．漫然と投与しない
- フェブリクは1日1回投与でアロプリノールに代用可能である．軽度〜中等度の腎障害にも用量調節が不要である
- 使用の注意点を表5に示す

ⓑ ラスブリカーゼ

- 遺伝子組み換え型の尿酸酸化酵素として作用し，尿酸を水溶性のアラントインへ酸化させ，尿中へ排泄させる作用がある
- 投与後4時間以内に効果が出現する

化学療法開始前4時間前にラスリテック通常 0.1 mg/kg ＋生理食塩水 50 mL/30 分間で点滴静注
腫瘍崩壊症候群がコントロールされるまで，通常1回，7日間継続する

- 通常はラスリテック 0.1 mg/kg の1日の投与だけでコントロール可能である
- 主な副作用：肝障害，悪心・嘔吐．また重篤な副作用にアレルギー反応，溶血性貧血，メトヘモグロビン血症がある
- 再投与は推奨されない
- G-6-PD 欠乏症患者には禁忌

表5 アロプリノール使用の注意点

- 化学療法開始 12〜24 時間前の投与が望ましい．尿酸値が正常化し腫瘍量が減少したら中止する
- 治療前に既に高尿酸血症があるときはラスブリカーゼを投与する
- 腎障害を合併しているときは半量投与とする
- 6-MP, アザチオプリン投与時には同剤を 30%減量する．フルイトラン，エンドキサン，シクロスポリン投与時には併用を避ける

B 造血器腫瘍に伴う高カルシウム血症

病態と診断

- Ca の調節は主に活性型ビタミン D と副甲状腺ホルモン（PTH）によって行われる
- 活性型ビタミン D は腸管からの Ca の吸収を亢進させる
- PTH は低 Ca 血症時に分泌され，骨吸収の亢進と腎での Ca の再吸収を亢進させる
- 甲状腺から分泌されるカルシトニンは，破骨細胞活性を抑制し血清 Ca の調節に関与する
- 悪性腫瘍より PTH 関連蛋白（PTHrP）が分泌され，高 Ca 血症をきたす（humoral hypercalcemia of malignancy：HHM）
- 多発性骨髄腫（MM）などの場合には，骨に存在する腫瘍細胞からの局所因子を介して高 Ca 血症をきたす（local osoteolytic hypercalcemia：LOH）（表 1）
- 血清の Ca をアルブミン値にて補正して高値を確認する
  補正 Ca = 血清 Ca +（4 − Alb）
- MM，成人 T 細胞白血病などで高値になることが多い
- 肝機能障害がないにもかかわらず ALP が上昇している場合には，骨吸収亢進を疑うべきである

表 1 HHM と LOH

	HHM	LOH
頻度	多い	少ない
主因	PTHrP	IL-1, IL-6
様式	全身性	局所性
疾患	・成人 T 細胞白血病 ・非 Hodgkin リンパ腫 ・その他の腫瘍	・多発性骨髄腫 ・乳癌の骨転移

臨床症状

- 尿濃縮力障害による多飲・脱水・口渇などをきたす
- 消化器症状（食欲低下，悪心・嘔吐，便秘）
- 中枢神経症状（傾眠，意識障害）
- 悪性腫瘍の症状と捉えられることが多く，診断の遅れとなるため注意を要する

治療適応

- 根本的な治療は原疾患の治療
- 治療開始基準についての一定の基準はないが，血清 Ca 値の上昇速度，臨床症状を加味して開始する
- 補正 Ca 値が 11 mg/dL 以上で要注意，12 mg/dL を越えたら治療適応と考えられる

対処法

- 補液：循環動態が許せば生理食塩液の点滴静注（1,000 mL 以上，数時間で）
- 利尿薬投与：ラシックス 20〜80 mg 静注
- カルシトニン：カルシトニン 20〜40 単位を朝夕 2 回筋注
- ビスホスホネート製剤：

アレディア 30〜45 mg＋5％ブドウ糖液 500 mL（4 時間以上かけて）

ゾメタ 15 mg＋生食 100 mL（15 分以上かけて）
- クレアチニンクリアランスに応じて適宜減量．投与間隔は最低でも 1 週間空ける
- 顎骨壊死を引き起こすことがあるため，使用前および定期的に歯科検診を行う
- 投与後，発熱がみられることがある

ランマーク　120 mg　皮下注
- 4 週間に 1 回程度
- 低 Ca 血症に注意が必要なため，Ca モニタリングを適宜行う
- Ca，ビタミン D 配合剤（デノタス）を併用することが多い

C 過粘稠度症候群 (hyperviscosity syndrome)

診断と病態

- 免疫グロブリンは高分子のため,血中濃度が高くなることにより血液の粘稠度が高くなる
- 全身倦怠感,食欲不振,頭痛,めまいなどの症状を認める
- 重篤な場合には視力障害,痙攣,呼吸障害,出血(鼻出血,消化管出血,粘膜出血,網膜出血など),乳頭浮腫,脳波異常などを認めることもある
- 血清粘稠度,血漿粘稠度,全血粘稠度を測定して判断する
- 眼底検査にて網膜静脈のソーセージ様の拡張と蛇行,眼底での点状出血,しみ状出血,乳頭浮腫などが診断に役立つ
- 多発性骨髄腫,原発性マクログロブリン血症などで認められる

治療開始の判断

- 血液粘稠度の数値と重症度は一概に相関しない
- 全身状態を総合して把握する必要がある
- 意識障害,呼吸障害,心不全障害が認められた場合には緊急に対処する必要がある
- 心血管イベント,意識障害,出血傾向,視力障害などを認めた場合には積極的に治療を行うべきである

対処法(治療法と入院の判断)

- 原則として原疾患の治療を行う
- 重篤な場合➡緊急に血漿交換療法などを行って血液粘稠度を下げる必要がある
- 呼吸障害時の画像診断で肺水腫様の所見を呈することがあり,利尿薬の投与で増悪するため注意を要する

D 溶血発作 (hemolytic crisis)

病態

- 赤血球の破壊が急性に進行する病態を溶血発作と呼ぶ
- 溶血発作では,溶血に伴う急速な貧血の進行と血中へのヘモグロビン遊離に伴う腎不全対策が最も重要

診断

- まず溶血の診断を確定し,その後溶血原因を特定する
- 腎不全,心不全の有無など重要な臓器障害について早急にチェックする

ⓐ 溶血の診断

- 自覚症状・身体所見

倦怠感,黄疸,褐色尿,心不全症状,乏尿

- 検査所見:

ヘモグロビン低下,網赤血球増加(認められない場合もある)
LDH 高値,間接ビリルビン増加,血清ハプトグロビン低値
尿中ヘモグロビン陽性,尿中ウロビリン体増加

ⓑ 臓器障害のチェック

- 血清 BUN,クレアチニン,尿検査(腎機能)
- 胸部 X 線,心電図,心エコー(心機能)

ⓒ 溶血の原因診断(表1)

- Coombs 検査,寒冷凝集素検査,二相性溶血素検査など(自己免疫性溶血性貧血)
- ショ糖溶血試験,Ham 試験,PNH 血球検査(PNH)
- 破砕赤血球,血小板減少など(DIC,TTP などの血栓性疾患)
- 球状赤血球など赤血球形態異常の有無(球状赤血球症など)
- 人工血管,人工弁の有無
- 異型輸血
- 薬剤使用歴(薬剤性溶血性貧血)

表1 溶血をきたす疾患

A 赤血球自体の異常によるもの
遺伝性球状赤血球症
鎌状赤血球症
サラセミア
赤血球酵素異常症（G-6-PD異常症など）
発作性夜間ヘモグロビン尿症（PNH）

B 免疫によるもの
自己免疫性溶血性貧血，寒冷凝集素症，発作性寒冷血色素尿症
新生児溶血性貧血
薬剤性溶血性貧血

C 機械的刺激によるもの
大血管の異常：心臓人工弁，心臓弁膜症，人工血管など
微小血管の異常：DIC，TTP，血管炎など
体外からの外力：行軍ヘモグロビン尿症

重症度の把握

- いわゆる全身状態（自分で動けるか？ 帰宅可能か？）

貧血の程度
腎不全の有無
心不全の有無
その他，全身状態に影響する合併症の有無

- 上記所見を総合して重症度を把握する

対処法

- 全身状態が悪く帰宅困難な場合，高度の貧血（Hb＜6.0 g/dL）が認められる場合，腎不全，心不全が認められる場合 ➡ 緊急入院の適応
- 溶血の原因疾患の治療と，貧血や溶血合併症への対症療法を並行して進める
- 貧血に対して ➡ 輸血を考慮するが，免疫性溶血性貧血が疑われる場合は輸血血球が破壊されるリスクが高いため，輸血はできる限り避ける方が安全．しかし，Hb＜5.0 g/dL

など生命維持が危ういと判断した場合には，溶血リスクを十分に説明した上で，交差適合試験を通過した血液製剤を緩徐に輸血するのもやむを得ない
- PNHに対して⇒通常の赤血球輸血でも構わない
- 遊離ヘモグロビンによる腎不全の発症が危惧される場合⇒できるだけ早期にハプトグロビン4,000単位（成人の場合）を2時間で点滴静注
- 腎不全発症症例⇒腎臓専門医と連絡を緊密に取り，血液透析など必要な対応を速やかに行い，急性期を乗り切る

E 播種性血管内凝固症候群とその類縁疾患—

1) 播種性血管内凝固症候群 (disseminated intravascular coagulation:DIC)

病態

- 何らかの基礎疾患に併発した凝固亢進病態であり,全身性の微小血栓と出血傾向をきたす

診断

- 多発性血栓症状や出血傾向があり,検査所見で血小板数の減少,プロトロンビン時間 (PT) の延長,フィブリノゲン・フィブリン分解産物 (FDP) の増加などがみられればDICを疑う
- 厚生省DIC診断基準 (表1) ないし日本血栓止血学会DIC診断基準案に従い診断を進める
- DICをきたす基礎疾患の検索を同時に行う.「基礎疾患の存在しないDICはない!」

重症度把握

- 口腔内や鼻粘膜からの出血,紫斑や,穿刺部からの漏出性出血のみならず,筋肉内や頭蓋内出血などの重篤な出血症状にも注意
- 脳,肺,肝臓,消化管および腎臓などの虚血性臓器障害の評価として,例えばSOFAスコアなどを用いてもよい (表2)

対処法 (入院と治療の判断)

- 重篤な病態であり,原則的に入院治療が必要
- 基礎疾患の治療を同時に行う.「基礎疾患の改善なくしてDICの改善なし!」
- 抗凝固療薬 (表3):病的な凝固亢進状態を是正することが治療の基本

表1 造血器腫瘍における DIC の診断

			造血器腫瘍	非造血器腫瘍
基礎疾患		あり	1点	1点
臨床症状	出血症状	あり	—	1点
	臓器症状	あり	1点	1点
検査成績	血小板数 (×10⁴/μL)	8<, ≦12		1点
		5<, ≦8		2点
		≦5	—	3点
	プロトロンビン時間比	1.25≦, <1.67	1点	1点
		1.67≦	2点	2点
	血漿フィブリノゲン濃度 (mg/dL)	100<, ≦150	1点	1点
		≦100	2点	2点
	血清 FDP 値 (μg/mL)	10≦, <20	1点	1点
		20≦, <40	2点	2点
		40≦	3点	3点
判定	DIC の可能性少ない		2点以下	5点以下
	DIC の疑い		3点	6点
	DIC		4点以上	7点以上

厚生省特定疾患血液凝固異常症調査研究班による DIC 診断基準（1988年改訂）を一部改変，肝疾患を除く非造血器腫瘍による DIC 診断基準を併記した．DIC が疑われる場合，診断のための補助的検査成績・所見として，1）可溶性フィブリンモノマー陽性，2）D-D ダイマーの高値，3）トロンビン・アンチトロンビン複合体の高値，4）プラスミン・α_2 プラスミンインヒビター複合体の高値，5）病態の進展に伴う得点の増加傾向の出現，特に数日内での血小板数あるいはフィブリノゲンの急激な減少傾向ないし FDP の急激な増加傾向の出現，6）抗凝固療法による改善のうち，2項目以上満たせば DIC と判断する．

- 新鮮凍結血漿：APTT 値の顕著な延長例や血漿フィブリノゲン値の低下例（100 mg/dL 以下）に対して，抗凝固療法併用下で循環動態に注意しながら輸注する
- 濃厚血小板浮遊液：血小板数が2万/μL 以下の低下例に対して，抗凝固療法下で濃厚血小板浮遊液の補充を考慮．ただし感染症に伴う DIC などでは，適応を慎重に判断

表2 SOFA (sequential organ failure assessment) スコア

スコア	1点	2点	3点	4点
呼吸器 PaO_2/FiO_2 (mmHg)	≦400	≦300	≦200＋補助呼吸	≦100＋補助呼吸
止血系 血小板数 ($10^3/\mu L$)	≦150	≦100	≦50	≦20
肝臓 ビリルビン (mg/dL)	1.2-1.9	2.0-5.9	6.0-11.9	≧12.0
心血管系 低血圧	MAP＜70 mmHg	dopamine≦5 または dobutamine	dopamine＞5 または epinephrine or nor-epinephrine ≦0.1	dopamine＞15 または epinephrine or nor-epinephrine ＞0.1
中枢神経系 Glasgow Coma Scale	13-14	10-12	6-9	＜6
腎臓 血清クレアチニン値 (mg/dL) または尿量	1.2-1.9	2.0-3.4	3.5-4.9 または ＜500 mL/day	＞5.0 または ＜200 mL/day

表3 DICに用いられる主な抗凝固薬

ヘパリンおよびヘパリン類	未分画ヘパリン	5～10単位/kg体重/時間を持続点滴で投与する．APTTを測定しながら投与量を調節（例えば基準値の1.5倍程度まで）
	低分子量ヘパリン	75単位/kg/日を持続点滴で投与
	ダナパロイド	通常1,250単位/回を12時間毎に静脈内投与．腎機能障害のある場合には投与回数を24時間毎へ減らす
合成プロテアーゼ阻害薬	メシル酸ガベキサート塩	末梢静脈からの投与を避け，中心静脈より20～39 mg/kg/日を持続点滴
	メシル酸ナファモスタット塩	0.06～0.20 mg/kg/時で持続点滴する．末梢静脈からの投与が可能
生理的抗凝固薬	アンチトロンビン濃縮製剤	血中アンチトロンビン活性値が70%未満の症例に対して，30単位/kg/日を静脈内投与
	遺伝子組み換え型可溶性トロンボモジュリン	トロンボモジュリン・アルファとして1日1回380 U/kgを約30分かけて点滴静注する．腎機能障害を有する症例では投与量を130 U/kgに減量

2) 血栓性血小板減少性紫斑病（thrombotic thrombocytopenic purpura：TTP）

病態

- von Willebrand因子（VWF）切断酵素（ADAMTS13）の活性が，*ADAMTS13*遺伝子の異常（先天性）や自己抗体の出現（後天性）により著減するために，循環血液中にVWFの超巨大重合体が蓄積し，血小板血栓が広範囲に形成される

診 断

- 細血管障害性溶血性貧血，血小板減少，腎機能障害，発熱，動揺性精神神経症状（Moschcowitz の 5 徴候）を特徴とする
- 多くの場合，溶血性貧血と血小板減少が初発症状
- 溶血性貧血の所見としての LDH 高値や血清ハプトグロビン値の低下がみられた場合には，必ず末梢血塗抹標本で破砕赤血球の存在を確認．自己免疫性溶血性貧血とは異なり，Coombs 試験は通常陰性
- ADAMTS13 の活性著減（正常の 10％以下）から確定診断を行う．後天性 TTP の診断には，ADAMTS13 に対するインヒビター力価の測定も必要
- 腎機能障害は HUS と比較して軽度に留まり，血液透析を必要とすることはまれ

鑑別診断など

- 敗血症に伴う DIC においても，定型的 TTP と類似の病態をきたす症例が存在
- ヘパリン使用中の患者では，ヘパリン起因性血小板減少症（HIT）との鑑別が必要であり，ヘパリンの休止と他の薬剤への変更や HIT 抗体の測定を考慮
- 重症肝障害では ADAMTS13 の産生が低下

対処法（入院と治療の判断）

- 急激な経過で発症し，適切な治療が遅れれば致死的となる血液科救急疾患の 1 つである
- 後天性 TTP に対して➡血漿交換療法が基本．循環血漿量の 1～1.5 倍量（50～75 mL/kg）の新鮮凍結血漿を用いて連日施行する．3 回を 1 クールとして，血小板数，末梢血破砕赤血球数，LDH 値を指標に有効性を判定．メチルプレドニゾロンのパルス療法ないしプレドニゾロンの経口投与（1 mg/kg 体重）を併用する．血漿交換療法により血小板数が回復し始めた場合（5 万/μL 以上）に，アスピ

リン（バイアスピリン 100 mg/日）などによる抗血小板療法を行うこともある．なお血漿交換療法がすぐに準備できない場合には，新鮮凍結血漿の輸注（8〜12 mL/kg，連日）を補助的に施行
- 難治例，早期再発例のTTPに対して➡リツキシマブの投与を考慮（375 mg/m^2，1回/週，点滴静注，医師主導治験が終了，保険適用外）
- 先天性TTPに対して➡新鮮凍結血漿の輸注（10 mL/kg，2週間ごとに反復）によりADAMTS13を補充

3）溶血性尿毒症症候群（hemolytic uremic syndrome：HUS）

病態

- 腎での血管内皮細胞障害による細血管障害性溶血性貧血，血小板減少，急性腎傷害（AKI）が主病態．ADAMTS13の直接的な関与は乏しい
- HUSは，腸管出血性大腸菌（EHEC）が産生する志賀毒素がGb3受容体を高密度で発現する腎糸球体血管内皮細胞を障害し，血小板血栓が形成される
- 非定型HUSは，志賀毒素に関連しない血栓性微小血管障害である．侵襲性肺炎球菌感染症では，菌由来のノイラミニダーゼにより細胞表面に露出したThomsen-Friedenreich抗原とIgM抗体との反応によりHUSが発症する
- 狭義の非定型HUSは，補体系制御因子（CFHなど）の遺伝子異常（先天性）や自己抗体（後天性）による補体系の過剰な活性化病態である

診断

- 診断アルゴリズム（図1）
- 破砕赤血球を伴う溶血性貧血，血小板減少，AKIを3主候とする（表4）．ADAMTS13活性は著減しない
- HUSは，志賀毒素を産生するEHECの感染後3〜5日の潜伏期を経て，腹痛，下痢，血便をきたす．便培養による

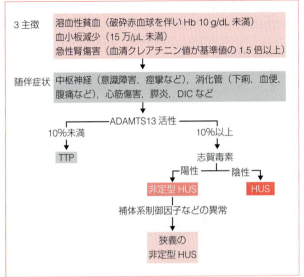

図1 HUSの鑑別診断

EHECの分離・同定とともに,志賀毒素をイムノクロマト法や Stx 遺伝子の検出などにより確認
- 非定型HUSは消化器症状を欠く.狭義の非定型HUSでは,補体系制御因子の遺伝子変異や自己抗体を証明する

重症度の把握

- HUSの重症化因子(表5)

治療法(入院と治療の判断)

- 水・電解質および酸塩基の補正などの体液管理や,高血圧のコントロールなどの支持療法が主体
- 腎機能障害,特に内科的治療に反応しない乏尿(尿量 0.5 mL/kg/時未満が12時間以上持続)や尿毒症症状,電解質異常(K 6.5 mEq/L 以上,Na 120 mEq/L 未満),代謝性アシドーシス(pH 7.20 未満),溢水などがみられる

表4 HUSの診断

腸管出血性大腸菌（EHEC）によるHUSは，志賀毒素によって惹起された血栓性微小血管障害で，臨床的には以下の3主徴をもって診断する

A. 3主徴
  1. 溶血性貧血（破砕状赤血球を伴う貧血でHb10 g/dL未満）
  2. 血小板減少（血小板数15万/μL未満）
  3. 急性腎傷害（血清クレアチニン濃度が，年齢別基準値の1.5倍以上）
B. 随伴症状
  1. 中枢神経：意識障害，痙攣，頭痛，出血性梗塞など
  2. 消化管：下痢，血便，腹痛，重症では腸管穿孔，腸狭窄，直腸脱，腸重積など
  3. 心臓：心筋傷害による心不全
  4. 膵臓：膵炎
  5. DIC

参考1：溶血性貧血によるLDHの著明な上昇，ハプトグロビン低下，ビリルビン上昇を伴うが，Coombs試験は陰性である
参考2：血清O157LPS抗体，便O157抗原や便志賀毒素の迅速診断検査，便からの腸管出血性大腸菌の分離などを確定診断の補助とする

（溶血性尿毒症症候群の診断・治療ガイドライン2014より改変，引用）

表5 HUSの重症化因子

1. 透析療法が必要となる危険因子：
   発症時の血清 Na 130 mEq/L以下，ALT 70 IU/L以上
2. 中枢神経障害を合併する危険因子：
   発症時のCRP 5.0 mg/dL，透析必要例

（溶血性尿毒症症候群の診断・治療ガイドライン2014より改変，引用）

場合 ➡ 透析療法を考慮
- 急性期高血圧に対して ➡ カルシウム拮抗薬を用いる
- 貧血に対して ➡ Hb 6 g/dL以上に維持するように赤血球濃厚液を輸注するが，溢水や高血圧に注意．早期からのエリスロポエチンの投与も検討
- 脳症に対して ➡ 除水やグリセオール投与（溢水状態を増悪させないように注意）

- EHEC 感染に対して ➡ 抗菌薬の使用には一定の結論はない．便培養が 2 回連続して陰性化するまで接触感染予防策を行う
- 非定型 HUS に対して ➡ 侵襲的肺炎球菌感染症を除外した上で，重症例に対して血漿補充や血漿交換療法を考慮
- 狭義の非定型 HUS に対して ➡ ヒト化抗 C5 抗体であるエクリズマブを考慮（900 mg を週 1 回，4 週間点滴静注，5 週目以降は 1,200 mg を隔週投与）

文　献

1) 五十嵐隆；溶血性尿毒症症候群の診断・治療ガイドライン作成班：溶血性尿毒症症候群の診断・治療ガイドライン，東京医学社，東京，2014
2) 非典型溶血性尿毒症症候群診断基準改訂委員会：非典型溶血性尿毒症症候群（aHUS）診療ガイド 2015（http://www.jsn.or.jp/guideline/pdf/ahus_2016-2.pdf）

F 輸血関連急性肺障害 (TRALI)

症状と診断

- 輸血が原因の非心原性の急性肺障害(ALI)/急性肺水腫(ARDS). ALI の危険因子がない場合に TRALI (transfusion-related acute lung injury), ある場合には possible TRALI (表1)
- 重篤な低酸素血症
- 輸血後6時間以内の発症
- 胸部 X 線で両肺野にびまん性の浸潤影 (図1)

表1 TRALI の診断基準

1. TRALI	a. 急性肺障害である 　ⅰ. 急性発症 　ⅱ. 低酸素血症 　　$PaO_2/FiO_2 ≦ 300$ または 　　$SpO_2 < 90\%$ (room air) 　ⅲ. 胸部 X 線で両肺に浸潤影 　ⅳ. 左心不全がない
	b. 輸血前に急性肺障害がない
	c. 輸血中/輸血後6時間以内の発症
	d. TRALI 発症前に急性肺障害の危険因子がない
2. Possible TRALI	a. 急性肺障害である
	b. 輸血前に急性肺障害がない
	c. 輸血中/輸血後6時間以内の発症
	d. TRALI 発症前に急性肺障害の危険因子がある

急性肺障害の危険因子	
直接的肺障害	間接的肺障害
誤嚥, 肺炎, 毒性物質の吸入 肺挫傷, 溺れかけたこと	重篤な敗血症, ショック 多発性外傷, 熱傷 急性膵炎, 心肺バイパス 薬物の過剰摂取

(Kleinman S et al: Transfusion 44 : 1774, 2004)

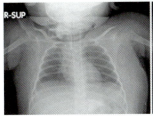 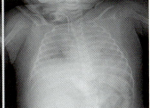

TRALI 前　　　　　　　　　　　TRALI

図1　TRALI の胸部 X 線

- 死亡率約 10%
- 特異的診断法はない

病因

- 輸血製剤中の抗体（抗白血球抗体など）が患者の白血球に結合し，肺血管内皮細胞を障害
- 患者側の因子（手術，感染症，基礎疾患など）も病因に関与

鑑別診断

- 輸血による循環過負荷（TACO）/急性心不全
- TACO/急性心不全との鑑別には，胸部 X 線の心陰影や中心静脈圧測定，BNP 測定
- 輸血によるアナフィラキシーショック

治療

- 酸素投与と人工呼吸器管理
- ステロイドや好中球エラスターゼ阻害薬の投与（エビデンスは乏しい）
- 利尿薬は病態を悪化させる可能性ある

その後すべきこと

- TRALI が疑われたら，日本赤十字血液センターに連絡し原因調査を行う

- 輸血したバッグは廃棄せず4℃で保管
- TRALIによる重篤な健康被害には「生物由来製品感染等被害救済制度」が適用される

II

外来パート

1 血液疾患における身体所見の取り方

病　歴

ⓐ 主　訴
ⓑ 既往歴
- 放射線，抗腫瘍薬の治療歴，胃全摘手術の既往（ビタミンB_{12}欠乏），甲状腺機能低下症
- 健康診断の結果も血球異常の発症時期を推定するため重要

ⓒ 家族歴
- 遺伝性球状赤血球症，血友病，巨大血小板（May-Hegglin異常症，Bernard-Soulier症候群），Pelgar-Huët異常などの遺伝性疾患の有無
- HTLV-1感染の有無

ⓓ 生活歴
- 食事：異食症，アルコール摂取，喫煙の有無
- 常用薬物，サプリメント，漢方薬，職業（有機溶媒，鉛の使用の有無など）

バイタルサイン

ⓐ 意識，精神障害
- 腫瘍の中枢神経浸潤，高Ca血症，低Na血症，低酸素血症，低血糖，肝不全，腎不全，薬剤

ⓑ 発熱（稽留熱，弛張熱，間欠熱）
- 感染症（細菌性，真菌性，ウイルス性），腫瘍熱，血球貪食症候群，薬剤熱

ⓒ 酸素飽和度，脈拍
- 酸素飽和度の低下：二次性赤血球増加症の鑑別，心不全，肺炎，肺疾患の合併の有無
- 脈拍：貧血，不整脈の有無

1. 血液疾患における身体所見の取り方

身体の診察

ⓐ 視　診

- 頭部，顔面：

蒼白，黄疸，チアノーゼ，脱毛（粘液水腫や症候性脱毛），皮下腫瘤，皮疹（頭皮に帯状疱疹が発症することもある）
白髪：ビタミンB_{12}欠乏

- 眼，鼻：

眼球突出（Basedow病では通常両側性，片側性は眼窩内腫瘤，海綿静脈洞血栓を疑う），眼瞼結膜（貧血の有無），眼球結膜（黄疸，出血の有無），うっ血乳頭（脳圧亢進）
鼻出血，鼻腔内腫瘤（悪性リンパ腫）

- 口唇，口腔内：

口唇：チアノーゼ，赤血球増加症でも暗赤色，貧血では蒼白，ヘルペス
舌：舌乳頭萎縮（悪性貧血，鉄欠乏性貧血，ペラグラ），巨舌（アミロイドーシス）
扁桃腫大（リンパ腫）
その他：歯肉腫脹（急性単球性白血病），歯肉，口腔粘膜出血（血小板減少）

- 頸部：リンパ節腫大，甲状腺腫大の有無
- 皮膚，爪：

匙状爪（鉄欠乏性貧血，軽度のときは菲薄化にとどまる），出血傾向（紫斑，点状出血），帯状疱疹

- 四肢：関節腫脹（血友病での関節内出血）

ⓑ 触診，打診，聴診

- リンパ節腫大

頸部，腋窩，肘関節上部，鼠径部，膝窩部
大きさ，数，硬さ，圧痛の有無，可動性，相互の癒着の有無

- 肝脾腫
  - 骨髄増殖性腫瘍，リンパ腫など
- 骨叩打痛，病的骨折
  - 白血病，多発性骨髄腫

ECOG performance status の評価（表 1）

表 1 ECOG performance status

Grade	一般的な状態
0	無症状で社会活動ができ，制限を受けることなく，発病前と同等にふるまえる
1	軽度の症状があり，肉体労働は制限を受けるが，歩行，軽労働や座業はできる．軽い家事，事務など
2	歩行や身の回りのことはできるが，ときに介助が要ることもある．軽労働はできないが日中の 50%以上は起居している
3	身の回りのことはできるが，しばしば介助を要し，日中の 50%以上は就床している
4	身の回りのこともできず，常に介助を要し，終日就床を必要としている

2 血液疾患における一般検査の進め方

Ⅱ 外来パート

一般検査スクリーニング

ⓐ 血算，血液像，網赤血球数

- 貧血症例では必ず網赤血球を測定する．血球測定を行う機器で白血球5分画を測定できるが，芽球など本来末梢血中に存在しない血球は測定できないため，必ず光顕での目視像を確認する
- 白血球増加，減少について ➡ Ⅱ-5, 6 参照

ⓑ 凝固検査

- プロトロンビン時間（PT），活性化部分トロンボプラスチン時間（APTT），フィブリノゲン，FDP（フィブリノゲン・フィブリン分解産物），D-ダイマー（フィブリン分解産物）
- トロンビン・アンチトロンビン複合体（TAT），プラスミン・α_2プラスミンインヒビター複合体（PIC）

ⓒ 生化学検査

- 一般的な生化学検査として，AST，ALT，LDH，ALP，総ビリルビン，BUN，クレアチニン，尿酸，電解質，CRP を測定する
- 多発性骨髄腫（MM）が疑われる症例 ➡ 上記に加え，Ca，無機リン（IP），グロブリン分画，Bence Jones 蛋白，血清蛋白電気泳動β_2ミクログロブリンを追加する
- リンパ腫が疑われる場合 ➡ 可溶性 IL-2 レセプター，フェリチン，β_2ミクログロブリンなどを追加する
- 化学療法後の腫瘍崩壊症候群 ➡ 低カルシウム，血清リン値の上昇，尿酸値の上昇と凝固検査異常を呈する

ⓓ その他

- NAP score：CML 慢性期，骨髄異形成症候群（MDS），発作性夜間ヘモグロビン尿症で低値，骨髄増殖性腫瘍では上昇

- ハプトグロビン：溶血性貧血で低下
- Coombs 試験：自己免疫性溶血性貧血で陽性
- Ham 試験，ショ糖溶血試験，赤血球および好中球の CD55，CD59：発作性夜間血色素尿症の診断
- 血清，尿中リゾチーム：単球系白血病

骨髄検査

ⓐ 骨髄塗抹標本による形態観察
- May-Giemsa 染色もしくは Wright-Giemsa 染色にて観察，必要に応じてエステラーゼ二重染色，ペルオキシダーゼ染色（骨髄球白血病で陽性（3％以上），M0，M7 では陰性），Fe（MDS における環状鉄芽球），鍍銀染色（線維化）を行う

ⓑ 病理検査
- 骨髄穿刺のクロット標本
- 骨髄生検：再生不良性貧血，リンパ腫のステージング，dry tap 症例では必須

ⓒ フローサイトメトリー検査
- 細胞表面マーカーの解析

ⓓ 染色体検査
- G 分染，Q 分染 ➡ Ⅳ-6 参照
- 分裂間期核の細胞しか分析できないため，骨髄腫のような分裂が緩徐と考えられている疾患では異常を特定できないこともある．一方で既知の特定の遺伝子異常を検出するFISH，PCR と異なり，判明していない染色体異常を診断できる

ⓔ 遺伝子検査 ➡ Ⅳ-6, 7 参照
- FISH 検査：染色体上の特定の遺伝子転座，欠失をみるために行う．染色体検査と異なり分裂していない細胞でも解析できるメリットがある
- PCR 検査：bcr-abl，AML1-MTG8，PML-RARα など．
  - 異常染色体から転写された融合 mRNA を検出する方法で，定性検査と定量検査がある．通常ともに微小残存病変（MRD）の検出に用いる．FISH 検査よりも感度がよい

リンパ節生検

- 生食を浸したのち絞ったガーゼで包み，乾燥を防ぐ
- 以下の検査を提出する
  - 病理検査：リンパ節を3分割し，最も状態のよい中央部をホルマリン固定し病理検査を行う
  - 残った両端のリンパ節の一方を染色体検査，もう一方をフローサイトメトリー，必要あれば遺伝子検査，FISH検査を提出する
  - リンパ節の割面を用いてスタンプ標本を作成する
- 可能であれば冷凍保存を行う．フローサイトメトリー，染色体検査は行えないが，PCR検査，病理検査は必要があれば追加できる

画像検査

- 胸腹部単純X線検査，骨X線検査
- 胸腹部CT（腎障害患者，MMでは造影剤の使用禁忌）
- PET/CT検査

II 外来パート

3 血液疾患における発熱

まず考えるべきポイント

- 血液・造血器疾患患者の発熱（腋窩体温37.5℃以上/口腔内体温38℃以上/37.5℃が1時間以上）の原因は感染，腫瘍熱，薬剤，自己免疫疾患，溶血，アレルギーなど多岐にわたる（表1）
- 発熱の原因の7割は何らかの感染症である

患者への対応

- バイタルサインをチェック
- 身体所見，疼痛や発赤部位の診察
- 以前の血算値（好中球数など）の把握
- 胸部X線，必要に応じて腹部X線，全身CT
- 血液培養（好気・嫌気を1セットとして2セット以上）
- 血算，生化学，ガラクトマンナン抗原，β-D-グルカン，エンドトキシンなど採血
- その他各種培養（喀痰，尿，便，咽頭，舌など）

緊急度の把握 ── 何を疑うべきか

- 体温が1℃上昇すると脈拍数も10拍/分増加する．発熱とともに呼吸数が増加したら敗血症を疑い，血圧が下がってきたら敗血症性ショックを疑う
- 急性白血病や悪性リンパ腫は弛張熱の頻度が高く，抗腫瘍薬投与により改善することで鑑別される．一方で，多発性骨髄腫の臨床経過での発熱は少ない
- 急速な溶血や輸血の副反応としての発熱もある．輸血による発熱は悪寒戦慄や蕁麻疹を伴いやすい
- 治療に用いた抗菌薬や抗腫瘍薬のアレルギーも多く，化学療法時の発熱などには短期作用型ステロイドを用いる
- 発熱のある好中球減少（500/μL未満）患者は原因をでき

表1 発熱の原因

感染	細菌 真菌 リケッチア ウイルス 寄生虫
悪性腫瘍	悪性リンパ腫 白血病 肝細胞癌 腎細胞癌 膵癌
アレルギー・膠原病・炎症	全身性エリテマトーデス リウマチ熱 関節リウマチ 巨細胞動脈炎 多発血管炎性肉芽腫症（旧名：Wegener 肉芽腫） 結節性多発動脈炎 炎症性腸疾患
その他	溶血 痛風 肺塞栓 薬剤熱 輸血 サルコイドーシス 副腎機能不全 甲状腺機能亢進症 膵炎 熱中症 脳幹障害など体温セットポイント異常 人為的なもの（詐病）

る限り検索してすぐに経験的な抗菌薬による治療を行う
- 起炎菌の検出が困難で，頻度の高い緑膿菌による敗血症では治療開始の遅れが予後に重大な影響を及ぼす
- 初めての発熱時には感染部位を示す症状や所見のないことが多いが，感染部位の手がかりが認められたら徹底的に調

べる
- 不快感のある部位だけではなく,胸腹部,粘膜,カテーテル刺入部,会陰部など感染の起こりやすい部位も念入りに診察する
- 重大な感染があっても,好中球が減少していると炎症所見が弱かったり,全くなかったりすることがある
- 敗血症時の起炎菌と,肺炎や尿路感染時の起炎菌は80%一致する
- リスク分類:高リスクとは,好中球減少が7日間以上,低血圧,肺炎,腹痛,神経徴候の変化を伴う場合.低リスクとは,好中球減少が7日未満で,上記徴候を認めない場合はMASCC(Multinational Association for Supportive Care in Cancer)スコアも参考に(「V-4. 発熱性好中球減少症」を参照)
- リスク分類に従い,高リスクでは抗緑膿菌作用のある抗菌

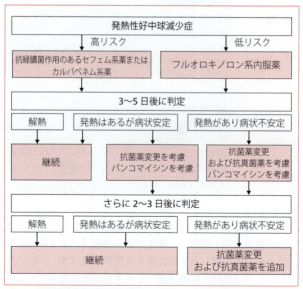

図1 発熱性好中球減少症に対する経験的治療

薬を単剤で選択し，可能な限り最大投与量を3〜4日使用．解熱しない場合➡抗グラム陽性菌感染症や深在性真菌症を想定し，バンコマイシンなどの抗グラム陽性菌薬や抗真菌薬の経験的な投与を行う（図1）
- 低リスクではフルオロキノロン系薬の経口投与も選択される
- 培養結果を参考に，起炎菌に合わせた抗菌薬に変更する
- G-CSFは敗血症や肺炎など重症感染症や，発熱性好中球減少症の場合に使用しているが，生命予後には関与しない
- 発熱自体は生理反応であり，無理に下げる必要はない
- 解熱薬として，NSAIDsは抗血小板作用があるため，血小板減少のある患者（血小板数5万/μL以下）では使用しにくい．作用が弱いアセトアミノフェンを適宜使用する
- ステロイドはエンドトキシンショックの可能性がある重症感染症で使用し，短期間作用型を短期間使う
- ターミナルケア時には熱発による衰弱の改善や，腫瘍による神経圧迫，軟部組織浸潤，腫瘍周囲の浮腫や炎症などによる痛みの改善を目標にステロイドを使う

4 貧血，多血症

A 貧 血 (anemia)

まず考えるべきポイント

- 貧血に伴う臨床症状（息切れ，心不全症状）の有無
- 他血球系の異常の有無（白血球減少，血小板減少，芽球の出現など）
- 以上を確認して，重症貧血，急性白血病など緊急対応の必要性を見極める

患者への対応

- 全身状態，臨床症状の観察（貧血に伴う臨床症状の有無）
- 採血を行い，貧血の程度を把握するとともに，白血球・血小板異常の有無を確認
- 出血の有無を確認

緊急度の把握 ── 何を疑うべきか（鑑別診断）

- 表1
- 全身状態が悪い場合（帰宅できそうにないなど）は，緊急入院の適応
- 初診でHb＜5.0 g/dLなど高度な貧血が認められる場合も，至急の入院精査が望ましい
- 消化管出血，性器出血が疑われる場合は専門科に依頼して出血源の処置を行う
- 芽球の出現がある場合は，急性白血病かMDS，類白血病反応の可能性が考えられる．白血病の可能性が高い場合は，至急入院・精査が必要
- 黄疸の有無➡溶血性貧血の可能性を考慮

表1 貧血の病態による分類

赤血球産生の低下	A： 造血細胞自体の異常 　　白血病 　　骨髄異形成症候群（MDS） 　　サラセミア B： 造血環境の異常 　　再生不良性貧血 　　赤芽球癆 　　自己免疫疾患に合併した貧血 　　腎不全 　　多発性骨髄腫・癌の骨髄浸潤 C： 造血に必要な材料の不足 　　鉄欠乏性貧血 　　慢性疾患（腫瘍・慢性炎症など）に伴う貧血 　　ビタミン B_{12} 欠乏性貧血，葉酸欠乏性貧血
赤血球破壊の亢進（溶血）	A： 赤血球自体の異常 　　遺伝性球状赤血球症 　　鎌状赤血球症 　　サラセミア 　　赤血球酵素異常症（G-6-PD 異常症など） 　　発作性夜間ヘモグロビン尿症（PNH） B： 免疫によるもの 　　自己免疫性溶血性貧血，寒冷凝集素症 　　新生児溶血性貧血 　　薬剤性溶血性貧血 C： 機械的刺激によるもの 　　大血管の異常：心臓人工弁，心臓弁膜症，人工血管など 　　微小血管の異常：DIC，TTP，血管炎など 　　体外からの外力：行軍ヘモグロビン尿症
赤血球の喪失（出血）	消化管出血，性器出血，肉眼的血尿 瀉血

問診のポイント

- 症状がある場合は，いつ頃から出現したのか
- これまで健診や検査で異常を指摘されたことがないか ➡ 発

症時期・病勢進行を推測する手がかりになる
- 黒色便，不正出血など，出血症状の有無
- 黄疸，褐色尿，胆石の既往など溶血所見の有無
- 薬剤内服歴，有機溶媒曝露歴
- 既往歴➡抗腫瘍薬治療歴，胃切除の有無など
- 家族歴➡遺伝性球状赤血球症などの可能性

外来でのチェック項目と方針（入院治療の必要性）

ⓐ 身体所見
- 体温，血圧，呼吸状態（バイタルサイン）などの確認
- 注意深く全身の身体所見を確認する

> 浮腫，心雑音など心不全症状の有無
> 発熱，出血所見の有無

ⓑ 臨床検査
- 血液検査
  - 血算：白血球像（必ず塗抹標本で），網赤血球数を必ず含めること．赤血球形態（球状赤血球，破砕赤血球の有無など）についてもチェックする
  - 生化学検査：AST, ALT, LDH, ALP, T.B, D.B, BUN, Cre, CRP, Fe, UIBC（TIBC），フェリチンはスクリーニング検査として必須

【追加検査】
  - 溶血が疑われる場合➡ハプトグロビン，尿検査，クームス検査
  - 大球性貧血の場合➡ビタミン B_{12}，葉酸測定
  - 腎性貧血が疑われる場合➡エリスロポエチン
- 画像検査：感染や心不全が疑われる場合など必要に応じて行う

> 胸部X線，腹部X線
> CT検査

- 骨髄検査
  - 貧血が高度の場合，全身状態が不良の場合➡緊急（準緊急）入院として，安静の上検査・治療を行うのが望ましい
  - Hb＜7.0 g/dL の場合は輸血の適応．ただし，溶血性貧血が

疑われる場合は,輸血適応の判断は慎重に行う.鉄欠乏,ビタミン欠乏の場合は原則として輸血は避ける

B 多血症 (polycythemia)

まず考えるべきポイント

- まず全身状態を確認（心不全・呼吸不全の有無）
- 真性多血症などの骨髄増殖性腫瘍とストレス多血症などの相対的赤血球増加症，エリスロポエチン産生腫瘍などの二次性多血症のどれに該当するか考えていく

患者への対応

- 全身状態，臨床症状の観察
- 採血を行い，赤血球増加の程度，白血球数，血小板数の異常を確認する

緊急度の把握 ― 何を疑うべきか（鑑別診断）

- 多血症が疑われる場合⇒相対的赤血球増加（血液濃縮，ストレス多血症）と絶対的赤血球増加を鑑別し，絶対的赤血球増加の場合は一次性（真性多血症）と二次性（エリスロポエチン産生亢進疾患）の鑑別を行う（表1，および「慢性骨髄増殖性腫瘍」の表1, 2を参照）
- ヘマトクリットやヘモグロビンの増加を伴わず赤血球数増

表1 赤血球増加症の分類

相対的増加	①血液濃縮状態（下痢・火傷・発汗亢進など） ②ストレス赤血球増加症（ストレス多血症，Gaisböck症候群）
絶対的増加	①一次性 　真性赤血球増加症（真性多血症） ②二次性（エリスロポエチン産生亢進） 　a：低酸素血症 　　高地在住，肺疾患（肺性心など），先天性心疾患 　　低換気症候群（Pickwickian症候群），過度の喫煙 　b：エリスロポエチン産生腫瘍 　　腎腫瘍，肝細胞癌，脳腫瘍など

加のみを認める場合（MCV 低値）➡サラセミアや球状赤血球症の可能性も考慮する

問診のポイント

- 症状がある場合は，いつ頃から出現したのか
- これまで検診や検査で異常を指摘されたことがないか
  ➡発症時期・病勢進行を推測する手がかりになる
- 喫煙の有無，呼吸器・循環器系疾患の既往，夜間のいびき，高地在住の有無，アルコール摂取量などについて聴取する

外来でのチェック項目と方針（入院治療の必要性）

ⓐ 身体所見

- 身長，体重，血圧，脈拍などの基本所見の確認（過度の肥満は低換気症候群を疑わせる）
- 心音，呼吸音の確認（呼吸器・心疾患の有無）
- 浮腫の有無（心不全）
- 脾腫の有無

ⓑ 臨床検査

- 血液検査
    - 血算，血液像（塗抹標本で確認）：網赤血球数を必ず含める
    - 生化学：AST, ALT, LDH, ALP, T.B, BUN, Cre, CRP, ビタミン B_{12}, NAP スコア，エリスロポエチン
    - 尿検査：血尿の有無（腎腫瘍の可能性）
    - 動脈血酸素飽和度：低酸素血症の有無
- 骨髄検査
- 画像検査：心不全，呼吸器疾患の有無，脾腫の有無について検索する

> 胸部 X 線
> 心エコー，腹部エコー
> 必要に応じて CT 検査を追加

- 遺伝子検査（染色体検査）：*JAK2 V617F* 変異（あるいはエクソン 12 の変異）の有無を検索する
  ➡真性多血症では大部分の症例で *JAK2* 変異を認め，診断的価値がきわめて高い（ただし，2016 年 7 月現在保険未

承認)
- 循環赤血球量測定:相対的・絶対的赤血球増加症の鑑別に有用だが,現在は事実上施行不可能

5 白血球減少，白血球増加

A 白血球減少 (leukopenia)

考えるべきポイント

- 白血球数は様々な血球の合計である．白血球減少症を認めたら，どの細胞が減少しているかをまず確認する
- 薬剤性の可能性
- 他に骨髄占拠性病変（癌の転移，白血病），重症感染など様々な疾患を鑑別する

患者への対応

- 感染の合併，基礎疾患によっては入院で治療を要する

何を疑うべきか（鑑別診断）

- 好中球減少，リンパ球減少の主な原因を表1に示す
- 好中球減少症のみでなく貧血，血小板減少を認めるときは，造血器腫瘍や再生不良性貧血も疑う
- 様々な薬剤が骨髄毒性を有する（表2）

問診のポイント

- 家族歴の有無（先天性顆粒球減少症）
- 最も多い原因は薬剤性であるため，詳細な病歴聴取を要する
- 血球減少がいつから起きているか，検診歴の有無を確認する
- 胃切除，肝疾患，甲状腺疾患の有無
- 放射線，有機溶剤使用歴

外来でのチェック項目と方針

- 原因を特定し原因の除去・治療を行う

表1 好中球減少症の原因

腫瘍性疾患	白血病，リンパ腫の骨髄浸潤，骨髄腫 骨髄異形成症候群 骨髄線維症 固形癌の骨髄転移
非腫瘍性血液疾患	再生不良性貧血 発作性夜間ヘモグロビン尿症 周期性好中球減少症 ビタミン B_{12} 欠乏，葉酸欠乏 Benign ethnic neutropenia
感染症	重症細菌感染症 粟粒結核 一部のウイルス感染症（サイトメガロウイルス，パルボウイルス，AIDS）
薬剤性	表2参照
その他	自己免疫性疾患 放射線曝露 脾機能亢進症

- 薬剤性が疑われる場合には直ちに被疑薬を休薬する
- 抗腫瘍薬治療による好中球減少症の場合には，発熱性好中球減少症に注意（V-4 を参照）
- リスク評価として MASCC によるリスク分類が提唱されている（V-4 を参照）
- 診断，治療について国内，IDSA（Infectious Disease Society of America）などからガイドラインが報告されている
- 造血器腫瘍が疑われる場合には骨髄検査を行う

表2 好中球減少をきたす薬剤

抗不整脈薬	プロカインアミド,プロプラノロール,キニジン
抗菌薬	クロラムフェニコール,ペニシリン,ST剤,リファンピシン,バンコマイシン,イソニアジド,ガンシクロビル
マラリア治療薬	ダプソン,キニーネ,ピリメタミン
抗けいれん薬	フェニトイン,カルバマゼピン,トリメタジオン,ヒダントイン
糖尿病薬	トルブタミド,クロルプロパミド
抗ヒスタミン薬	H_2 ブロッカー
降圧薬	メチルドパ,カプトプリル
抗炎症薬	イブプロフェン,インドメタシン,フェニルブタゾン,金製剤
抗甲状腺薬	プロピルチオウラシル,メチマゾール
利尿薬	アセタゾラミド,ヒドロクロロチアジド
フェノチアジン系	クロルプロマジン,プロクロルペラジン
抗腫瘍薬	
その他の薬剤	インターフェロン,アロプリノール,ペニシラミン

B 白血球増加 (leukocytosis)

考えるべきポイント

- 白血球数は様々な血球の合計である．どの細胞が増加しているかをまず確認する
- 赤血球，血小板数の異常の有無をみる

何を疑うべきか（鑑別診断）

- 好中球増加症の原因を表1に示す
- リンパ球増加症（成人では 4,000/μL 以上）の原因を表2に示す
- 芽球増加は急性白血病を疑う
- 通常5万/μL 以上の時は類白血病反応と呼ぶ．慢性骨髄性白血病（CML）との鑑別を表3に示す
- 好酸球増可：アレルギー，慢性好酸球性白血病，PIE 症候群，薬剤性，HES

表1 好中球増加症の原因

感染	細菌感染，真菌感染，寄生虫感染
膠原病	関節リウマチ，血管炎，炎症性腸疾患
腫瘍性疾患	膵癌，腎癌などの悪性腫瘍，癌の骨髄転移，Hodgkin リンパ腫，慢性骨髄増殖性腫瘍，急性白血病
化学物質	水銀中毒，エチレングリコール
薬剤	コルチコステロイド，エピネフリン，G-CSF，GM-CSF
外傷	熱傷，低体温，電撃傷
内分泌・代謝異常	ケトアシドーシス，乳酸アシドーシス，甲状腺機能亢進症
非腫瘍性血液疾患	摘脾後，溶血性貧血，骨髄抑制からの回復期
その他	妊娠，子癇，喫煙

表2 リンパ球増加症の原因

感染	伝染性単核球症,百日咳,麻疹,水痘,肝炎,コクサッキーウイルス,アデノウイルス,伝染性耳下腺炎,トキソプラズマ症,結核,ブルセラ,梅毒
腫瘍性疾患	慢性リンパ性白血病,急性リンパ性白血病,Hodgkinリンパ腫
その他	Sjögren症候群,薬剤性(テトラサイクリン系)

表3 類白血病反応とCMLの鑑別

所見	類白血病反応	CML
発熱	(+)	まれ
脾腫	まれ	多い
末梢血中の好塩基球増加	まれ	(+)
LAPスコア	高値	低値
フィラデルフィア染色体	(−)	(+)(>85%)
*bcr/abl*転座	(−)	(+)(>90%)

問診のポイント

- 表1,2の基礎疾患・原因の有無について
- 服用中の薬剤
- 妊娠歴,喫煙歴

外来でのチェック項目と方針

- 造血器腫瘍が疑わしい場合は骨髄検査など必要な検査を行う
- 幼若な血球は自動白血球分類装置で正確に測定できないため,目視による血液像の解析が必要
- 過去の検診で指摘された異常所見

6 汎血球減少

まず考えるべきポイント

- まず正常造血がどの程度抑制されているのか，把握する（緊急性の判断に必要）

患者への対応

- バイタルサイン（全身状態）の把握
- 汎血球減少による臨床症状の有無を確認：発熱（白血球減少），呼吸困難・心不全症状（貧血），出血症状（血小板減少）の有無を直ちにチェック

緊急度の把握 ── 何を疑うべきか（鑑別診断）

- 血球減少に伴う臨床症状の有無が最も重要（表1）
- 臨床症状が既に出現している場合➡至急治療を開始（抗菌薬・輸血など）
- 芽球が出現している場合➡急性白血病か骨髄異形成症候群（MDS）の可能性が考えられる
- 急性白血病が否定できない場合➡血球減少が急速に進行するおそれが強いため，可能な限り至急で検査・治療を行う

問診のポイント

- 症状がある場合は，いつ頃から出現したのか
- これまで健診や検査で異常を指摘されたことがないか➡発症時期を推測する手がかりになる
- 黄疸，ヘモグロビン尿，胆石など溶血所見の有無
- 薬剤内服歴，有機溶媒曝露歴
- 既往歴➡抗腫瘍薬治療歴，胃切除の有無など

表1　汎血球減少をきたす疾患

造血細胞そのものの異常による産生低下	骨髄異形成症候群（MDS）[*1] 白血病[*1] 骨髄線維症[*1*2] 先天性再生不良性貧血（Fanconi貧血など）
造血細胞以外の外的要因による産生低下・破壊亢進	再生不良性貧血 発作性夜間ヘモグロビン尿症（PNH） ビタミンB_{12}欠乏性貧血 葉酸欠乏性貧血 骨髄への腫瘍浸潤（癌腫，多発性骨髄腫など） 膠原病（SLEなど） 薬剤 重症感染症 脾機能亢進症（肝硬変）[*3] 血球貪食症候群

[*1]：異常クローンが増加して正常造血を抑制する
[*2]：血液細胞の異常以外に，骨髄線維化による造血の場の減少も関与する
[*3]：肝硬変では脾臓での血球破壊に加えて，産生低下も認められる

外来でのチェック項目と方針（入院治療の必要性）

ⓐ 身体所見

- 体温，血圧，呼吸状態など（バイタルサイン）の確認
  - 発熱がある場合➡感染巣のチェック
  - 血小板減少がある場合➡皮下出血・粘膜出血（口腔内など）の有無
  - 貧血➡浮腫，心雑音など心不全症状の有無

ⓑ 臨床検査

- 血液検査
  - 血算（必須！），血液像（必ず塗抹標本で）：網赤血球数を必ず含めること
  - 生化学検査：AST，ALT，LDH，ALP，T.B，D.B，BUN，Cre，CRPはスクリーニング検査として必須
  - 凝固検査：DICを合併している可能性があるので必ず検査する
  - ➡PT，APTT，フィブリノゲン，D-ダイマー（あるいは

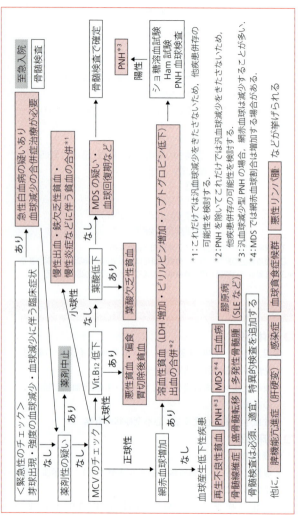

図1 汎血球減少症の診断チャート

- FDP）をスクリーニングでチェック
- 画像検査：感染や心不全が疑われる場合など必要に応じて

行う

:·································:
: 胸部X線,腹部X線,CT検査
:·································:

- 骨髄検査：汎血球減少症に骨髄検査は必須と考えてよい．至急の治療が必要になる場合は，早期に行う

入院が必要な場合

- 以下の場合には，治療（検査）のため緊急（準緊急）入院を考慮する
- 診断チャート（図1）に従って鑑別を進めるが，ほとんどの場合骨髄検査は必須と考えてよい

ⓐ 血球減少に伴う症状が顕在化している場合

- 発熱（感染症）➡抗菌薬による治療が必要
- 心不全症状（貧血）➡入院安静の上，輸血を行う
- 出血傾向（血小板減少・DIC）➡入院安静の上，輸血などを行う

ⓑ 血球減少に伴う症状が顕在化していなくても，血球減少やDICが高度である場合

- Hb＜5.0 g/dL，血小板＜1万/μL ➡心不全・出血など不測の事態が起こり得るため，入院安静の上，輸血などで管理するのが望ましい

【解説】好中球減少は感染症所見がなければ必ずしも緊急で入院させる必要はないが，高リスクのため発熱時には直ちに連絡するよう説明する

7 リンパ節腫脹，肝脾腫

考えるべきポイント

ⓐ リンパ節腫脹 (lymphadenopathy)
- 最大のポイントは良性の炎症性のものか，悪性のものかを見極めること
  - 悪性が考えられる場合➡血液疾患の症候としてのリンパ節腫脹と固形癌のリンパ節転移を鑑別することも重要
  - 悪性が考えられる場合➡治療をどの程度急ぐかによって，どの程度診断を急ぐかが決まる

ⓑ 肝脾腫 (hepatosplenomegaly)
- 血液疾患の随伴症状以外にも，肝疾患，心疾患，感染症，先天代謝異常疾患など多くの疾患で認めるが，他の自覚症状や随伴所見，スクリーニング検査などが鑑別上重要なことが多く，肝脾腫単独から鑑別を考えなければならないケースは多くない

患者への対応

- 臨床経過や，発熱や痛みの有無，盗汗や体重減少などの随伴症状が鑑別診断を考える上できわめて重要であり，十分な病歴聴取を行う
- リンパ節生検は最後に考慮することであり，症状・経過からどのような疾患が考えられるか，どのような場合にリンパ節生検を行うかなど，診断に至るまでの全体のプロセスを示しておくことも，患者の不安を除く上で重要

緊急度の把握 ── 何を疑うべきか（鑑別診断）

- 局所に発赤，熱感，疼痛や圧痛など炎症所見を伴う場合➡良性の炎症性疾患が考えられる
- 上記の炎症所見を伴わない場合➡悪性の可能性も想定する．ただし，悪性のものでも急速に増大する場合は痛みや

圧痛を伴いうることに留意
- 良性の炎症性疾患が想定されるとき➡外来で対症療法を行いながら経過を観察する
- 悪性が疑われる場合➡リンパ節生検を早急に行う．診断を急ぐので，リンパ節生検と並行して治療を念頭に置いた各種検査を一気に行うために，入院による精査を考慮する

問診のポイント（問診表）

- 急性感染症症状の有無，いつから腫脹がはじまったか，急速に進行しているかどうか（日単位/週単位/月単位）などの臨床経過や，発熱，盗汗，体重減少などの有無や痛みを伴うかなど随伴症状の聴取が重要である

外来でのチェック項目と方針（入院治療の必要性など）

ⓐ 問　診
- まず十分な問診により経過を把握する．皮膚所見の有無なども診断に有用であることもある（成人T細胞白血病/リンパ腫，成人Still病，皮膚病性リンパ節症など）
- 体重減少，盗汗などは悪性を疑わせる

ⓑ 身体所見
- 頸部のみ，鼠径部のみなど局所のみの腫脹なのか，全身的に系統的に腫脹しているかを確認する．系統的に腫脹している場合➡リンパ腫などの血液系悪性腫瘍を疑う
- 腫脹しているリンパ節の所見を取る
  - 発赤や熱感，疼痛，圧痛などを伴う場合➡良性の炎症性のもののことが多い
  - 硬さ，可動性などをチェックする．弾性硬のことが多いが，石のように弾性のない固さの場合は固形癌のリンパ節転移を疑わせる．良性の腫脹は可動性が保たれており，可動性が失われている場合は悪性の可能性を疑う．特に全く可動性がない場合は固形癌のリンパ節転移を疑う
  - 良性の場合，個々のリンパ節が2 cmを超えるようなものはまれで，サイズの大きいリンパ節腫脹は悪性を考慮する
- 肝脾腫の有無，皮膚所見の有無など随伴所見を取る．腫脹

リンパ節領域にアトピー性皮膚炎など慢性湿疹がある場合などは，皮膚病性リンパ節症などの皮膚の炎症に伴うリンパ節腫脹も鑑別に入る
- リンパ節生検を施行することが想定される場合は，生検に適するリンパ節があるかどうかもチェックしておく

❻ 検　査

- 通常のスクリーニングの血液検査では血算，血液像，血清生化学検査ではLDHの上昇の有無，CRPの上昇などに注目する．LDHの上昇はリンパ腫など血液系悪性腫瘍の可能性を示唆する．CRPはリンパ腫などでもしばしば上昇することに留意
- リンパ腫が疑われる症例では可溶性IL-2受容体（sIL-2R）も測定するが，軽度（1,000 U/mL以下）の上昇は種々の原因で起こりうる．sIL-2Rの上昇＝リンパ腫ではないことに留意
- リンパ腫など悪性の可能性が否定できない時には，全身のCTスキャンにより系統的なリンパ節腫脹の有無を確認することが診断上有用な情報をもたらすことがある．固形癌のリンパ節転移の可能性を疑う場合は原発巣探しの一環にもなる
- 悪性の可能性が否定できない時はリンパ節生検を行う．侵襲的な検査であるとともに手術痕を残す処置であり，例えば頸部や鎖骨上窩は若い女性の場合など整容面にも考慮して適応を検討する．良性の可能性が高く，経過観察する余裕がある時に診断確定のためだけにリンパ節生検を施行することは慎み，得失を十分考慮して適応を決定する（「Ⅳ-3. リンパ節生検」を参照）

肝脾腫単独の場合

- 上記の通り種々の疾患で認められるが，いずれも他の症候や検査データのほうが鑑別上重要である．他の症候が明確でない場合はやはりリンパ腫の可能性を想定すべきで，特に血管内リンパ腫などは診断が困難で注意を要する

8 出血傾向 (bleeding tendency)

まず考えるべきポイント

- 出血:何らかの原因により血液が血管外に出ることをいう.出血を止める機構が止血機構である
- 出血傾向:先天性,または後天性に止血機構に破綻が生じ,あるいは止血機構の制御を超える病態が生じて止血困難になることをいう
- 止血機構には血管とその周囲結合組織,血行力学的因子,および血小板,血液凝固因子,線溶因子とそれらの制御因子が密接に関与している
- 破綻の原因として,先天的素因によるものは,要因はほとんどの例で単一であるが,後天性出血傾向では,複数であることが多い.先天的要因によるものは頻度が低い

患者への対応

- 原因不明の出血患者を診た時に,まず試みるべきは圧迫止血である
- 圧迫止血困難な時➡出血の程度,部位(頭蓋内出血などは緊急対応を要する)により,入院精査加療の必要性を速やかに判断する

何を疑うべきか

- 出血傾向を惹起する原因が,血管・血小板か(一次止血障害),凝固系か(二次止血障害),あるいは線溶系に存在するかにより,出血の部位,性状が異なる(表1)
- 鑑別すべき病因と疾患を表2に示す

問診のポイント

a 出血傾向に気づいた時期

- 生下時臍帯出血の有無を母親に確認:FXIII欠損症,α_2プ

表1　出血傾向の臨床像

系	一次止血	二次止血	線溶系
出血の性状	・多数の点状出血 ・多発性・浅在性の小斑状出血 ・圧迫止血が有効なことが多い	・単発性，深在性大斑状出血 ・皮下腫脹 ・FXⅢ欠損では，外傷後いったんは止血するが，数時間後に当該部に再出血する後出血が特徴 ・圧迫止血無効	・FXⅢ欠損に似た後出血が特徴 ・異常程度が強いと，止血困難な，漏れ出るような漏出性出血出現 ・圧迫止血無効
出血部位	・皮膚・粘膜出血：鼻出血，月経過多，消化管出血，血尿などが主である	・皮下，筋肉内，関節内，頭蓋内などへの深部出血が主である	・皮膚・粘膜出血，および深部出血のいずれもみられる

ラスミンインヒビター欠損症，フィブリノゲン欠損症
- 乳児期からか（一次止血障害），「はいはい」し始めてからか（二次止血障害）を聞く
- 抜歯後，あるいは虫垂炎手術など，小手術後の止血困難（軽症出血傾向）を聞く

❺ 家族歴
- 出血傾向が先天性であるか，後天性かの鑑別に必要な情報．患者と同様の出血傾向を呈する血縁の有無を確認する
- X連鎖劣性遺伝する疾患を疑う場合（血友病など）➡ 母方家系男性の出血傾向の有無を詳細に聴取する

❻ 出血傾向の部位と性状
- 出血傾向は全身的にみられるか，局所的か．特に鼻出血の場合は，両側鼻腔からか，一方に限局したものか（Kiesselbach静脈叢異常が多い）を確認する
- 皮膚（点状出血など）・粘膜（鼻出血や血尿など）を中心とした出血か，あるいは，腫脹を伴う皮下血腫や，筋肉内，関節内出血が中心かを確認する

表2　鑑別すべき出血傾向をきたす疾患

病因・疾患	
Ⅰ．一次止血異常	1. 血管異常 　a. 先天性障害：遺伝性出血性毛細血管拡張症（Osler病），telangiectasia多発，動静脈シャント出血；Ehlers-Danlos症候群，Pseudoxanthoma elasticum，Marfan症候群，骨形成不全症；[結合識異常] 　b. 後天性障害：Schönlein-Henoch紫斑病［アレルギー性血管炎，四肢に盛り上がりのある点状出血］；Cushing症候群［蛋白異化作用亢進］；壊血病；単純性紫斑（若年女子下腿に多い）；老人性紫斑など 2. 血小板異常 　a. 量的異常 　1) 先天性異常：Bernard-Soulier症候群；灰色血小板症候群，May-Hegglin異常，Wiskott-Aldrich症候群，Fanconi貧血，Epstein症候群；Upshaw-Shulman症候群［ADAMTS13異常］；非定型溶血性尿毒症症候群［Factor Hなど補体系異常］ 　2) 後天性異常 　ⅰ) 産生低下：白血病，MDS，巨赤芽球性貧血，肝不全，薬剤障害，放射線照射 　ⅱ) 分布異常：バンチ症候群，肝硬変，悪性リンパ腫 　ⅲ) 自己抗体：特発性血小板減少症，SLE 　ⅳ) 消費性減少：血栓性血小板減少性紫斑病［抗ADMTS13自己抗体］；溶血性尿毒症症候群［O157などの感染症］；非定型溶血性尿毒症症候群［肺炎球菌感染によるもの，自己抗体による補体系活性化など］DIC；薬剤性など 　b. 質的異常 　1) 先天性異常 　ⅰ) 血小板膜糖蛋白（GP）異常症：Bernard-Soulier症候群［GpIb-Ⅸ-Ⅴ異常］血小板無力症［GpⅡb-Ⅲa異常］

（次頁に続く）

(表2続き)

	病因・疾患
	ii) 血小板放出機構異常症：シクロオキシゲナーゼ欠損症，トロンボキサン A_2 合成酵素欠損症，灰色血小板症候群，Wiskott-Aldrich症候群，Hermansky-Pudlack症候群，Chediak-Higashi症候群 2) 後天性異常：薬剤［NSAIDsなどによる放出機構異常］，骨髄増殖性疾患，多発性骨髄腫，MDS，尿毒症など 3. 血小板粘着・凝集リガンドの異常 von Willebrand病，フィブリノゲン欠損症
II. 二次止血異常	1. 先天性異常：血友病A, B，血友病以外の凝固因子（フィブリノゲン，FII，V，VII，X，XI，XIII）の先天性欠乏症．プロテインC，あるいはS欠損に伴う電撃性紫斑病 2. 後天性異常 　a. 蛋白合成障害：ワルファリン過剰投与，肝不全，ビタミンK欠乏症 　b. 自己抗体：循環抗凝血素 　c. 凝固因子消費：DIC 　d. 凝固因子吸着：アミロイドーシス 　e. 抗凝固薬投与
III. 線溶異常	1. 先天性異常：α_2プラスミンインヒビター（α_2-PI）欠損症，プラスミノゲンアクチベータインヒビター1（PAI-1）欠損症 2. 後天性異常：ウロキナーゼ，組織型プラスミノゲンアクチベータ投与，DICなど

- 出血後，いったん速やかな止血がみられるが，当該部位に数時間後に再出血してくる，"後出血"はみられないか，ガーゼで圧迫しても，じわじわと漏れ出てくるような"漏出性出血"がみられないかなど，出血の特徴を具体的に説明して確認する

外来でのチェック項目と方針

- 出血に対する適切な治療が遅れれば，死に至る．出血部位と程度（血圧，貧血を示唆する身体所見，ヘモグロビン濃

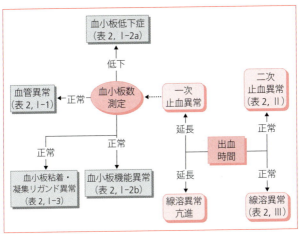

図1 出血傾向診断チャート

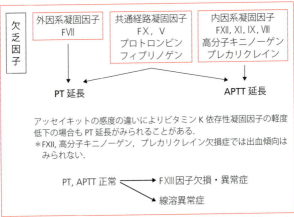

図2 出血時間に異常のみられない出血傾向のスクリーニング検査

度，血小板数などを参考）を迅速に診断し，入院加療必要性の有無を判断することが大切である
- 入院加療の必要性の判断／外来診療を進める上で以下の簡易検査が役に立つ
  - 血球数算定：貧血の程度，および血小板数を測定する
  - 出血時間：延長は一次止血異常／線溶異常亢進を示唆する．延長の場合は図1に従い鑑別診断を進める
  - 凝固検査：プロトロンビン時間（PT）と活性化部分トロンボプラスチン時間（APTT）延長の有無を検査する．図2に従い，異常凝固因子を絞り込み，さらに鑑別診断を進める

9 血栓性素因・血栓傾向 (Thrombophilia, thrombotic tendency)

まず考えるべきポイント

- 血栓性素因を先天性と後天性に区別し，発症機序を考える（表1）．血栓傾向は血栓性素因を有するために，止血栓を形成・維持する機能が過剰となる場合や，これを制御・溶解する機構が十分に発揮しない状態をいう
- 先天性血栓性素因：日本人では血液凝固制御因子であるプロテインS，プロテインC，アンチトロンビンの遺伝子異常がほとんどである
- 後天性血栓性素因：先天性素因や動脈硬化性病変などがなく血栓症をきたすもの．長期臥床，悪性腫瘍，外科手術などは，静脈血栓塞栓症の重要な危険因子である

患者への対応

- 血栓性素因を有する患者に対して➡可能な限り危険因子を除去し血栓症への進展を予防する．臥床状態にある場合には弾性ストッキングの装着，脱水には補液などによる補正，血管内カテーテルが留置されていれば抜去も検討する
- 血栓症患者に対して➡急性期にはバイタルサインや虚血症状に注意し，関連診療科と連携しながら対応する．慢性期には再発予防を目的に抗血栓薬の適応を考慮する

緊急度の把握 ─ 何を疑うべきか

- 呼吸困難，胸痛，頻呼吸，頻脈などがみられる場合には，肺血栓塞栓症を必ず鑑別すべきである
- 下肢の疼痛，腫脹，発赤がみられる場合には，下肢深部静脈血栓症を疑う．同時に肺血栓塞栓症へ進展している可能性も見逃さないこと
- 原因の特定できない腹痛や下痢などを訴える場合には，上腸間膜静脈血栓症なども考慮する

表1 主な血栓性素因

先天性	血液成分の異常	血液凝固制御因子	プロテインS欠乏症 プロテインC欠乏症 アンチトロンビン欠乏症
		血液凝固因子	フィブリノゲン異常症 プロトロンビン異常症（アンチトロンビン抵抗症）
		血栓溶解因子	プラスミノゲン異常症
		その他	高ホモシステイン血症 Upshaw-Schulman症候群
後天性	血液成分の異常	血液疾患	真性多血症 本態性血小板増多症 血栓性血小板減少性紫斑病 発作性夜間血色素尿症 過粘稠度症候群
		自己免疫疾患	抗リン脂質抗体症候群 ヘパリン起因性血小板減少症 血栓性血小板減少性紫斑病 炎症性腸疾患 ネフローゼ症候群
		その他	悪性腫瘍 敗血症 外傷, 熱傷 外科手術 脱水 妊娠 薬物（経口避妊薬, エストロゲン製剤など）
	血流うっ滞		長期臥床, 心不全, 妊娠など
	血管内皮障害		悪性腫瘍, 敗血症, 抗リン脂質抗体症候群, 外傷, 外科手術, 血管内カテーテル留置など

フィブリノゲン異常症は変異部位により出血傾向がみられる. アンチトロンビン抵抗症は, 活性化後の異常トロンビンがアンチトロンビンによる中和不全をきたすもの. プラスミノゲン異常症は他の要因により発症した血栓症が増悪する要因となり得る.

問診のポイント

- 既往歴や家族歴 ➡ 先天性・後天性の大まかな目安を付ける
- 外傷，手術，臥床，旅行や経口避妊薬などの服用歴 ➡ 血栓症の誘因として重要
- 肺血栓塞栓症に特異的な症状はない ➡ 血栓性素因を有する患者に対しては，過剰診断を恐れることなく検査を進める
- 下肢の疼痛や腫脹，発赤 ➡ 片側性の症状は血栓症の可能性が高い
- 妊娠中期から後期に好発する流産や子宮内胎児発育不全などの病歴 ➡ 抗リン脂質抗体症候群を疑う
- 原因不明の静脈血栓塞栓症を繰り返す患者 ➡ 悪性腫瘍に起因する場合がある（Trousseau症候群）ので，早期に鑑別診断を進める

外来でのチェック項目と方針

- 図1
- 血算，血液像 ➡ 血小板増多は多血症や本態性血小板血症など骨髄増殖性疾患，破砕赤血球はTTPを疑う
- Dダイマー，FDP ➡ 高値の場合に血栓症やDICを疑う
- プロテインS，プロテインC，アンチトロンビン ➡ 活性値の測定がスクリーニング検査として重要
  - 血液凝固因子 ➡ FⅧ活性などを同時に測定しビタミンK欠乏や肝臓での産生障害の影響を判断する
- 抗リン脂質抗体症候群 ➡ PTないしAPTTの延長を契機に見出されることがある．これらの混和補正試験を行うとともに，LA因子や抗$β_2$-GPI抗体を測定する．脳梗塞や一過性脳虚血発作をきたすこともあり，症状に応じてMRIを活用する
- 肺血栓塞栓症を疑う場合 ➡ 高感度Dダイマーの測定，循環器科などと連携しながらマルチスライス造影CTなどの画像検査を進める
- 下肢深部静脈血栓症を疑う場合 ➡ 高感度Dダイマーの測定と下肢超音波検査，必要に応じてマルチスライス造影

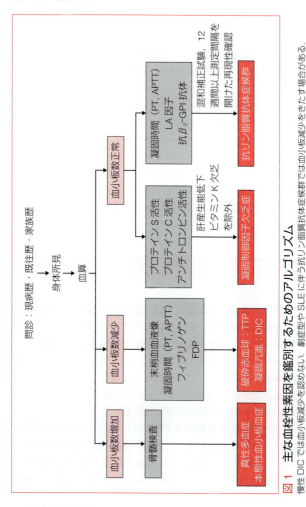

図1 主な血栓性素因を鑑別するためのアルゴリズム
慢性DICでは血小板減少を認めない。劇症型やSLEに伴う抗リン脂質抗体症候群では血小板減少をきたす場合がある。

CTを追加する
- ヘパリンに曝露（自己注射やヘパリンロックを含む）されている患者➡常に血小板減少や血栓症などを伴うヘパリン起因性血小板減少症（HIT）に注意する

10 血液疾患でみられる皮膚粘膜所見

Ⅱ 外来パート

まず考えるべきポイント

血液疾患でみられる皮膚・粘膜所見としては，血小板減少や凝固異常による紫斑，貧血による爪甲の変化，舌炎などがよく知られている．また，白血病などの治療中には，化学療法による薬疹や免疫不全に伴う感染症，造血幹細胞移植後の移植片対宿主病（GVHD）など，様々な皮膚症状が認められる．造血系悪性腫瘍の皮膚浸潤や腫瘍細胞に対する生体反応によっても，多彩な皮膚症状が現れる．時には，皮膚や粘膜の症状により血液疾患を発見することもある．血液疾患の診療において，皮膚粘膜所見は重要な身体所見である．

外来でのチェック項目と方針

ⓐ 匙状爪（図1）
- 鉄欠乏性貧血が持続すると爪がスプーン状に反り返り（匙状爪），舌炎や食道粘膜の萎縮による嚥下障害をきたすこともある（Plummer-Vinson症候群）

ⓑ Hunter舌炎（図2）
- 悪性貧血でみられる舌の変化であり，舌乳頭の萎縮と発赤がみられ，しばしば舌の灼熱感，疼痛などの不定愁訴を訴える

ⓒ 全身性アミロイドーシス（図3）
- 免疫グロブリンL鎖由来の蛋白質を前駆蛋白としたアミロイドーシスでは皮膚に結節や紫斑，水疱などを生じるが，粘膜にも同様の症状がみられる．舌が腫大し，巨大舌となることもある

ⓓ 急性骨髄性白血病（AML）の口腔粘膜浸潤（図4）
- 白血病では歯肉など口腔粘膜や皮膚への浸潤がみられる．わずかな刺激により，白血病細胞が浸潤し，歯肉の増殖や舌の結節を呈する

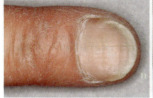

図1 鉄欠乏性貧血に伴う匙状爪
爪甲は蒼白でスプーン状に反り返っている（秋田大学症例）．

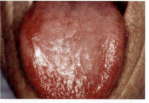

図2 Hunter舌炎（悪性貧血でみられる舌炎）
ビタミンB_{12}欠乏症．全体に貧血性で，舌乳頭の萎縮と発赤，舌の平滑化がみられる．

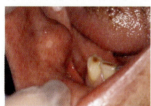

a. 頰粘膜アミロイドーシス

b. 舌アミロイドーシス骨髄腫合併

図3 全身性アミロイドーシスの口腔粘膜病変
舌の結節を呈するものとびまん性の腫脹を呈するものがあるが，骨髄腫に伴う例では，結節型が多い．

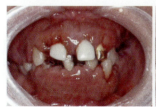

a. AML歯肉浸潤（初診時）

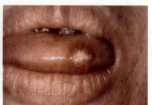

b. AML舌浸潤（再発時）

図4 AMLの口腔粘膜浸潤
白血病細胞の浸潤により歯肉のびまん性腫脹や舌の結節が認められる．

ⓔ 成人T細胞白血病（ATL）（図5）

- 初診時に半数に皮膚症状をみる．皮膚症状は丘疹，結節，紅斑のほか，水疱，潰瘍を呈する例もある

 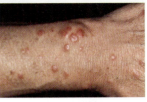

図5 ATL
背部の硬結を伴う紅斑と前腕の小結節．ATL の皮疹は実に多彩である．紅斑のほか，丘疹，潰瘍を呈する症例もある．

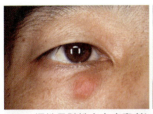 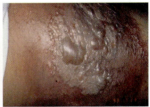

図6 慢性骨髄性白血病患者に合併した Sweet 病2例
急性骨髄性白血病や骨髄異形成症候群など悪性腫瘍と合併する場合には重症となる．化学療法期間の G-CSF 投与中や薬疹として生じることもある．

f Sweet 病（図6）
- 好中球性皮膚症の代表であり，有痛性紅斑が顔面，頸部四肢にみられ，発熱や白血球増加を伴う．10～15％は白血病や骨髄異形成症候群などに合併する．G-CSF 投与中にみられるなど，薬剤との関与の深い例もある

g 水　痘（図7）
- 頭部顔面の小丘疹，小水疱ではじまることが多く，初期には，痤瘡や毛嚢炎と間違うこともある．口腔粘膜疹を伴う．中心臍窩を有する水疱が特徴的である
- 免疫不全患者では，水疱は大型となり，脳炎や肺炎の併発も起こりうる．中心臍窩を有する水疱が特徴的である

h GVHD（図8, 9）
- 急性 GVHD では，紅斑が多発して薬疹との鑑別が難しい症例が多いが（図8），水疱やびらんを呈する例もある

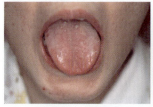 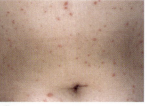

図7 縦隔リンパ腫治療中の水痘
頭部顔面の小丘疹，小水疱で始まることが多く，口腔粘膜疹を伴う．免疫不全では，大型水疱となることもある．中心臍窩を有する水疱が特徴的である．初期には，痤瘡や毛嚢炎と間違うこともある．

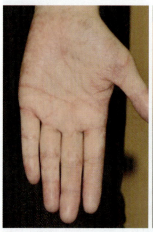 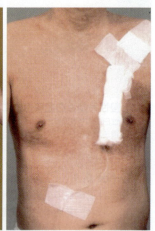

図8 急性 GVHD
急性 GVHD では薬疹との鑑別が問題となる

- 慢性 GVHD では強皮症様を呈するほか，色素沈着を伴うタイプと扁平苔癬様病変を生じるタイプなどがある（図9）

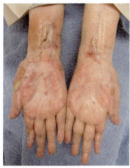
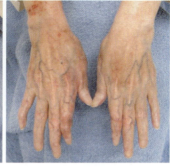

図9 慢性 GVHD

慢性 GVHD による強皮症様変化と拘縮．慢性期では強皮症様を呈し，手指の拘縮変形をきたすこともある．

III

疾患パート

1 造血器腫瘍

A 急性白血病 (acute leukemia)

病態

- 造血の場である骨髄において白血病細胞が増殖し，正常造血が抑制される

症状

- 正常造血が抑制されるために起こる症状（感染による発熱，貧血，出血傾向）と，白血病細胞の臓器浸潤による症状がある（表1，2）
- 急性前骨髄性白血病（APL）では特にDICの合併頻度が高く，出血症状が著明である
- 末梢血の芽球が5万/μLを越える場合，leukostasisによる精神神経症状，呼吸器症状が出現することがある
- 小児ALL例では四肢の骨痛のみが初発症状のことがある
- ALLの20%に理学所見上，リンパ節腫脹，肝脾腫を認める

表1 白血病の症状

正常造血抑制による症状	白血病の臓器浸潤による症状	その他
全身倦怠感 息切れ 発熱 特定臓器の感染症状（肺炎，腸炎，尿路感染など） 出血	骨痛 脾腫 歯肉腫脹 精神神経症状 緑色腫	皮疹（Sweet病など）

表2 緊急性のある症状

病　態	治　療
leukostasis	酸素投与，抗腫瘍薬投与
好中球減少時の感染症	広域スペクトラム抗菌薬投与
血小板減少	血小板輸血
DIC	抗凝固療法，FFP投与
腫瘍崩壊症候群	輸液，利尿薬，電解質補正，ラスブリカーゼ，アロプリノールの投与，状況に応じて透析
気道閉塞	酸素投与，ステロイド，放射線治療
脳浸潤による神経障害	ステロイド，放射線治療
脊髄浸潤による神経障害	ステロイド，放射線治療

検　査

- 血算・血液像：正常血球の減少と白血病細胞の出現（白血病細胞が末梢血に出現しないこともある）
- 凝固機能：治療の緊急性を決める上でDICの評価が必要
- 生化学検査：肝腎機能検査，電解質検査にて腫瘍崩壊症候群を評価．LDHは病勢を反映する．
- 感染症検査：HBV，HCV，HIV，HTLV-1（リンパ系腫瘍の場合）
- 骨髄穿刺：説明のつかない血液異常➡骨髄穿刺．Wright-Giemsa染色は自分で直ちに行う
  - 特殊染色［ミエロペルオキシダーゼ（MPO），ズダン・ブラックB（SBB），エステラーゼ二重（フッ化ナトリウムによる阻害を確認），PAS，鉄，酸フォスファターゼ］
  - 染色体検査
  - フローサイトメトリー（FCM）による細胞表面マーカー検査
  - 遺伝子検査（RT-PCR法によるキメラ遺伝子スクリーニング），FLT-3，NPM-1，CEBP，c-KIT遺伝子変異検査は保険適用なし
- AMLでは末梢血中のWT1遺伝子のmRNA量が治療反応性や微小残存病変の評価に有用である

- 中枢神経（CNS）病変の評価
    - 精神・神経症状がある場合にはCT, MRIなどの画像診断を行う．頭蓋内腫瘍や出血がないことを確認した後に髄液検査を行う
    - 単球性白血病，初診時白血球数4万/μL以上，ALL混合性白血病ではCNS病変のリスクが高い
    - 髄液中の腫瘍細胞の検出にはFCMも有用である

分類

- FAB分類（表3）は形態を基本とした分類であり，1970年代から広く臨床の現場で汎用されていた
- 2001年に発表されたWHO分類は染色体異常と遺伝子変異を取り入れた分類である．2016年に改訂されている

治療初期の注意点

- 十分な補液：1日尿量を2,000〜3,000 mLに保つ（適宜利尿薬を併用）
- leukostasis時：厳密な呼吸管理の下，早期に治療を開始
- 腫瘍崩壊症候群の管理（19頁も参照）
- 貧血，出血傾向に対する輸血
- 感染症合併➡血液・尿培養による起炎菌の同定，画像診断による感染巣の検索と抗菌薬の投与
- DICの管理（250頁を参照）．特にAPLでDICを合併している場合には，早期死亡のリスクとなる
- 抗腫瘍薬投与時の副作用管理
- 高用量シタラビン療法時には小脳症状をはじめとする神経毒性に注意する．また結膜炎予防にステロイド点眼を行う

治療効果判定，評価項目

- 表4に示す

1）急性骨髄性白血病（AML）

- 成人白血病の80％を占める
- AMLの発症年齢中央値は65〜67歳

表3 急性白血病の FAB 分類

病型	形態以外の特徴
1. 急性骨髄性白血病（acute myeloid leukemia：AML）	
M0（最未分化 AML）	MPO 陰性だが骨髄系マーカー（CD13, 33）陽性．リンパ球系マーカー陰性
M1（分化傾向なし）	MPO 陽性芽球≧3%
M2（顆粒球への分化）	染色体異常：t(8;21)
M3（異常な前骨髄球の増殖）顆粒が目立たない場合は variant type（M3v）	acute promyelocytic leukemia（APL），DIC 合併 染色体異常：t(15;17)
M4（顆粒球・単球双方への分化） NEC 中に 5% 以上の異常好酸球の増加があれば M4 with eosinophilia とする	非特異的エステラーゼ陽性，または血清/尿リゾチーム値≧正常の 3 倍 染色体異常：inv(16)
M5（単球系白血病） 単芽球が 80% 以上で M5a（未分化型） 単芽球が 80% 未満で M5b（分化型）	非特異的エステラーゼ陽性
M6（赤白血病） 表6も参照	
M7（巨核芽球性白血病）	MPO 陰性，glycoprotein Ⅱb/Ⅲa（CD41）や電顕 PPO 陽性
2. 急性リンパ性白血病（acute lymphoblastic leukemia：ALL）	
L1（小型リンパ芽球主体）	小児に多い
L2（核小体明瞭で不均一・不整な大型芽球）	成人に多い
L3（大型の芽球・好塩基性胞体で空胞が目立つ）	Burkitt タイプ 染色体異常：t(8;14)

MPO：ミエロペルオキシダーゼ，PPO：血小板ペルオキシダーゼ．NEC：赤芽球を除いた細胞．

表4 急性白血病の完全寛解基準と評価項目（JALSGの基準）

完全寛解（CR）	骨髄の芽球5%未満，Auer小体を有する細胞なし．骨髄に正常赤芽球系・顆粒球系・巨核球を認める．末梢血に芽球なし．好中球1,000/μL以上．髄外白血病なし （プロトコールによっては，上記が最低4週間持続する必要がある）
血液学的寛解	骨髄・末梢血所見ともに上記完全寛解基準を満たすも，髄外白血病が存在する
血液学的再発	骨髄で芽球5%以上，または末梢血に芽球出現
髄外再発	血液学的寛解中の髄外白血病のみの再発

- 寛解導入療法により70～80%が寛解に至るが，長期生存率は30～40%に過ぎない
- APLはオールトランス型レチノイン酸（ATRA）を用いた分化誘導療法と化学療法を併用することで70%以上の長期生存が期待できる

分類

- WHO分類は染色体・遺伝子診断が盛り込まれた造血器・リンパ系腫瘍全体を対象とした包括的分類である．芽球比率が骨髄あるいは末梢血中の有核細胞数の20%以上を急性白血病と定義する
- t(15;17)，t(8;21)，t(16;16)，inv(16)など，特定の染色体異常を伴う場合には芽球の割合にかかわらずAMLと診断する
- 他の分類に該当しないAML（not otherwise specified：AML-NOS）の分類には，FAB分類が反映されている
- WHO分類第4版2016年改訂では，AML-MRCと急性赤白血病の定義が変更された（表5～7）

予後因子

- 年齢と染色体と遺伝子異常（成人AML患者の約50%に

表5 AMLのWHO分類（第4版2016年改訂）

反復する遺伝子異常を有するAML（AML with recurrent genetic abnormalities）

　t(8;21)(q22;q22)：*RUNX1-RUNX1T1*を有するAML
　inv(16)(p13;q22)またはt(16;16)(p13;q22)：*CBFB-MYH11*を有するAML
　*PML-RARA*を有するAPL
　t(9;11)(p21.3;q23.3)：*MLLT3-KMT2A*を有するAML
　t(6;9)(p23;q34.1)：*DEK-NUP214*を有するAML
　inv(3)(q21.3;q26.2)またはt(3;3)(q21.3;q26.2)：*GATA2, MECOM*を有するAML
　t(1;22)(p13.3;q13.3)：*RBM15-MKL1*を有するAML（巨核球系）
　（暫定的分類）*BCR-ABL1*を有するAML
　*NPM1*遺伝子変異を有するAML
　両アレルに*CEBPA*遺伝子変異を有するAML
　（暫定的分類）変異型*RUNX1*を有するAML

骨髄異形成関連の変化を有するAML

治療関連骨髄性腫瘍

他の分類に該当しないAML（not otherwise specified：NOS）

　急性骨髄性白血病最未分化型（AML with minimally differentiated）
　急性骨髄性白血病未分化型（AML without maturation）
　急性骨髄性白血病分化型（AML with maturation）
　急性骨髄単球性白血病（acute myelomonocytic leukemia）
　急性単芽球性白血病および急性単球性白血病（acute monoblastic/monocytic leukemia）
　急性赤白血病（pure erythroid leukemia）
　急性巨核芽球性白血病（acute megakaryoblastic leukemia）
　急性好塩基球性白血病（acute basophilic leukemia）
　骨髄線維化を伴う急性汎骨髄症（acute panmyelosis with myelofibrosis）

骨髄肉腫（myeloid sarcoma）

Down症候群関連骨髄増殖症

　一過性異常骨髄増殖
　Down症候群関連骨髄性白血病

芽球性形質細胞様樹状細胞腫瘍

表6 骨髄中の赤芽球系細胞が50％以上の場合の診断アプローチ（WHO分類第4版2016年改訂）

骨髄中の赤芽球	骨髄または末梢中の芽球	AML-MRCの定義に合致	2008年版	2016年版
≧50%	≧20%	しない	急性赤白血病（erythroid/myeloid type）	AML-NOS（non-erythroid subtype）
≧50%	＜20%, ただし非赤芽球系の≧20%	NA	急性赤白血病（erythroid/myeloid subtype）	MDS
≧50%	＜20%, かつ非赤芽球系の＜20%	NA	MDS	MDS
＞80%赤芽球系未熟前駆細胞, うち, 前赤芽球≧30%	＜20%	NA	AML-NOS（pure erythroid leukemia）	AML-NOS（pure erythroid leukemia）

・抗腫瘍薬への曝露があった場合には治療関連性骨髄性腫瘍とする.
・AML-MRCの診断基準を満たす場合（表14）にはAML-MRCとする.

表7 系統不明の白血病（acute leukemia of ambiguous lineage）のWHO分類（第4版2016年改訂）

未分化急性白血病（acute undifferentiated leukemia）
t(9;22)(q34.1;q11.2)：（BCR-ABL1を有するAML）を有するMPAL
t(v;11q23.3)；KMT2A再構成を有するMPAL
MPAL, B/骨髄性, 非特定型
MPAL, T/骨髄性, 非特定型

表8 60歳未満のAML患者における染色体異常および遺伝子異常と予後（APLは除く）

危険因子	染色体異常	遺伝子変異
予後良好群	inv(16)/t(16;16) t(8;21) t(15;17)	正常核型における *NPM1* 遺伝子変異（*FLT3-ITD* 変異なし） 正常核型における *CEBPA*（両アリル）のみの変異
予後中間群	正常核型 +8 t(9;11) 予後良好群にも不良群にも含まれない染色体あるいは遺伝子異常	t(8;21) あるいは inv(16)，t(16;16) における *c-KIT* 変異
予後不良群	複雑核型（3種類以上の染色体異常を伴う） −5/del(5q)，−7/del(7) inv(3)/t(3;3) t(6;9) 11q23 に係わる異常，ただし t(9;11) は除く	正常核型における *FLT3-ITD* 変異，または *TP53* 変異

染色体異常が認められる）（表8）．その他にMDS先行の有無，performance status（46頁）が挙げられる．

治　療（レジメンは312頁参照）

ⓐ 寛解導入療法（図1）

- アントラサイクリン系薬剤（ダウノマイシン，イダマイシンなど）とシタラビンの併用療法がゴールデン・スタンダード．60歳以下の症例で70〜80％の寛解率が期待できる
- 発症時白血球数が高値 ➡ シタラビンやヒドロキシウレアを用い，白血球数5万/μL以下まで下げる
- 寛解導入後，再発を予防するために十分な強度をもった地

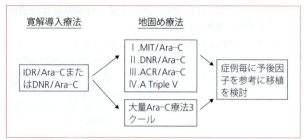

図1　AML の標準的な治療フローチャート

固め療法が必要
- 地固め療法としては，交差耐性のないアントラサイクリン系薬剤を交代で用いるレジメンまたは大量シタラビン療法を行う．t(8;21)，inv(16) を有する症例は後者を用いることが多い
- 地固め療法終了後には1〜3ヵ月毎に2年間，3〜6ヵ月毎に5年間，外来で経過観察を行う

ⓑ サルベージ療法
- 若年者 AML の20〜30％が初回治療で寛解を得られず，完全寛解（CR）達成例の半数が再発する
- 治療抵抗例，再発例に対しては，交差耐性のない薬剤，治療強度を増した大量療法，G-CSF を用いたプライミング療法が行われる
- 寛解期間が1年以上の症例は初回と同じレジメンを用いることがある
- 再発・難治例は寛解が得られても持続期間は短いため，速やかに造血幹細胞移植を行う

ⓒ 同種造血幹細胞移植
- 予後因子，ドナーの有無，全身状態を考慮して適応を判断する（他項参照）
- 第一寛解期の同種造血幹細胞移植に関しては予後因子，ドナーの有無，患者の合併症や社会的背景をもとに検討（316頁を参照）

2) 急性前骨髄球性白血病（APL）

- 特徴的な細胞形態（Faggot cell）と線溶系亢進を伴う DIC と t(15;17) 染色体異常，*PML-RARA* 融合遺伝子を特徴とする
- 現時点で最も予後がよいタイプの白血病である．ただし，DIC による脳出血，肺出血，および分化症候群発症初期の死亡のリスクが高い

治療

- APL が疑われたら染色体・遺伝子診断を待たないで，可及的速やかに ATRA による治療を開始する
- ATRA による分化誘導療法は *PML-RARA* を標的とした分子標的療法である
- 新鮮凍結血漿，血小板濃厚液輸血によりフィブリノゲンを 150 mg/dL 以上，血小板数を 5 万/μL 以上に保ち，抗凝固療法を開始する
- ATRA とアントラサイクリン系薬剤を含んだ寛解導入療法，標準的 AML 地固め療法，ATRA の間欠的投与による維持療法を行う．これにより 80％ 以上の CR と 70％ 以上の治癒率を得られる（図 2）
- ATRA，亜ヒ酸投与後にレチノイン酸症候群（表 9）が出現することがある
- その他の ATRA の副作用：皮膚炎，口唇の乾燥，胃腸障害，高トリグリセリド血症，骨痛，肝障害，骨髄線維化
- 地固め療法時に CNS 再発予防の髄注を行う
- 3 回の地固め療法終了後，骨髄の *PML-RARA* が陰性であることを確認する．以後，3 ヵ月毎に 2 年間末梢血または骨髄の RT-PCR 法を行う．陽性となった場合には 2〜4 週間後に再検を行う
- 再発例には亜ヒ酸を用いたサルベージ療法を行う
- 亜ヒ酸の注意すべき副作用として QT 延長症候群がある．投与中は 12 誘導心電図を週 2 回実施し，K 濃度を 4.0 mEq/L 以上，Mg 濃度を 1.8 mg/dL 以上に維持する．QTc が 500 msec を超えた患者は，治療を一時中止する

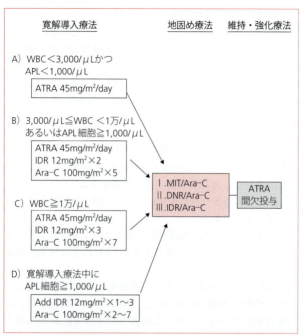

図2 APLの標準的な治療フローチャート

表9 レチノイン酸症候群（分化症候群）

症状
呼吸困難，発熱，体重増加，浮腫，低血圧

検査所見
白血球増加，酸素飽和度低下，胸部X線で心嚢水，胸水

対応
低酸素が改善するまでATRA中止を検討
デカドロン10 mgを12時間おきに3～5日間投与し，その後，2週間以上かけて漸減
WBC数>1万/μL：予防的にプレドニゾロン0.5 mg/kgを投与

- 再発後に分子生物学的寛解を得た場合,自家移植を考慮する

3) 高齢者 AML
- 予後不良の染色体異常,MDS からの移行,多剤耐性遺伝子の高発現が多い.また,合併症や PS が低い例が多いことから治療のコンプライアンスが悪い
- 標準的化学療法を用いた治療成績は CR 40〜50%,長期生存率 10%,寛解導入療法中の死亡率 15〜25%である

治療
- 欧米の臨床研究では 60 歳以上を高齢者として取り扱っていることが多い.JALSG では 65 歳以上を高齢者としている
- 65 歳以上では年齢に応じて薬剤を減量する
- 低用量シタラビン療法や CAG 療法を選択することで,副作用を軽減し入院期間の短縮や輸血の回数を減らすことができる
- ヒドロキシウレア(ハイドレア)の内服による血球コントロールと輸血により外来でのフォローが可能なことがある

4) 急性リンパ性白血病(ALL)
- 成人白血病の約 20%を占める
- 小児 ALL の治癒率が 80%に達するのに対し,成人 ALL の長期生存率は 20〜40%に過ぎない
- AML に比し CNS 病変が多い.初診時 CNS 浸潤症例は 5〜7%である

診断・分類
- FAB 分類では,L3-Burkitt 型を別として,臨床的な有用性が少なかった.WHO 分類ではリンパ芽球性白血病/リンパ腫として分類されている(表 10)
- 病変の主体が骨髄・末梢血の場合 ALL,腫瘤性の場合はリンパ芽球性リンパ腫(LBL)と診断される

表10 ALLのWHO分類（第4版2016年改訂）

B-リンパ芽球性白血病/リンパ腫（ALL/LBL）

他の分類に該当しないB-ALL/LBL（not otherwise specified：NOS）

反復する遺伝子異常を有するB-ALL/LBL（B-ALL/LBL with recurrent genetic abnormalities）
t(9;22)(q34.1;q11.2)：*BCR-ABL1*を有するB-ALL/LBL
t(v;11q23.3)：*KMAT2A*再構成を有するB-ALL/LBL
t(12;21)(p13.2;q22.1)：*ETV6-RUNX1*を有するB-ALL/LBL
高2倍体のB-ALL/LBL（染色体数が50～65，構造的異常なし）
低2倍体のB-ALL/LBL（染色体数が44未満）
t(5;14)(q31.1;q32.3)：*IL3-IGH*を有するB-ALL/LBL
t(1;19)(q23;p13.3)：*TCF3-PBX1*を有するB-ALL/LBL
（暫定的分類）*BCR-ABL1*-like B-ALL/LBL
（暫定的分類）*iAMP21*を有するB-ALL/LBL

T-リンパ芽球性白血病/リンパ腫（ALL/LBL）

（暫定的分類）early T-cell precursor T細胞性白血病/リンパ腫
（暫定的分類）NK細胞性白血病/リンパ腫

- 骨髄のリンパ芽球割合が20％以上と定義される
- ALLとLBLの境界は曖昧だが，主病変がリンパ節か腫瘤性であり，骨髄への浸潤がないか，ほとんど認められない場合（通常20％未満），LBLと診断される
- 診断には細胞表面マーカーおよび染色体・遺伝子解析が重要である
- 表11にALLの細胞表面マーカーを示す（275頁も参照）
- T細胞性ALLとB細胞性ALLで予後に明らかな差はない
- 病型別の治療方針（図3）
- 以下，B細胞性ALL，T細胞性ALL，Burkitt ALLに分けて解説する

＜①B細胞性ALL＞

- 小児に多い疾患であり，6歳以下の症例が75％を占める
- 成人ALLの約25％，60歳以上では約半数がt(9;22)/BCR-ABL陽性である

表11 ALLの免疫学的表現型による分類

B細胞系	HLA-DR	Cy CD79a	CD19	CD10	Cy μ鎖	SmIg	TdT
early precursor-B ALL	+	+	+	−	−	−	+
common ALL	+	+	+	+	−	−	+
precursor B-ALL (Pre-B ALL)	+	+	+	+/−	+	−	+
mature-B ALL	+	+	+	+	−	+	−

T細胞系	CyCD3	SmCD3	CD7	CD1a	CD2	CD4	CD8	CD34	TdT
pro T-ALL	+	−	+	−	−	−	−	+/−	+
pre T-ALL	+	−	+	−	+	−	−	+/−	+
cortical T-ALL	+	−	+	+	+	+	+	−	+
medullaty T-ALL	+	+	+	−	+	+/−	+/−	−	+

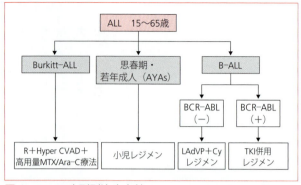

図3 ALL の病型別治療方針

ⓐ 検　査

- 細胞免疫マーカーではCD19，細胞内CD79a，細胞内CD22は常に陽性になるが，特異性はない．TdT，CD10はほとんどの場合陽性となるが，CD20，CD34（約40％）の発現は症例により様々である
- 骨髄系マーカーであるCD13（14％），CD33（16％）が陽性になることもある
- 染色体・遺伝子異常は最も強力な予後因子である（表12）

【解説】t(9;22)/BCR-ABL陽性ALLは，かつて高リスク群として取り扱われたが，ABLチロシンキナーゼ阻害薬（TKI）が用いられることにより，予後が改善した

＜②T細胞性ALL＞

- 成人ALLの25％，LBLの85〜90％がT細胞型である．思春期男性に多い
- しばしば縦隔腫瘤を形成し，皮膚，扁桃，肝，脾，中枢神経，精巣に浸潤する．縦隔腫瘤や胸水貯留により，急速な呼吸不全をきたし緊急対応を迫られることがある
- 白血球数が多い割に正常造血が比較的保たれることが多い

表 12 　B-ALL 予後不良因子

年　齢	＞35 歳
初診時白血球数	＞3 万/μL
中枢神経病変	あり
染色体／遺伝子異常	t(9;22)/*BCR-ABL*，t(4;11)/*ALL1-AF4*
寛解到達までの期間	＞4〜5 週間

ⓐ 診　断

- 診断は細胞表面マーカーが決め手となる
- 染色体異常が 50〜70％ の症例に認められる．*TCRα*，*TCRδ* 遺伝子が存在する 14q11 と *TCRβ* が存在する 7q34 に関連する染色体異常が多い
- 予後と予後因子
    - T 細胞性 ALL の予後不良因子として，年齢（＞35 歳），女性，初診時白血球数（＞10 万/μL）がある
    - B 細胞性 ALL と異なり，染色体異常が予後因子とならない

ⓑ 治　療

- 寛解導入療法：LAdVP（L：L-アスパラギン酸，Ad：アドリアマイシン，V：ビンクリスチン，P：プレドニゾロンまたはデキサメタゾン）が基本骨格で，シクロホスファミドを加えた多剤併用療法を用いる
- Ph＋ALL に対しては TKI を組み入れた化学療法を用いる
- 16〜20 歳未満の思春期・若年成人（Adolescent and Young Adult：AYAs）では治療強度と CNS 予防を強化した小児プロトコールを用いる
- 地固め療法：80％ 以上の寛解率が得られるにもかかわらず，長期生存が得られない．いまだ標準的寛解後療法は確立されていないが，日本では高用量シタラビン（Ara-C）および高用量メトトレキサート（MTX）療法を組み込んだ治療法が行われている．また，若年者では積極的に L-アスパラギン酸を加える
- 維持療法：Burkitt ALL を除くすべての症例で維持療法が 2 年〜2 年半必要となる．メルカプトプリン（6-MP）連日と MTX 週 1 回の内服により白血球数 3,000/μL 以下

（好中球数 500〜1,500/μL）に保つ．さらに，ステロイドとビンクリスチンの併用が有効である
- B細胞性ALLとT細胞性ALLでは同じレジメンを用いる
- LBLに対してはALLと同じレジメンを用いる

ⓒ Ph+ALLに対する治療
- イマチニブやダサチニブなどのTKIと化学療法の併用を行う．これにより若年者では90％以上のCRが得られる
- 化学療法を併用せず，ダサチニブとステロイドのみの寛解導入療法も選択枝となる
- 寛解後療法にはHyper CVAD/高用量MTX-Ara-C交代療法などを用いる
- 第一寛解期に同種造血幹細胞移植を行うことが望ましい

<③ Burkitt ALL>
- FAB分類のL3にあたり，WHO分類ではBurkitt leukemia variantとされる．小児から若年に好発するが，高齢者でもまれではない．HIV患者などの免疫不全関連疾患としてもみられる
- 発症時よりしばしばBulky massをみることがあり，病変が骨髄に限局することはまれである．10〜20％の症例で中枢神経に浸潤する
- 急速な経過をたどり，LDH，可溶性IL-2Rが上昇する

ⓐ 診 断
- 細胞免疫マーカー：CD19, CD20, HLA-DR陽性．TdT, CD5, CD23陰性．CD10陽性であればBurkitt ALLを考えるが，CD10陰性例もある（表11参照）
- 約80％にMYC/IgHの相互転座としてt(8;14)(q24;q32)を認める．その他t(2;8)(p12;q24)，t(8;22)(q24;q11)のこともある
- *MYC*が関与する相互転座はFISH法で検出可能である

ⓑ 治 療
- 通常のALLレジメンの有効性が低い．72時間以内に集中的に多剤を投薬するHyper-CVAD療法にリツキシマブを併用する

- 治療強度の高いレジメンが困難な症例では，dose-adjusted EPOCH療法を用いる
- 初回化学療法時に腫瘍崩壊症候群を生じやすい．CNS浸潤予防も併せた多剤併用療法により完全寛解率65〜100%，長期生存率50〜70%を得るようになった
- CNS予防をしない場合➡約30%でCNSが再発する
- 造血幹細胞移植：第一寛解期における適応はない．再発例，標準療法不応例ではサルベージ療法が有効な症例で自家移植が考慮される．一方，同種移植の有用性については明らかでない

＜ALLにおけるCNS病変＞

- 全症例に対し，CNSに対する予防を行う
  - 全身化学療法：高用量Ara-C，MTX療法．デキサメタゾンはプレドニゾロンよりも有効性が高いとされる．必ず，髄注を併用する
  - 放射線療法：発症時にCNS病変がない場合には行わない
- 髄注：MTXが基本的な薬剤であるが，MTX＋Ara-C＋ステロイドの3剤併用療法も有効である

> メソトレキセート15 mg/body＋デキサメサゾン4 mg/body

  - 採取した髄液量と同量の液量を髄注する
  - 髄注後，少なくとも30分間腹臥位を保つ
  - 週に2回髄液中の腫瘍が消失するまで継続する．その後，週1回4週間行う

＜ALLに対するサルベージ療法＞

- 初回治療不応例・再発例に対する標準的な治療法は確立されていない
- 寛解持続期間が6ヵ月以上の症例では初回寛解導入療法と同じレジメンが用いられる
- T-ALLの初回治療不応例，早期再発例に対しては大量Ara-C療法＋アントラサイクリン系薬剤，ネララビンなどの新規薬剤が試みられる
- 再発・難治例は寛解が得られても持続期間は短いため，速やかに造血幹細胞移植を行う

5) 非定型性白血病

- 急性混合性白血病，骨髄異形成関連変化を伴うAML，治療関連骨髄性腫瘍，低形成性白血病，くすぶり型白血病などが非定型性白血病として扱われる
- それぞれの観点から付けられた病名であるため，実際にはオーバー・ラップしていることが多い

＜系統不明な白血病 (acute leukemia of ambiguous lineage) ＞

- 明確なlineageを示さない急性白血病および2つ以上lineageを併せ持っている急性白血病．急性白血病の3〜5%を占める

ⓐ 診　断

- いくつかの分化抗原が診断に有用である（表13）
  - いずれのlineageも示さない場合→未分化急性白血病（acute undifferentiated leukemia）
  - myeloid lineage＋B lineageの場合→混合表現型急性白血病，B/骨髄性，非特定型（mixed phenotype acute leukemia：MPAL, B/myeloid, NOS）
  - myeloid lineage＋T lineageの場合→混合表現型急性白血病，T/骨髄性，非特定型（MPAL, T/myeloid, NOS）
  - BCR-ABL陽性，MLL転座陽性例は独立したカテゴリーとする

ⓑ 治療・予後

- AMLとALLどちらの治療レジメンが有効であるかは不明である
- 一方のレジメンで不応の場合には，もう一方のレジメンが次に用いられている
- 一般に予後不良とされているが，小児例では治療反応性が良好な場合，同種造血細胞移植が必要ないとの報告もある

表13 系統不明の白血症（biphenotypic acute leukemia の lineage）診断に用いるマーカー

myeloid	MPO（FCM，免疫染色もしくは細胞生化学）または単球系への分化［NSE のびまん性陽性か少なくとも2つのマーカー陽性（CD11c，CD14，CD36，CD64）あるいはリゾチーム陽性］ CD13，CD33，CD117 は用いない
T cell	Cy CD3（FCM のみ）または sCD3 陽性 組織標本用の免疫染色の CD3 は用いない
B cell	CD19 強陽性かつ CD79a，cCD22，CD10 のうち少なくとも1つのマーカーが強陽性 CD19 弱陽性かつ CD79a，cCD22，CD10 のうち少なくとも2つのマーカーが強陽性

表14 骨髄異形成関連変化を伴う急性白血病（acute myeloid leukemia with myelodysplasia-related changes）の診断基準

末梢血または骨髄の芽球が 20％以上
　かつ，下記いずれかの1つ
MDS の既往
MDS 関連染色体異常（表15参照）
多系統の異形成
以下の場合は，異形成があってもそれぞれ別のカテゴリーに入る（表5を参照）：
・治療関連性の場合は，除外
・反復する遺伝子異常を有する AML（AML with recurrent genetic abnormalities）
・*NPM1* 遺伝子変異または *CEBPA*（両アリル）のみの変異がある場合

＜骨髄異形成関連変化を伴う AML（acute myeloid leukemia with myelodysplasia-related changes：AML/MRC）＞

- WHO 分類では MDS 関連染色体があれば，異形成の有無に関わらず AML/MRC と診断される（表14, 15）

表15 末梢血または骨髄の芽球が20％以上みられる場合にAML/MRCと診断される染色体異常

複雑核型（3つ以上の関連しない異常．いずれもAML with recurrent genetic abnormalitiesにみられる染色体異常ではないこと）	
不均衡型異常	－7/del（7q） －5/del（5q） i（17q）/t（17p） －13/del（13q） del（11q） del（12p）/t（12p） idic（X）（q13）
均衡型異常	t（11;16）（q23;p13.3） t（3;21）（q26.2;q22.1） t（1;3）（p36.3;q21.2） t（2;11）（p21;q23.3） t（5;12）（q32;13.2） t（5;7）（q32;q11.2） t（5;17）（q32;p13.2） t（5;10）（q32;p21.2） t（3;5）（q25.3;q35.1）

ⓐ 治療・予後

- de novo AMLに用いる標準的化学療法を行うことが多いが，予後は不良である．特に，MDSからの移行例，MDS関連の染色体異常を有する場合は治療抵抗性のことが多い
- 芽球割合が低いMDSからの移行例に対しては，寛解導入をせずに同種造血幹細胞移植を行うことがある

＜治療関連白血病（therapy-related myeloid leukemia）＞

- 化学療法，放射線照射後に生ずる骨髄性腫瘍が分類される．WHO分類では治療関連MDS，治療関連MDS/MPDも含まれる．MDS，AML全体の10～20％を占める
- 臨床的特徴（表16）
- 悪性リンパ腫，固形腫瘍（乳癌や前立腺癌など）の治療後

表16 治療関連性白血病の臨床的特徴

	アルキル化薬関連性	トポイソメラーゼⅡ阻害薬関連性
曝露から発症まで	5〜7年	1〜5年
発症	発症前にMDSの時期あり	MDS期なく発症，APL，ALLとして発症することがある
染色体	-5，-7，複雑核型	11q23関連，t(15;17)，inv(16)，t(4;11)
予後	不良	de novo AMLよりやや不良，t(15;17)，inv(16)は良好

に多く，AMLの治療後に発症するのはまれである
- 大多数の症例は異形成を伴い，線維化も15％にみられる．90％に染色体・遺伝子異常を伴う

B 慢性骨髄性白血病 (chronic myeloid leukemia：CML)

- CMLとは *BCR/ABL* 癒合遺伝子が形成されることで白血球が著明に増加する，多能性造血幹細胞の腫瘍性増殖疾患である
- 自然経過では，各分化段階の骨髄球系細胞が存在する数年の慢性期を経て，経過とともに骨髄芽球の割合が増加し数ヵ月の移行期へ進展，その後末梢血にも芽球が出現する急性転化へ進行し死亡に至る

病態

- 9番染色体と22番染色体の相互転座によりフィラデルフィア(Ph)染色体が生じ，9番上の *abl* 遺伝子と22番上の *bcr* 遺伝子の癒合形成によりBCR/ABL癒合蛋白が産生される
- BCR/ABL癒合蛋白は強力なチロシンキナーゼ活性を有し，細胞増殖を無秩序に促進させることが病因となってい

る

症状・身体所見

- 発症は緩やかで,慢性期では特徴的な臨床症状を呈さないことが多い
- 全身倦怠感や脾腫による腹部違和感,発熱,体重減少や健診時の異常所見などで受診し,慢性期で診断されることが多い
- 好塩基球が増加した場合には,高ヒスタミン血症による皮膚瘙痒,胃潰瘍を認めることがある
- 進行すると貧血症状が現れ,正常白血球の減少とともに感染症を併発しやすくなる

検査・診断

- 白血球および血小板の著明な増加に加え,白血球の分画異常(通常末梢血ではみられない各成熟段階の骨髄系細胞や好塩基球および好酸球の増加)により本疾患を疑う
- 好中球アルカリホスファターゼ(NAP)スコアの低下やビタミン B_{12} の増加は診断の参考になる
- 確定診断は Ph 染色体あるいは *BCR/ABL* 癒合遺伝子の証明が必要である
- 本疾患が疑われた場合,骨髄検査を施行し Ph 染色体や付加的染色体異常の有無,および *BCR/ABL* 癒合遺伝子を検索する
- 骨髄検査による染色体検査は結果が帰着するまで数週間を要するため,疑われた時点で末梢血を用いて FISH 検査を行い,*BCR/ABL* 癒合遺伝子の有無を検討することが一般的である
- 表 1 に WHO による病期分類を示す

治療

- 現在の CML 治療の Key Drug はチロシンキナーゼ阻害薬(TKI)である
- 点突然変異解析に加え,イマチニブ血中濃度が目標値に達

表1 WHO 分類（第4版 2016 年改訂）による CML の病期分類

慢性期	以下の移行期，急性期の条件を満たさないもの
移行期	以下のいずれか1つに該当するもの ・治療不応性の白血球増加（>1万/μL） ・治療不応性の血小板増加（>100万/μL） ・治療に無関係の持続性の血小板減少（<1万/μL） ・末梢血における好塩基球の比率≧20% ・末梢血あるいは骨髄における芽球の比率が10〜19% ・治療不応性の脾腫の持続あるいは増大 ・診断時における以下の付加的染色体異常 　　"major route" 異常（ダブル Ph，8番トリソミー，イソ染色体 17q の欠失，19番トリソミー），複雑核型，3q26.2 における異常 ・治療経過中に生じた新たな染色体異常の出現 "暫定的" な TKI 反応性による基準 ・初回 TKI に対する血液学的な治療抵抗性（または初回 TKI による血液学的完全寛解未達成） ・2剤以上の TKI に対する血液学的，細胞遺伝学的または分子遺伝学的な抵抗性 ・TKI 治療経過中に生じた2つ以上の BCR-ABL における遺伝子異常
急性期	以下のいずれか1つに該当するもの ・末梢血あるいは骨髄における芽球の比率≧20% ・髄外病変の出現 ・骨髄生検で芽球の大きな集積像を認める

しているかは治療方針を決める参考になる
- 現在のところ TKI を中止できる規準はなく，分子遺伝学的完全効果（CMR）が得られても治療を継続すべきである
- 図1に CML 治療のアルゴリズムを示す

ⓐ 慢性期

- BCR/ABL チロシンキナーゼ阻害薬（TKI）が第一選択である．現在初発治療の場合，イマチニブ（グリベック），

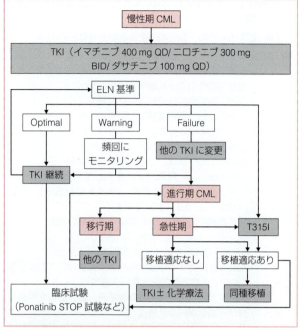

図1 慢性期CMLの治療アルゴリズム
(日本血液学会編：造血器腫瘍診療ガイドライン2013年版，金原出版)

ニロチニブ（タシグナ）とダサチニブ（スプリセル）が選択可能であるが，現在は後者2剤が主流になりつつある
- 新規第二世代TKIのボスチニブ（ボシュリフ）は，わが国では2014年9月に承認され，先に投与したTKI（イマチニブ，ニロチニブ，またはダサチニブ）治療に抵抗性・不耐容の場合に使用することが可能である
- TKI抵抗性または不耐容性を有し，かつ同種造血幹細胞移植（HSCT）の適応がない場合にはIFNα製剤あるいはヒドロキシウレア（ハイドレア）を考慮する
- TKIによる治療効果が十分に得られない場合，同種HSCTを考慮する

- 治療効果は，血液学的効果（HR），細胞遺伝学的効果（CyR），分子遺伝学的効果（MR）の3つのレベルで評価する（表2）
- 初回治療では治療後3ヵ月までにBCR/ABL^{IS}≦10％または部分（P）CyR，6ヵ月までにBCR/ABL^{IS}＜1％またはCCyR，12ヵ月までにMMR，それ以後はBCR/ABL^{IS}≦0.1％を維持するOptimalな効果を得ることを目指す（表3）
- Warningではモニタリングを頻回に行い，可能であれば投与量の増加を検討する
- Failureでは他のTKIへの変更を行うと同時に，BCR-ABLにおける点突然変異の検索を施行する

ⓑ 移行期
- TKI未使用のAP/BC例には，高用量イマチニブあるいは第二世代TKIを先行した上で同種HSCTを検討する
- TKIによる治療効果が乏しい場合は，同種HSCTおよび化学療法を施行する

ⓒ 急性期
- TKI単剤またはTKIを含む化学療法で最大効果を得た後，可能な限り同種HSCTを推奨する

処方例

ⓐ 慢性期
a）TKI未使用の場合
　①グリベック　400 mg/日　分1
　②スプリセル　100 mg/日　分1
　③タシグナ　　600 mg/日　分2（食前1時間以上，および食後2時間以上あける）

b）第一選択薬による治療効果がFailureの場合
　④スプリセル　100 mg/日　分1
　　（初回治療がグリベックまたはタシグナ使用）
　⑤タシグナ　　800 mg/日　分2
　⑥ボシュリフ　500 mg/日　分1

表2 治療効果の判定基準

血液学的効果（Hematologic Response：HR）
以下のすべての項目に該当した場合 ・血小板数＜45万/μL ・白血球数＜1万/μL ・白血球分画に幼弱顆粒球がみられず，かつ好塩基球比率＜5% ・触知可能なし

細胞遺伝学的効果（CyR）	
骨髄中のPh染色体陽性率	
Major（MCyR）	0〜35%
Complete（CCyR）	0%
Partial（PCyR）	1〜35%
Minor CyR	36〜65%
Minimal CyR	66〜95%
No response	＞95%
分子遺伝学的効果（MR）	
Major MR	BCR-ABL^{IS}*≦0.1%
MR4.0	BCR-ABL^{IS}*≦0.01% または *ABL*遺伝子 cDNA＞10,000コピー中未検出
MR4.5	BCR-ABL^{IS}*≦0.0032% または *ABL*遺伝子 cDNA＞32,000コピー中未検出

*BCR-ABL1^{IS}：国際指標で補正された値

⑦スミフェロン 600万単位/日　1日1回　皮下注
⑧ハイドレア　500〜2000 mg/日　分1〜2

表3 CMLに対する治療効果の判定規準（European LeukemiaNet 2013年版）

評価時点	効果		
	Optimal	Warning	Failure
治療前	指摘なし	高リスクまたはCCA/Ph+	指摘なし
3ヵ月	BCR/ABL≦10%またはPh+≦35%	BCR/ABL>10%またはPh+36〜95%	CHRに未到達またはPh+95%
6ヵ月	BCR/ABL≦1%またはPh+0%	BCR/ABL 1〜10%またはPh+1〜35%	BCR/ABL>10%またはPh+>35%
12ヵ月	BCR/ABL≦0.1%	BCR/ABL 0.1〜1%	BCR/ABL>1%またはPh+>0%
その後どの時点でも	BCR/ABL≦0.1%	CCA/Ph−（−7または7q−）	CHRの喪失 CCyRの喪失 確定したMMR ABLキナーゼドメインの変異 CCA/Ph+

※ BCR-ABL1はBCR-ABL1^{IS}で表した値
CCA：Clonal chromosome abnormalities
※ CCA/Ph+：Ph染色体の付加的染色体異常
※ CCA/Ph−：Ph染色体以外の付加的染色体異常

ⓑ 移行期・急性期

①グリベック　800 mg/日　分2
②スプリセル　140 mg/日　分2　または　70 mg/日 ×2

C 骨髄増殖性腫瘍（myeloproliferative neoplasms：MPN）

- 骨髄増殖性腫瘍（MPN）は，造血幹細胞の腫瘍化により，一系統もしくは複数系統の骨髄系細胞（顆粒球系，赤芽球系，巨核球系，肥満細胞）がクローナルに増殖する疾患である
- WHO分類第4版（2016年改訂）では，慢性骨髄性白血病（CML），慢性好中球性白血病，真性赤血球増加症，原発性骨髄線維症（前線維期/早期，顕性線維期），本態性血小板血症，慢性好酸球性白血病，肥満細胞腫，分類不能型に分類される
- 真性赤血球増加症，本態性血小板血症，原発性骨髄線維症では，各疾患により検出頻度は異なるものの，JAK2遺伝子やMPL遺伝子などの遺伝子異常により細胞内チロシンキナーゼの恒常的活性化をきたし，腫瘍細胞の自律的増殖に結び付いている．しかし，これらの変異がなぜ異なった表現形質の疾患を引き起こすのかは解明されていない
- 2013年にJAK2変異陰性例にcalreticulin（CALR）遺伝子変異が同定され，その機能については現時点では明らかとなっていないが，MPNの多くの症例で遺伝子変異が検出されるようになった

1）真性赤血球増加症

病態

- 赤血球数と総血液量の絶対的増加が特徴であるが，白血球数や血小板増加を伴う症例も多くみられる
- ほぼ全例にJAK2遺伝子変異が認められ，JAK2チロシンキナーゼが恒常的に活性化している．95%以上にJAK2 V617F遺伝子変異を認め，残りのほとんどの症例においてJAK2 exon12遺伝子変異が認められる
- 前多血症期➡顕性多血症期➡多血症後線維化期の3期に分類される
- 骨髄線維症や骨髄異形成症候群（MDS），急性骨髄性白血

病（AML）へ移行することがある

症状・身体所見

- 循環赤血球量の増加と血液粘稠度の亢進に伴う循環障害（頭痛，頭重感，顔面紅潮，眩暈，耳鳴りなど），動静脈血栓形成（深部静脈血栓症，虚血性心疾患，脳血管障害），肝脾腫，高ヒスタミン血症による皮膚瘙痒感（特に入浴後）や消化性潰瘍などが認められやすい

検査・診断

- 二次性赤血球増加症やストレス赤血球増加症を除外する必要がある
- WHOの診断基準を表1に示す．大基準の3項目，もしくは大基準の最初の2項目と小基準を満たすことで診断される

治療

- 瀉血，骨髄抑制療法，抗血小板療法を，年齢，性別，血栓症のリスクなどを考慮し，選択する
- 瀉血はHct値45％を目標とし，1回200～400 mLの瀉血を繰り返す

表1 真性赤血球増加症の診断基準（WHO分類第4版 2016年改訂）

大基準	1. Hb値：男性＞16.5 g/dL，女性＞16.0 g/dL 　　または Hct値：男性＞49％，女性＞48％ 　　　　または平均正常赤血球量の25％以上の増加 2. 骨髄生検において，年齢に比して赤芽球系，顆粒球系，多形性の成熟巨核球を伴った巨核球系の著明な増殖により3系統の過形成を示す 3. *JAK2 V617F*変異，もしくは*JAK2 exon12*変異の存在
小基準	1. 血清エリスロポエチン値相対的低値

*大基準3項目，もしくは大基準の最初の2項目と小基準を満たした場合に真性赤血球増多症と診断する．

- 骨髄抑制療法は，60歳以上もしくは血栓症の既往がある高リスク群患者が適応となる．薬剤としては，変異原性の少ないハイドロキシウレア（HU：ハイドレア）500～2,000 mg が用いられる．ブスルファン（BU：マブリン散）やラニムスチン（MCNU：サイメリン）が用いられることもあるが，二次発癌が問題となるので使用は極力避ける
- 禁忌がなければ，低用量アスピリン（100 mg/日）内服は，血栓症発症の予防に有用である．ただし出血症状を認める場合や，血小板数が150万/μL以上の症例ではかえって出血を助長するため，HUなどであらかじめ150万/μL以下にしてから投与を開始する

予　後

- 無治療の症候性患者では，平均生存期間は6～18ヵ月であるが，適切に治療された患者では，9.1～12.6年と飛躍的に延長する．急性白血病への移行率は，瀉血のみの場合には約1.5%であるが，骨髄抑制療法により10%あるいはそれ以上に増加する
- 診断後平均10年を経て，約15%の患者が多血症後線維化期へ移行する
- 主な死因は血栓症，MDS，AML，他の悪性腫瘍，出血，骨髄線維症である

2) 本態性血小板血症

病　態

- 造血幹細胞の異常により骨髄巨核球の過形成をきたし，血小板が増加する疾患である
- 約半数に *JAK2 V617F* 変異もしくは類縁の変異を認める．4%の症例で *MPL* 遺伝子変異（*MPL W515K/L*）を認める．15～25%の症例で *CALR* 変異を認める
- 罹病期間が長期になると，骨髄線維症や MDS，AML へ移行することがあるが，真性赤血球増加症に比較するとその頻度は少ない

表2 本態性血小板血症の診断基準（WHO分類第4版 2016年改訂）

大基準	1. 血小板数≧45万/μL 2. 骨髄生検において，主として過分葉核を持つ大型の成熟巨核球の増加を伴った巨核球系の増殖を示し，好中球系顆粒球造血の有意の亢進や左方移動，ならびに赤芽球系造血の亢進を認めず，また細網線維の増加は乏しい 3. *BCR-ABL1* 陽性 CML，真性赤血球増加症，原発性骨髄線維症，MDS，およびその他骨髄系腫瘍の WHO 分類の診断基準を満たさない 4. *JAK2*, *CALR*, *MPL* 変異の存在
小基準	クローン性増殖を示すマーカーが存在する，もしくは反応性血小板増加症の診断根拠が認められない

*大基準4項目すべて，もしくは大基準の最初の3項目と小基準を満たした場合に本態性血小板血症と診断する．

症状・身体所見

- 初発時無症状が多いが，頭痛・眩暈・耳鳴・視覚異常などの血管運動症状を約20%に認める他，指先の知覚異常や，血栓症状，脾腫，出血症状などが認められる

検査・診断

- WHO の診断基準を表2に示す

治療

- 血栓症の危険因子（血栓症の既往，年齢：60歳以上），血小板数（100万/μL以上）を加味したリスク群の層別化を行い，治療方針を決定する．高リスク群では，HU を投与し，血小板数40万/μL以下にコントロールする
- 特に禁忌がなければ，抗血小板療法として，HU に低用量アスピリン（100 mg）を併用する

予後

- 生命予後は比較的良好で，5年生存率は74〜93%，10年

生存率は 61〜84％と報告されている
- 罹病期間が長期になると,骨髄線維症や MDS, AML へ移行することがあるが,真性赤血球増加症に比較するとその頻度は少なく,5％未満であり,骨髄抑制療法との関連がみられる
- 主な死因は血栓症および心血管系合併症である

3) 原発性骨髄線維症

病 態

- 造血幹細胞レベルで生じた遺伝子異常により,骨髄中で巨核球と顆粒球系細胞が増殖する骨髄増殖性腫瘍である.増殖した巨核球や単球から産生される種々のサイトカインが骨髄間質細胞に作用し,骨髄の線維化,血管新生および骨硬化を引き起こす
- 約 50％に *JAK2 V617F* 変異を認め,5〜8％に *MPL W515K/L* 変異,35％に *CALR* 変異を認める

症状・身体所見

- 髄外造血による脾腫,肝腫大が認められ,しばしば巨脾となる.無効造血に伴う全身倦怠感,呼吸困難や,体重減少,盗汗,微熱などの全身症状も伴う

検査・診断

- WHO の診断基準を表 3,4 に示す
- 一般に骨髄穿刺では dry tap であり,骨髄生検で高度の線維化を認める
- 前線維期では,骨髄の細胞密度は増加しているものの,細網線維の増生はないか,あったとしてもごくわずかである.進行すると顕性線維期となり,骨髄では著明な細網線維,膠原線維の増生,骨梁の増加(骨硬化)を生じ,末梢血中への骨髄芽球・赤芽球の出現(白赤芽球症)や,髄外造血に伴う著明な肝脾腫などを呈するようになる

表3 原発性骨髄線維症(前線維期)の診断基準(WHO分類第4版 2016年改訂)

大基準	1. グレード1を超える細網線維症を認めないが,顆粒球系細胞の増加やしばしば赤芽球造血の抑制を特徴とした年齢に比した骨髄過形成を伴った巨核球の増加や変化を認める 2. *BCR-ABL1* 陽性 CML,真性赤血球増加症,本態性血小板血症,MDS,およびその他骨髄系腫瘍の WHO 分類の診断基準を満たさない 3. *JAK2*, *CALR*, *MPL* 変異の存在,もしくはそれらの変異が存在しない場合はその他クローン性増殖を示すマーカーの存在,あるいは反応性骨髄細網線維症の欠如
小基準	2回の連続した検査にて,以下の少なくとも1項目を認める. a. その他の合併症に起因しない貧血 b. 白血球数≧11,000/μL c. 触知可能な脾腫 d. 各施設における基準値を超える LDH 上昇

*大基準3項目すべてと小基準を少なくとも1項目満たした場合に原発性骨髄線維症(前線維期)と診断する.

表4 原発性骨髄線維症(顕性線維期)の診断基準(WHO分類第4版 2016年改訂)

大基準	4. グレード2もしくは3の細網線維症および/または膠原線維症を伴った巨核球の増加を認める 5. 本態性血小板血症,真性赤血球増加症,*BCR-ABL1* 陽性 CML,MDS,およびその他骨髄系腫瘍の WHO 分類の診断基準を満たさない 6. *JAK2*, *CALR*, *MPL* 変異の存在,もしくはそれらの変異が存在しない場合はその他クローン性増殖を示すマーカーの存在,あるいは反応性骨髄線維症の欠如
小基準	2回の連続した検査にて,以下の少なくとも1項目を認める. e. その他の合併症に起因しない貧血 f. 白血球数≧11,000/μL g. 触知可能な脾腫 h. 各施設における基準値を超える LDH 上昇 i. 白赤芽球症

*大基準3項目すべてと小基準を少なくとも1項目満たした場合に原発性骨髄線維症(顕性線維期)と診断する.

治療

- 造血幹細胞移植が唯一の根治治療であるが,約半数に移植関連死や重篤な合併症が認められる
- 薬物療法・放射線療法の目的は巨脾に伴う腹部症状および貧血症状の改善である.症候性の脾腫に対しては,HUが用いられ,約40%に縮小効果を認める
- 蛋白同化ステロイドは,わが国ではメテノロン酢酸(プリモボラン)が使われることが多く,30〜40%で貧血の改善が認められる
- 保険適用外ではあるが,免疫調節薬と総称されるサリドマイドやレナリドマイド,ポマリドミドは原発性骨髄線維症に伴う貧血,血小板減少に効果を示す.ただし通常量のサリドマイド投与は副作用のため投与困難であるが,比較的少量(50 mg)でも治療効果も通常量と遜色がない
- JAK2阻害薬であるルキソリニチブ(ジャカビ)の投与により脾腫の改善が30〜40%に,自覚症状の改善が約半数に認められる.これらの効果は*JAK2*変異の有無にかかわらず観察される
- 巨脾に伴う腹痛,腹部膨満感などの自覚症状改善に脾照射は有効であるが,効果持続期間は平均6ヵ月と一過性である.脾摘も有効であるが,周術期の死亡率が9%と高く,合併症も31%に生じることから一般的ではない

予後

- 予後不良因子として,65歳以上,貧血(<10 g/dL),血小板減少(<10万/μL),末梢血中への1%以上の骨髄芽球出現,発熱,体重減少,夜間盗汗などの持続する臨床症状などがある(DIPSS-plus)
- 主な死因は,骨髄不全に伴う感染症・出血,血栓症,門脈圧亢進症,心不全,AMLへの転化である.AMLへの転化は5〜30%に生じる

D 骨髄異形成症候群 (myelodysplastic syndromes：MDS)

- 造血幹細胞レベルのクローン性異常による骨髄不全症候群の1つ．血球の質的・量的異常を認める造血不全症候を呈すると同時に，腫瘍性疾患としての本質を持ち，白血病への移行リスクが高い
- 若年者には少なく，中高年に多いのが特徴である

病態

- 造血幹細胞レベルの細胞に変異が生じて異常クローンが発生し，正常な機能を持たない異常クローンが増大したものと理解される．一方で，正常造血は抑制される
- 無効造血により，末梢血の血球減少をきたす．また，分化できても血球機能に異常を示すことが多い．これらは骨髄不全症状として顕在化する
- 遺伝子異常が蓄積すると悪性度が増し，最終的に顕性の白血病になる．この病態を MDS overt leukemia と呼ぶ
- 芽球比率が低く骨髄不全が主体である場合（低リスク）と芽球比率が高く白血化しやすい場合（高リスク）に分かれ，対応が異なる
- 化学療法（アルキル化薬が多い）や放射線療法が原因として考えられる場合は，二次性 MDS として別に扱われる
- 低形成 MDS の場合，再生不良性貧血との異同が問題になるが，異形成の有無が最も重要な診断ポイントになる（205頁参照）．芽球増加を伴わず異形成や特徴的な染色体異常がみられない場合は原則的に MDS と診断できない

症状・身体所見

- 顔面蒼白，倦怠感，動悸，労作時息切れなどの貧血一般症状に加えて，白血球減少による易感染性（発熱など）や血小板減少による出血傾向を認めるが，MDS に特異的な症状，身体所見は特にない
- 病初期には自覚症状を認めないことも多い

検査・診断

- 診断基準（表1）に従って鑑別診断を行う

表1　不応性貧血（骨髄異形成症候群）の診断基準（抜粋）
（厚生労働省　特発性造血障害に関する調査研究班．平成22年度改訂）

1. 臨床症状として，慢性貧血を主とするが，ときに出血傾向，発熱を認める．症状を欠くこともある．
2. 末梢血で，1血球系以上の持続的な血球減少を認めるが，血球減少を欠くこともある．不応性貧血（骨髄異形成症候群）の診断の際の血球減少とは，成人で，ヘモグロビン濃度10 g/dL未満，好中球数1,800/μL未満，血小板数10万/μL未満を指す．
3. 骨髄は正ないし過形成であるが，低形成のこともある．

A. 必須基準（FAB分類では1），2）が，WHO分類では1）〜4）が必須である）
   1) 末梢血と骨髄の芽球比率が30％未満（WHO分類では20％未満）である．
   2) 血球減少や異形成の原因となる他の造血器あるいは非造血器疾患が除外できる．
   3) 末梢血の単球数が 1×10^9/L 未満である．
   4) t(8;12)(q22;q22), t(15;17)(q22;q12), inv(16)(p13;q12) または t(16;16)(p13;q22) の染色体異常を認めない．

B. 決定的基準
   1) 骨髄塗抹標本において異形成が，異形成の程度の区分でLow以上である．
   2) 分染法，または fluorescence in situ hybridization（FISH）法で骨髄異形成症候群が推測される染色体異常を認める．

C. 補助診断
   1) 骨髄異形成症候群で認められる遺伝子異常が証明できる．（例，RAS遺伝子変異，EVI1遺伝子発現亢進，p15遺伝子メチル化など）
   2) 網羅的ゲノム解析［マイクロアレイCGH（comparative genomic hybridization）法，single nucleotide polymorphisms arrays（SNP-A）］で，ゲノム異常が証明できる．

（次頁に続く）

(表1続き)

> 3) フローサイトメトリーで異常な形質を有する骨髄系細胞が証明できる.

診断に際しては，1., 2., 3. によって不応性貧血（骨髄異形成症候群）を疑う．
Aの必須基準の1）と2）（WHO分類では1）〜4）のすべて）を満たし，Bの決定的基準の1）（WHO分類では1）または2））を満たした場合，不応性貧血（骨髄異形成症候群）の診断が確定する．
Aの必須基準の1）と2）（WHO分類では1）〜4）のすべて）を満たすが，Bの決定的事項により，不応性貧血（骨髄異形成症候群）の診断が確定できない場合，あるいは典型的臨床像（例えば輸血依存性の大球性貧血など）である場合は，可能であればCの補助診断基準を適用する．補助診断基準は不応性貧血（骨髄異形成症候群），あるいは不応性貧血（骨髄異形成症候群）の疑いであることを示す根拠となる．
補助基準の検査ができない場合や疑診例［idiopathic cytopenia of undermined significance（ICUS）例を含む］は経過観察をし，適切な観察期間（通常6ヵ月）での検査を行う．

注1．ここでのWHO分類とは，WHO分類第4版を指す．
注2．不応性貧血（骨髄異形成症候群）と診断できるが，骨髄障害をきたす放射線治療や抗腫瘍薬の使用歴がある場合は原発性としない．
注3．不応性貧血（骨髄異形成症候群）の末梢血と骨髄の芽球比率はFAB分類では30％未満，WHO分類では20％未満である．
注4．FAB分類の慢性骨髄単球性白血病（CMML）は，WHO分類では不応性貧血（骨髄異形成症候群）としない．
注5．WHO分類第4版では，典型的な染色体異常があれば，形態学的異形成が不応性貧血（骨髄異形成症候群）の診断に必須ではない．

> 末梢血所見：1〜3系統に血球減少を認める．血球形態にも異常を認める
> 骨髄所見：典型例では正〜過形成．芽球は20％未満（これ以上は白血病になる）．血球形態の異形成所見；骨髄芽球5〜19％，あるいはMDSを規定する染色体の少なくともどれか1つが必要
> 生化学所見：LDHや間接ビリルビンの増加などを認める

- 最も重要な所見は，末梢血の血球減少と血球異形成であ

り，異形成が認められない場合は（特徴的な染色体異常を認めない限り）原則としてMDSと診断することはできない

- MDSの病型分類は従来FAB分類が用いられてきたが，近年ではWHO分類（表2）を用いることが多くなってきている

表2 MDSのWHO分類（第4版2016年改訂）

病型	異形成系統数	血球減少系統数	環状鉄芽球	芽球	染色体異常
1系統の異形成を伴うMDS MDS-SLD：MDS with single lineage dysplasia	1	1あるいは2	<15%あるいは<5%*1	骨髄<5% 末梢血<1% Auer小体なし	問わない[isolated del(5q)以外]
多系統の異形成を伴うMDS MDS-MLD：MDS with multilineage dysplasia	2あるいは3	1〜3	<15%あるいは<5%*1	骨髄<5% 末梢血<1% Auer小体なし	問わない[isolated del(5q)以外]
環状鉄芽球を伴うMDS　MDS-RS：MDS with ring sideroblast					
1系統の異形成を伴うMDS-RS MDS-RS-SLD：MDS-RS with single lineage dysplasia	1	1あるいは2	≧15%あるいは≧5%*1	骨髄<5% 末梢血<1% Auer小体なし	問わない[isolated del(5q)以外]
多系統の異形成を伴うMDS-RS MDS-RS-MLD：MDS-RS with multilineage dysplasia	2あるいは3	1〜3	≧15%あるいは≧5%*1	骨髄<5% 末梢血<1% Auer小体なし	問わない[isolated del(5q)以外]
単独del(5q)異常を伴うMDS MDS with isolated del(5q)	1〜3	1あるいは2	問わない	骨髄<5% 末梢血<1% Auer小体なし	del(5q)のみ，あるいは−7，del(7q)以外の付加異常1種

（次頁に続く）

(表2続き)

病型	異形成系統数	血球減少系統数	環状鉄芽球	芽球	染色体異常
芽球増加を伴うMDS　MDS-EB：MDS with excess blasts					
MDS-EB-1	0〜3	1〜3	問わない	骨髄5〜9%あるいは末梢血2〜4%Auer小体なし	問わない
MDS-EB-2	0〜3	1〜3	問わない	骨髄10〜19%あるいは末梢血5〜19%あるいはAuer小体あり	問わない
分類不能型MDS　MDS-U：MDS, unclassifiable					
1%の末梢血芽球を伴う with 1% blood blasts	1〜3	1〜3	問わない	骨髄<5%末梢血=1%[*2]Auer小体なし	問わない
1系統の異形成に汎血球減少を伴う with single lineage dysplasia and pancytopenia	1	3	問わない	骨髄<5%末梢血<1%Auer小体なし	問わない
明確な細胞遺伝学的異常を伴う based on defining cytogenetic abnormality	0	1〜3	<15%[*3]	骨髄<5%末梢血<1%Auer小体なし	MDSを規定する異常
小児の難治性血球減少 Refractory cytopenias of childhood	1〜3	1〜3	なし	骨髄<5%末梢血<2%	問わない

[*1]：*SF3B1*変異が存在する場合
[*2]：2回以上の別の機会で末梢血芽球1%が記録されなければならない．
[*3]：環状鉄芽球が15%以上の場合は，赤芽球系異形成が陽性となるためMDS-RS-SLDになる．

- 病型分類とともに，国際予後スコアリングシステム（IPSS，IPSS-R）に従ってリスク分類を行う（表3，4）

表3 MDS国際予後判定基準 (International Prognositic Scoring System : IPSS)

	0	0.5	1.0	1.5	2.0
骨髄中芽球 (%)	<5	5-10		10-20	>20
染色体異常	Good	Intermediate	Poor		
血球減少	0 or 1	2 or 3			

染色体異常:
Good : normal, −Y, del(5q), del(20q)
Poor : complex (>3 abnormalities), chr 7 abnormality
Intermediate : others

血球減少:
Hb<10 g/dL
Neutrophil<1,800/μL
Plt<10万/μL

	0	0.5-1.0	1.5-2.0	>2.0
リスク	Low	Intermediate-1 (Int-1)	Intermediate-2 (Int-2)	High

表4 改定国際予後スコアリング基準 (IPSS-R)

	0	0.5	1	1.5	2	3	4
染色体異常	Very Good		Good		Intermediate	Poor	Very Poor
骨髄芽球 (%)	≦2		>2-<5		5-10	>10	
Hb (g/dL)	≧10		8-<10	<8			
Plt (万/μL)	≧10	5-<10	<5				
好中球 (/μL)	≧800	<800					

(次頁に続く)

(表4続き)

スコア	≤1.5 (0-1.5)	>1.5-3 (2-3)	>3-4.5 (3.5-4.5)	>4.5-6 (5-6)	>6 (7-10)
リスク	Very Low	Low	Intermediate	High	Very High
生存中央期間（年）	8.8	5.3	3.0	1.6	0.8
25%白血病移行期間（年）	到達せず	10.8	3.2	1.4	0.73

IPSS-Rにおける染色体異常

	染色体異常（左数字は染色体異常の数）	
Very Good	1	-Y, del(11q)
Good	0	Normal
	1	del(5q), del(12p), del(20q)
	2	double including del(5q)
Intermediate	1	del(7q), +8, +19, i(17q)
	2	any other single
		any other double
Poor	1	-7, inv(3)/t(3q)/del(3q)
	2	double including -7/del(7q)
	3	complex：3 abnormalities
Very Poor	≧4	complex：>3 abnormalities

治療

- MDSの標準的治療法は確立されていない
- 治癒が望める治療は造血幹細胞移植のみである．移植を行わない場合は生存期間の延長とQOLの確保を目指して治療を行う
- リスク分類によって治療方針を決定する

ⓐ 低リスクMDS（IPSS：Low～Int-1, IPSS-R：Very Low～Intermediate）

- 骨髄不全への対応が中心になる

- 低形成 MDS の場合は再生不良性貧血と同様の免疫抑制療法を試みてよい（時に正形成 MDS でも効く場合がある）．シクロスポリン単独あるいは ATG＋シクロスポリン併用療法が選択される
- del(5)(q31-33) を認める低リスク MDS の場合 ➡ レナリドミドによる治療を優先
- 造血幹細胞移植：IPSS が Int-1 以下の場合はリスクが治療効果を上回るとされ，基本的には推奨されていない．しかし，輸血依存の症例や重症感染症・出血ハイリスク症例など QOL の低下が目立つ症例では適応を検討すべきである（362 頁参照）

エリスロポエチン製剤療法（外来）

ネスプ 240 μg，週 1 回　皮下注

- 貧血を伴う低リスク症例が投与対象
- 血清エリスロポエチン濃度 500 mIU/mL 未満あるいは赤血球輸血月 2 単位程度以下の環状鉄芽球 15％未満の症例が標準的な適応
- ヘモグロビンが 11 g/dL を超過した場合は投与量を半量，ヘモグロビンが 9 g/dL 未満となり再増量が必要な場合には，その時点の投与量の倍量にする
- 投与後 16 週で効果が認められない場合は投与中止

蛋白同化ホルモン療法（外来）（MDS に対しては保険適用外だが，省令により査定対象外となった）

プリモボラン 0.25 mg/kg，分 2〜3　連日内服
副作用（肝障害，男性化など）に注意して，0.5 mg/kg まで増量．効果がみられたら適宜減量して維持量とする

- 貧血を主症状とする場合に効果的
- プリモボランは男性化作用（痤瘡・多毛症・声の男性化・無月経など）が強いことに注意．非可逆的になり得るため，女性に投与する際は十分な説明が必要．ダナゾールの使用が望ましいが，2011 年現在保険適用外
- AST あるいは ALT が 200 mU/mL 以上になった場合は中止

シクロスポリン（CyA）療法（外来）

ネオーラル 4〜6 mg/kg/day，朝夕　分 2

- シクロスポリン血中濃度のトラフ値150〜250 ng/mLを目安に投与量を調整する
- 3ヵ月間投与を継続して効果判定を行う.効果ありの場合,血球増加が続いている間は投与量を継続する.3ヵ月以上変化がみられなくなったら,ゆっくり(3ヵ月毎に0.5〜1 mg/kg程度)減量し,できれば最終的には中止
- 副作用は腎障害(高頻度),血圧上昇,多毛,歯肉腫脹,指の震えなど
- 腎障害がみられたらすみやかに減量/中止を考慮
- 相互作用を引き起こす薬剤や食品(グレープフルーツなど)が多いので注意

ATG+CyA療法(入院➡外来)
➡再生不良性貧血,209頁参照

- del(5)(q31-33)を有する,貧血症状を伴う低リスク患者に対しては,レナリドミドを試みる

レナリドミド療法(外来)
レブラミド10 mg,分1 朝
21日間連続内服後,7日間休薬.これを1サイクルとして,繰り返す

- 腎障害時には減量,血小板減少に注意

❺ 高リスクMDS(IPSS:Int-2〜High,IPSS-R:High〜Very High)

- ほぼ白血病と同様の病態と考えられ,造血幹細胞移植を考慮すべき病態である.しかし,ドナー不在,高齢者や合併症患者など造血幹細胞移植が不適当な場合は,メチル化阻害薬や化学療法による治療を試みる

メチル化阻害薬(アザシチジン)療法(外来)
アザシチジン(ビダーザ)75 mg/m^2,1日1回 皮下注
あるいは
ビダーザ75 mg/m^2+生理食塩水50 mL,1日1回 10分かけて点滴
7日間連続投与後,21日間休薬.これを1サイクルとして,繰り返す(外来では月〜金の5日間+次の週の月火で行ってもよい)

強力化学療法（入院）
急性白血病の寛解導入療法（DNR＋Ara-C など）➡ 312 頁参照

- 年齢や合併症，全身状態に問題がなければ，通常の急性白血病に準じて治療することは可能
- しかし，de novo 白血病に比べて寛解率は低く，長期寛解維持は困難．生存期間をかえって短縮する恐れもある．これまでに生存期間の延長を示したエビデンスはない．このため，十分なインフォームドコンセントを得た上で治療するのが望ましい
- 移植可能症例では造血幹細胞移植の準備を進めながら治療を行うべきである

少量化学療法（入院・外来）
CAG 療法，少量 Ara-C 療法など➡ 314 頁参照）

- 高齢者や合併症が大きく強力化学療法が適応にならない高リスク MDS 患者が対象になる
- 寛解率は 20〜30％と高くないが，治療関連死は比較的少ない
- ただし，長期予後を改善したとする報告はない

造血幹細胞移植（入院）

- IPSS が Int-2〜High，あるいは Low〜Int-1 で輸血依存あるいは重症感染症・出血ハイリスク患者が適応になる
- 高齢者や合併症のある患者➡骨髄非破壊的造血幹細胞移植（ミニ移植）が試みられている

❻ 支持療法

- 赤血球輸血・血小板輸血を必要に応じて行う
- 赤血球輸血を頻回に行う場合，鉄過剰症への対策も行っておく．輸血依存状態になったら定期的にフェリチン値を測定し，鉄過剰症と臓器障害を評価する．フェリチンが 1,000 ng/mL を越えたり，輸血総量が 40 単位を越えれば，鉄キレート療法を考慮する（462 頁参照）
- 抗菌薬の予防投与は基本的には必要ない．しかし，感染を繰り返す症例などでは，抗菌薬の予防投与も考慮される
- 重症感染を合併した際は G-CSF の投与も考慮される．芽球増加がみられる場合（高リスク）は病勢を増悪する可能性があるため，注意が必要

E Hodgkin リンパ腫 (HL)

全般的事項

- わが国における悪性リンパ腫の約7〜10％を占め，欧米と比較して発症率は低い
- 発症年齢分布は若年層（20歳代）と中年層（50〜60歳代）の二峰性

症状・身体所見

- 頸部の連続した無痛性リンパ節の腫脹
- 縦隔病変では，咳嗽，呼吸困難感，上大静脈症候群を認めるが，無症状のこともある
- B症状を約4割に認める

検査・診断

- 白血球増多，リンパ球減少，好酸球増多，貧血，CRP上昇，赤沈の亢進
- fine-needle aspiration（FNA）のみによる診断は勧められない
- 組織学的には，古典的 Hodgkin リンパ腫（classical Hodgkin lymphoma：CHL）と結節性リンパ球豊富型 Hodgkin リンパ腫（nodular lymphocyte predominant Hodgkin lymphoma：NLPHL）に分類される．CHL はさらに4つに分類される（表1）
- 病期Ⅰ期，Ⅱ期を限局期，Ⅲ期，Ⅳ期を進行期とする（表2）
- FDG-PETを用いた層別化治療が検討されている
- 5〜8％に骨髄浸潤をみる

予後

- 限局期CHLを予後良好群と不良群に層別化できる．治療強度を弱める群を層別化するために各研究グループで用いられている予後因子は様々である（表3）

表1 Hodgkinリンパ腫の組織亜型分類（WHO分類第4版 2016年改訂）

◆結節性リンパ球優位型Hodgkinリンパ腫：
nodular lymphocyte predominant Hodgkin lymphoma（NLPHL）

- HLの5%
- 結節性病変の形成とLP細胞（ポップコーン細胞），CD20＋，CD79a＋，CD15－，CD30－，EBV陰性
- T cell rich B-cellリンパ腫との鑑別
- リンパ節病変のみで，臓器浸潤はまれ
- 予後良好

◆古典的Hodgkinリンパ腫：Classical Hodgkin lymphoma

結節硬化型 （nodular sclerosis：NS）	混合細胞型 （mixed cellularity：MC）
・典型的なHRS細胞は少ない ・EBV陽性例は10〜15% ・わが国ではHLの40〜50% ・若年者に多い．男女比は同じ ・30〜40%にB症状 ・70〜80%に縦隔病変，30〜40%にbulky mass ・予後良好	・典型的なHRS細胞と背景に炎症細胞をみる ・EBV陽性例は70〜80% ・わが国ではHLの40〜50%，中年男性に多い ・HIV関連
リンパ球豊富型 （lymphocyte-rich：LR）	リンパ球減少型 （lymphocyte-deplation：LD）
・正常リンパ球を背景としたHRS細胞 ・高齢者に多い ・末梢リンパ節のみの病変，B症状はまれ	・特異的細胞の絶対的増加，背景のリンパ球は少数 ・まれ．わが国では5%未満 ・発展途上国に多い ・HIV関連

- 進行期CHLの予後因子として，国際予後システム（International Prognostic Factor Project：IPS）がある（表4）
- 進行期CHLでは，ABVD療法2コース後のPET（Interim PET）による評価で予後を予測できる
- Interim PET陰性症例と陽性症例の2年無増悪生存期間はそれぞれ95%，13%

表2 Ann Arbor 分類（Cotswolds 修正案）

Ⅰ期		単一のリンパ節領域または単一の臓器に限局
Ⅱ期	限局期	横隔膜で分けた同側に複数のリンパ節領域，臓器に病変を認める
Ⅲ期	進行期	横隔膜で分けた両側に複数のリンパ節領域，臓器に病変を認める
Ⅳ期		リンパ外臓器の播種性病変を認める

A：全身症状なし．B：38℃以上の発熱，盗汗，6ヵ月間で10%の体重減少．
X：巨大腫瘤病変（最大径 10 cm 以上，胸椎 5/6 レベルで胸郭径比 1/3 以上を占める縦隔腫瘤）

表3 各研究グループが用いている限局期 Hodgkin リンパ腫の予後因子

研究グループ	
EORTC	・縦隔病変が胸郭横径比≧0.35 ・50歳以上 ・ESR≧50（B症状なし） ・ESR≧30（B症状あり） ・4ヵ所以上のリンパ節領域病変
ESMO	・縦隔病変が胸部X線において胸郭横径比＞1/3 または，CTにて＞7.5 cm ・節外病変 ・60歳以上 ・ESR＞50（B症状なし） ・ESR＞30（B症状あり） ・4ヵ所以上のリンパ節領域病変 ・脾浸潤
GHSG	・縦隔病変が胸郭横径比＞1/3 ・節外病変 ・ESR≧50（B症状なし） ・ESR≧30（B症状あり） ・3ヵ所以上のリンパ節領域病変

（次頁に続く）

(表3続き)

NCIC/ECOG	・40歳以上 ・ESR≧50 ・4ヵ所以上のリンパ節領域病変 ・組織系が混合細胞型またはリンパ球減少型 ・縦隔病変が胸郭横径比＞1/3，またはリンパ節径＞10 cm 注：B症状と腹腔内腫瘤病変のある症例を除外している

表4 進行期Hodgkinリンパ腫の予後予測モデル

年齢	45歳以上		5年無増悪生存率	5年全生存率
性別	男性	スコア0	84%	89%
病期	Ⅳ期	スコア1	77%	90%
血清アルブミン値	4 g/dL 未満	スコア2	67%	81%
ヘモグロビン値	10.5 g/dL 未満	スコア3	60%	78%
白血球数	15,000/μL 以上	スコア4	51%	61%
リンパ球数	600/μL あるいは白血球分画の8%未満	スコア5以上	42%	56%

初回治療

- 図1
- 治療効果と，有害事象（二次癌や心肺系合併症などの晩期障害）の低減の両立が目標
- 限局期 NLPHL ➡ 領域照射（involved field radiotherapy：IFRT）30 Gy
- 限局期 CHL ➡ ABVD療法4コース＋IFRT 30 Gy．10年無増悪生存率は90%以上
- 限局期 CHL 予後良好群 ➡ ABVD療法2コース＋IFRT 20 Gy が選択肢となり得る

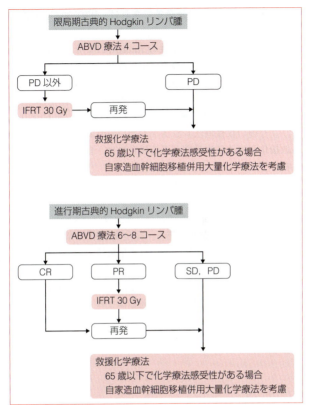

図1 治療アルゴリズム
(日本血液学会編：造血器腫瘍診療ガイドライン2013年版, 金原出版, 2013)

- Bulky病変を認めない限局期CHLの予後良好群では，ABVD療法6コースのみも選択肢となり得る
- 進行期CHL ➡ ABVD療法4コースまでに完全寛解に至った症例は，2コース追加し6コースで終了．6コースまでに完全寛解に至った症例は，2コース追加し8コースで終了．ABVD療法6コースで完全寛解を得られない場合は治療抵抗性と判定する

- 化学療法終了時に部分奏効であれば，IFRT 30 Gy を追加する
- ABVD 療法 2 コース終了後の Interim PET を用いた治療介入は，現在のところ一般臨床では推奨されない

再発・難治例の治療

- 確立された救援化学療法のレジメンはなく，非 Hodgkin リンパ腫の救援療法レジメンが用いられる
- 救援化学療法に感受性がある場合には，自家造血幹細胞移植を行う
- 初回治療不応例では，自家移植後の長期無再発生存率は 30〜40％である
- CD30 抗体-薬物複合体ブレンツキシマブ ベドチン（アドセトリス）は全奏効率 75％，完全寛解率 33％であり治療の選択肢となる．頻度の高い有害事象は末梢神経障害と疲労である
- 同種造血幹細胞移植は，高い治療関連死亡のために，治療抵抗性の進行期症例以外には適応はない

F 非Hodgkinリンパ腫 (non-Hodgkin lymphoma)

全般的事項

- 非Hodgkinリンパ腫は2008年のWHO分類(第4版)にて50種類以上の組織型に分類され,病態,治療,予後は各組織型によって大きく異なる
- 原則的に腫瘍細胞の起源からB細胞,T/NK細胞に大別され,さらに形態,免疫形質,細胞遺伝学的・臨床的な特徴に基づいて細分化されている
- 2016年にWHO分類は大幅に改訂され,疾患名(組織型)の変更,分離,あるいは統一が行われたが,本項では2008年版にしたがって記述する

病 態

- しばしば疾患特異的な遺伝子異常を認め,腫瘍化の一因として働く

症状・身体所見

- Hodgkinリンパ腫のほとんどがリンパ節を原発とするのに対し,非Hodgkinリンパ腫では消化管,皮膚,あるいは中枢神経など全身のあらゆる臓器に発症する
- 系統的にリンパ節を侵すHodgkinリンパ腫とは対照的に,非Hodgkinリンパ腫では必ずしも周囲のリンパ節ないしは臓器に進展せず,非連続的に遠隔臓器へ進展することが多い
- 発熱,盗汗,および体重減少といったB症状を伴うことがある

検査・診断

- 病理検査に加えて表面抗原解析(表1),染色体分析などの諸検査(表2)を行い,適宜サザンブロットやPCR法などの遺伝子学的検査を加えて診断を確定する(283頁を参照)

表1 主なB細胞性腫瘍の表面抗原形質

	表面抗原				備考
	CD5	CD10	CD20	CD23	
びまん性大細胞型リンパ腫	+/−	+/−	+	−	
濾胞性リンパ腫	−	+	+	−	t(14;18)(q32;q21)
マントル細胞性リンパ腫	+	−	+	−	t(11;14)(q13;q32)
濾胞辺縁帯リンパ腫（MALTリンパ腫など）	−	−	+	−	
慢性リンパ性白血病	+	−	+	+	

表2 非Hodgkinリンパ腫の診断に必要な検査

すべてに必要な検査	a. 病歴聴取（挙児可能年齢の女性には妊娠の有無を確認する） b. 理学所見（リンパ節，肝臓，脾臓の触診） c. 血算（白血球分画），赤沈，生化学検査，肝炎ウイルス d. 一般画像検査（胸腹部骨盤部CTまたはPET/CT） e. 心電図 f. 骨髄穿刺，骨髄生検
一定の条件下で必要な検査	a. PET（Hodgkinリンパ腫と一部の非Hodgkinリンパ腫） b. 心機能検査（心疾患の既往があるか，またはアントラサイクリン系抗腫瘍薬などを含む化学療法が予定されている場合） c. 肺機能検査（肺疾患の既往があるか，ブレオマイシンなどを含む化学療法が予定されている場合） d. 精子，受精卵保存の準備（挙児希望の患者で化学療法，あるいは骨盤への放射線照射が予定されている場合）

注）NCCN（米国包括がんセンターネットワーク）のガイドラインを一部改変．

- 可溶性 IL-2 レセプターが病勢を反映するが，他の炎症性疾患でも高値を示し，また腎機能障害がある場合には高値となる
- B 型肝炎ウイルスキャリアの症例では，化学療法後［特に副腎皮質ステロイドやリツキシマブ（リツキサン）を含む］に高率にウイルスの再活性化を併発するため，核酸アナログ（バラクルードなど）による予防を行う（405 頁の図 1 参照）

治　療（レジメンは 326 頁参照）

- 病期や組織型に応じて，化学療法，放射線療法，リツキシマブをはじめとする免疫療法，造血幹細胞移植などを組み合わせた治療が行われる
- 改訂された悪性リンパ腫における治療反応性の定義を示す（表 3）

1）節外性粘膜関連リンパ組織型辺縁系リンパ腫（MALT リンパ腫）

- 日本では非 Hodgkin リンパ腫の 7〜8％程度を占める
- 組織学的には辺縁帯リンパ腫の範疇にあり，節外性に発生した粘膜関連リンパ腫を MALT リンパ腫と呼称する
- 好発臓器は胃をはじめとする消化管（50％以上）および肺で 90％程度を占めているが，しばしば甲状腺，唾液腺および眼付属器（結膜など）に原発する（胃原発 MALT は 155 頁を参照）

病　態

- Sjögren 症候群や橋本病などの自己免疫疾患やウイルス感染を背景に発症することが多く，慢性炎症が本疾患の発症機序の 1 つであることが示唆されている
- 一般的に進行は緩徐で，病変は原発臓器に限局することが多い（Ann Arbor 分類における臨床病期 I または II 期）

表3 悪性リンパ腫における治療反応性の定義

	定義	節性病変	脾臓, 肝臓	骨髄
CR	すべての病変の消失	(a) FDG高集積性, あるいは治療前にPETで集積が確認されている場合：いずれの腫瘤もPETの集積がない (b) FDGの集積が一定しないか, みられない場合：CTにて腫瘤の大きさが正常化. 50%以上の腫瘍径が縮小し, いずれのリンパ節も腫大傾向がない	触知しない, 腫瘍の消失	生検にて骨髄浸潤の消失. 形態での評価が難しい場合は免疫組織化学的に消失
PR	評価可能病変が縮小し, 新規病変のないこと	(a) FDG高集積性, あるいは治療前にPETで集積が確認されている場合：1ヵ所以上に集積が残存 (b) FDGの集積が一定しないか, みられない場合：CTにて腫瘤が縮小	50%以上の腫瘍径の縮小. 肝臓, 脾臓のいずれも増大傾向がない	
SD	CR/PR, PDのいずれにも該当しない	(a) FDG高集積性, あるいは治療前にPETで集積が確認されている場合：前回と同じ部位に集積が残るが, 新規病変はない (b) FDGの集積が一定しないか, みられない場合：CTにて腫瘤の大きさが不変で腫瘤短径の径1cm以上の腫瘤短径の増大		
relapsed disease or PD	新規病変, あるいは50%以上の腫瘍径の増大	新規病変：径1.5cm以上の病変の出現. 50%以上の腫瘍径の増大. FDG高集積性, あるいは治療前にPETで集積が確認されている場合：PET陽性の新規病変	50%以上の腫瘍径の増大	新規病変, あるいは骨髄浸潤の再燃

腫瘍径は長径と短径の積とする

症状・身体所見

- 特徴的な所見はなく，しばしば健康診断や無痛性の腫瘤を自覚するなどして発見される

検査・診断

- 病理学的には lymphoepithelial lesion（LEL）の形成が特徴的である
- 免疫組織学的には CD19，CD20 陽性の成熟 B 細胞の形質を示すが，特徴的な発現パターンはない．通常 CD5，CD10 および CD23 は陰性である

治療

- *Helicobacter pylori*（*H. pylori*）が陽性の胃原発 MALT リンパ腫では，除菌療法によって 70〜80％以上の症例で病変の消退が期待できる
- 病変が限局している場合には，他の低悪性度リンパ腫と同様に 30 Gy 程度の局所放射線療法で長期寛解が期待できる
- 進行期や再発期でも無症状で緩慢な経過をとることが多く，むやみに化学療法を実施することは推奨されない
- 治療方針は濾胞性リンパ腫（147 頁）に準じる

2) マントル細胞リンパ腫

- 日本では非 Hodgkin リンパ腫の 2〜3％程度を占める
- 胚中心周囲のマントル層に由来する
- 臨床経過は比較的急峻なことが少なくないうえに，治療に抵抗性を示すなど難治例が多い

病態

- 疾患特異的な染色体転座として t(11;14)(q13:q32) を認める
- 免疫グロブリン重鎖遺伝子のプロモーター下に，細胞周期関連遺伝子である *Cyclin D1* をコードする CCND1 が過剰に発現することで腫瘍化すると考えられる

症状・身体所見

- ほとんどの例は発症時には既に進行期にある
- 高率に消化管に進展し，ポリポーシスを形成する

検査・診断

- 免疫組織学的には CD20 陽性の成熟 B 細胞の形質を示し，多くの症例で CD5 が陽性，CD10，CD23 が陰性である
- 染色体分析にて t(11;14)(q13:q32) の相互転座を確認する
- *Cyclin D1* の発現は免疫染色で確認することができる
- 内視鏡的に消化管浸潤の評価を行う

治　療

- マントル細胞リンパ腫の一部では比較的臨床経過が緩慢なサブタイプが存在し，臨床経過は必ずしも均一ではない
- 治療強度を上げることで予後の改善が試みられているが，現時点で化学療法のみによる治癒は困難である

ⓐ 初発例（若年者）

- 標準的な R-CHOP 療法では長期予後が期待できないため，リツキシマブを併用した HCVAD/HDMA 交替療法などの大量化学療法を行い，自家造血幹細胞移植を目指す

ⓑ 再発・難治例（若年者）

- 近年承認されたトレアキシン（ベンダムスチン）とリツキサンの併用療法（B-R 療法）を用いる
- その他，R-ICE 療法，R-DHAP 療法が選択されることがある
- 通常，化学療法のみでの治癒は困難であり，同種造血幹細胞移植を考慮する

ⓒ 高齢者，大量化学療法が困難な例

- 2015 年にボルテゾミブのマントル細胞リンパ腫に対する適応が承認され，R-CHOP 療法のビンクリスチンをボルテゾミブに換えた VR-CAP 療法は，R-CHOP 療法に比較して高い奏効率と無増悪生存期間（PFS）の延長が得られている

- B-R療法は，副作用や奏効率のいずれにおいてもR-CHOP療法よりも優れた成績が報告されているが，ベンダムスチンはわが国で初回治療としての適応は得られていない
- 高齢者マントル細胞リンパ腫を対象としたR-CHOP療法後のリツキシマブの維持療法は，寛解期間の延長と全生存期間（OS）の改善が報告されており，よい適応である．B-R療法やVR-CAP療法後のリツキシマブ維持療法のエビデンスは確立していない

3）濾胞性リンパ腫
- 濾胞性リンパ腫は代表的な低悪性度リンパ腫の1つであり，日本では非Hodgkinリンパ腫の10％程度を占める

病態

- 胚中心B細胞に由来し，大型のcentroblastと中型のcentrocyteの浸潤の程度によってgrade 1からgrade 3まで分類される（表4）
- grade 1，2には臨床的に明らかな違いはなく，低悪性度リンパ腫としての特徴を有する．一方でgrade 3a，3bは比較的進行が早く，びまん性大細胞型リンパ腫に準じて扱われることが多い（grade 3aまでを低悪性度として扱うこともある）

症状・身体所見

- ほとんどが無症状であるため進行期で診断されることが多く，しばしば初発時より骨髄浸潤や巨大腫瘤を認める

表4 濾胞性リンパ腫の分類

grade		定義
1		高倍率で一視野に0から5個のcentroblastを認める
2		高倍率で一視野に6から15個のcentroblastを認める
3	3a	浸潤したcentroblastにcentrocyteの残存を認める
	3b	centroblastがシート状に増加している

表5 濾胞性リンパ腫の病期分類（FLIPI，FLIPI2）

予後因子	FLIPI1	FLIPI2
リンパ節	5つ以上	最大径が6 cmを越える
年齢	61歳以上	61歳以上
血清学的因子	LDHが施設上限値を越える	β_2MGが施設上限値を越える
臨床病期	Ann Arbor病期ⅢまたはⅣ	骨髄浸潤あり
ヘモグロビン	12 g/dL未満	12 g/dL未満

low risk：0-1，intermediate：2，high：3-5

検査・診断

- 免疫組織学的にはCD19，CD20陽性の成熟B細胞の形質を示し，多くの症例でCD10が陽性，CD5，CD23が陰性である
- 染色体分析ではt(14;18)(q32;q21)が特徴的である．融合遺伝子である*IGH/BCL2*はFISH法で検出可能で，診断や治療効果判定に役立つ（他の組織型でも認められるが，反応性胚中心では検出されない）．パラフィン包埋標本で追加検索することもできる（282頁参照）
- 濾胞性リンパ腫の病期分類としてFollicular Lymphoma IPI（FLIPI），さらにリツキシマブが臨床応用されてから実施された臨床試験をもとにFLIPI2が提唱されている（表5）

治療

- 濾胞性リンパ腫の15～60％の症例でびまん性大細胞型リンパ腫への形質転換（histological transformation）をきたすため，臨床経過に応じて病変の再生検を検討する

ⓐ 初発限局例

- 病変が限局している場合には他の低悪性度リンパ腫と同様に30 Gy程度の局所放射線療法で長期寛解が期待できる

表6 濾胞性リンパ腫の治療開始基準（GELF）

- 長径 3 cm 以上の腫大リンパ節が 3 個以上
- 節性・節外性を問わず，7 cm 以上の病変
- 巨大脾腫
- 全身症状（B 症状）
- 重要臓器の圧迫による危険性
- 胸水，または腹水
- 末梢血中の腫瘍細胞数が 5,000/μL を越える
- 血清 LDH または β_2MG が施設上限値を越える
- 造血障害（白血球数 1,000/μL 未満，または血小板数 10 万/μL 未満）

上記のいずれか 1 つに該当する場合に治療開始を検討する

b 初発進行例

- 標準的化学療法では根治できず，早期治療が必ずしも生命予後を改善しないことから，症候性となるまで無治療経過観察する（watchful waiting）ことが一般的である
- いくつかの治療開始基準が海外の臨床試験をもとに提唱されている．ここでは Groupe d'Etude des Lymphomes Folliculaires（GELF）の基準を示す（表6）
- 生存平均値は 8〜10 年程度である
- 初発進行期での造血幹細胞移植は自家，同種ともに推奨されない
- R-CHOP 療法を第一選択とするが，リツキシマブの単剤での治療や，アントラサイクリン系抗腫瘍薬を除いた R-COP 療法を選択することもある．R-CHOP は無増悪生存期間（PFS）を延長するが，全生存期間（OS）の延長には寄与しない
- リツキシマブの維持療法が 2015 年に保険診療上の適応拡大を得ており，8 週間間隔を目安とし，最大 12 回まで投与が可能である．ただし，PFS は延長するが OS の延長には寄与しないため，症例毎に適応を検討する必要がある

c 再発・難治例

- B-R 療法を用いる．今後，B-R 療法が初回標準治療となる可能性がある

- 造血幹細胞移植の適応は治療反応性や全身状態などから慎重に検討する（わが国のガイドラインでは再発進行期における自家および同胞間造血幹細胞移植は臨床試験として実施するべきとされ，非血縁間の移植は推奨されていない）

4) びまん性大細胞型B細胞リンパ腫

- 非Hodgkinリンパ腫で最も高頻度に認められるB細胞性リンパ腫であり，日本では30〜40％程度を占める

病態

- いわゆる中悪性度リンパ腫の代表的な組織型であり，比較的急峻に進行することが多い
- 濾胞性リンパ腫をはじめとする低悪性度リンパ腫から形質転換（histological transformation）し，びまん性大細胞型リンパ腫に進展することがある
- 形態学的，生物学的，あるいは臨床的に異なるサブグループが混在しており，ヘテロな疾患群としての特徴を有している

症状・身体所見

- あらゆる臓器に発症し，約半数は節外臓器を原発とする

検査・診断

- 免疫組織学的にはCD20陽性の成熟リンパ球の形質を示すが，しばしばCD5（約10％）やCD10（約10〜20％）が陽性となる
- 国際予後インデックス（International Prognostic Index：IPI）によって予後の層別化を行う（表7）．R-CHOP療法が標準的治療となった現在，カナダのグループからあらたな予後指標（revised IPI）が提唱されている
- 本組織型はFDGの集積が非常に高く，PET/CTによる病期診断や治療効果判定に有用である

表7 IPI

IPI での予後因子

年齢 61歳以上
血清 LDH 施設での正常上限を越える
Performance status 2以上
臨床病期 ⅢまたはⅣ
節外病変数 2つ以上

Standard IPI でのリスク分類			
0〜1 low	2 low-intermediate	3 high-intermediate	4〜5 high

Age-adjested IPI
（年齢が60歳以下の場合）

血清 LDH 施設での正常上限を越える
Performance status 2以上
臨床病期ⅢまたはⅣ

Age-adjested IPI でのリスク分類			
0 low	1 low-intermediate	2 high-intermediate	3 high

Revised IPI でのリスク分類		
0 very good	1, 2 good	3〜5 poor

Performance status は 46 頁参照

治療

- 本疾患はしばしば急激な進行を示すが，治療反応性が良好で治癒可能なリンパ腫の1つと考えられる
- R-CHOP療法が標準的治療

ⓐ 初発限局例

- 低リスク例の限局期ではR-CHOP療法3クールに局所放射線照射（30〜36 Gy）を追加するか，R-CHOP療法を6〜8クール実施する
- 限局期でも巨大腫瘤のある場合，中・高リスク例ではR-CHOP療法を6〜8クール実施し，さらに放射線照射を追加することがある

ⓑ 初発進行例

- R-CHOP療法を6〜8クール実施する
- 中・高リスク例，特に若年者ではupfrontに自家末梢血幹細胞移植が試みられることがあるが，エビデンスは確立していない
- 化学療法中の治療効果をPET/CTを用いて評価し，治療方針の参考にすることが試みられているが，エビデンスは確立していない

ⓒ 再発・難治例

- 救援化学療法（R-DHAP療法，R-ICE療法など）を実施し，日本のガイドラインでは感受性のある場合での自家造血幹細胞移植が推奨されている．同胞間，非血縁間造血幹細胞移植は推奨されていない
- 初回治療後にPET/CTで集積が残存する場合には，偽陽性の可能性があるため慎重に解釈する必要がある．生検を行うか，一定期間をおいて再検査を行う

5) 血管内大細胞型B細胞リンパ腫（IVLBCL）

- 内腔を閉塞するように血管内に腫瘍細胞が浸潤することが特徴的である
- 本疾患はまれであるが，急速進行性で診断の遅れが致死的となることが少なくないため，鑑別疾患として重要である

表8 ランダム皮膚生検

- 本疾患の剖検例において，表皮からは確認できない皮下脂肪織内の血管内に腫瘍浸潤が多くみられたことから開発された，新たな診断方法である
- 皮疹の有無に関わらず，腹部，大腿，前腕などから皮膚生検を行う
- 皮下脂肪織内に病変がみられることから，楔状に皮膚切開を置いて深めに組織を採取することが推奨される

病態

- 細胞表面上に発現する接着因子の異常により，腫瘍細胞と血管内皮細胞とが接着し，血管外へのホーミングができないため，血管内に浸潤，増殖すると考えられている

症状・身体所見

- リンパ節腫大はまれである
- 欧米を中心にみられる古典型（classical type）IVL と日本などでみられるアジア亜型（Asian variant）IVL がある
- 古典型では脳などの中枢神経や皮膚への浸潤が特徴的で，意識障害を初発症状として発症することがある
- アジア亜型では骨髄，肝脾を病変の主座としており，発熱や血球貪食症候群をきたすことが特徴的である

検査・診断

- 本疾患はこれまで生前診断が困難とされていたが，近年ランダム皮膚生検（表8）の診断的価値が注目されている
- 免疫組織学的には CD20 陽性の成熟 B 細胞の形質を示す

治療

- 確立された治療方針はない
- CD20 が陽性のため，リツキシマブを併用した R-CHOP 療法などが試みられているが，長期治療成績は不明である

6) Burkitt リンパ腫

- 主に骨髄をはじめとする節外病変を侵し，きわめて急速に進行する
- 以前は骨髄内への腫瘍細胞の浸潤の程度から白血病，リンパ腫と名称を変えていたが，改訂されたWHO分類では同一の疾患単位とされた

病　態

- *c-myc* 遺伝子に関わる染色体異常が特徴的であるが，必ずしも疾患特異的ではない
- アフリカを中心とする流行地型（endemic type），欧米や日本でみられる非流行地型（sporadic type），およびエイズ関連（免疫不全関連）リンパ腫として発症することがある（160頁を参照）

症状・身体所見

- ほぼ全例が進行期で発症する
- endemic type では上顎，下顎が好発部位だが，sporadic type では骨髄浸潤に加えて，回盲部などの下腹部や骨盤内を中心に巨大腫瘤を形成することが多い

検査・診断

- 形態学的には好塩基性の細胞質内に多数の脂肪顆粒（空胞）を認めることが特徴である
- 病理では腫瘍細胞の中にアポトーシスに陥った細胞を貪食するマクロファージが介在する "starry sky" 像を認める
- 免疫組織学的には濾胞性リンパ腫と同じくCD10陽性の成熟B細胞の形質を示し，細胞表面の免疫グロブリンはIgMが高率に陽性になる
- Ki67/MIB1 染色ではほぼすべての腫瘍細胞が陽性を示す
- 染色体分析では t(8;14)(q24;q32) が特徴的で，I$_g$H/*myc* の融合遺伝子を形成する．ときに t(2;8)(p12;q24) や t(8;22)(q24;q21) を認める
- endemic type では EBV のモノクローナルな組み込みをほ

ぼ全例で認めるが，sporadic type ではまれである

治療

ⓐ 初発例（若年者）
- HCVAD/HDMA 交替療法に代表される治療強度の高いレジメンを行うことで，治療成績は向上している（80％以上で治癒が期待できる）
- CD20 が陽性であり，本疾患でもリツキシマブの併用が有用である
- リツキシマブは各レジメンの day 1 に投与する．リツキシマブによる infusion reaction がなければ，day 2 より化学療法を開始する
- しばしば中枢神経浸潤をきたすことから，定期的に腰椎穿刺を行い，メトトレキサートの髄注を行う
- 初回治療時にはしばしば腫瘍崩壊症候群を併発する（19頁を参照）
- 付加染色体異常がある場合の予後は不良である

ⓑ 再発・難治例（若年者）
- 確立された治療方針はない
- 日本のガイドラインでは再発進行期では自家および同胞間造血幹細胞移植を推奨している

ⓒ 初発および再発期（高齢者，大量化学療法の困難な場合）
- 確立された治療方針はない．治療強度の高い化学療法は実施困難であることから，R-CHOP 療法を行うことが一般的である
- 米国国立癌研究所より報告された DA（Dose-Adjusted）-EPOCH-R は副作用が比較的軽微で，奏効率が高い

7）胃リンパ腫
- 胃リンパ腫は MALT リンパ腫とびまん性大細胞型リンパ腫とで全体の 90％以上を占めている

病態

- 胃原発 MALT では高率に *H. pylori* の感染が確認されるこ

表9 Lugano 国際分類

病期	
Ⅰ期	病変が消化管に限局し，漿膜への浸潤を認めない．単発，多発（非連続性）
Ⅱ期	病変が腹腔内へ進展．浸潤の程度によってⅡ1期，Ⅱ2期，ⅡEとに分類する
	Ⅱ1　所属リンパ節までの限局性浸潤
	Ⅱ2　大動脈周囲などの腹腔内，骨盤内までの遠隔浸潤
	ⅡE　漿膜から隣接する臓器に直接浸潤する
Ⅳ期	リンパ節外への播種性転移．横隔膜を越えるリンパ節浸潤

とが知られており，慢性胃炎を背景に発症すると考えられている

症状・身体所見

- 健康診断（胃透視，便潜血反応など）や軽度の心窩部痛などで発見される

検査・診断

- 胃原発 MALT では組織学的または血清学的に *H. pylori* 感染を検索する
- t(11;18)(q21;q21) の染色体異常がある場合には解剖学的に病変がより深く，また除菌療法に抵抗性を示すことから，治療方針の決定に役立つ
- 消化器原発悪性リンパ腫の病期分類にはしばしば Lugano 国際分類が用いられている（表9）

治療

ⓐ 胃原発 MALT リンパ腫

- *H. pylori* 陽性の胃原発 MALT リンパ腫では，除菌療法によって 70～80％以上の症例で病変の消退が期待できる

```
タケプロン　60 mg，分2
サワシリン　1,500 mg，分2
クラリシッド　400 mg，分2
7日間内服投与
```

- 一般的に進行は緩徐であるため，多剤併用療法が行われることは少ない．リツキシマブの奏効率は高く，除菌不成功例では検討してよい
- 病変が限局している場合には原則的に30 Gy程度の局所放射線療法で長期寛解が期待できる
- 除菌療法後，放射線療法後は3〜6ヵ月程度に1回の定期的な内視鏡検査，*H. pylori*を含む病理検査を行う

ⓑ 胃原発びまん性大細胞型リンパ腫

- 病変が限局している場合が多く，予後は比較的良好である
- 標準的なびまん性大細胞型リンパ腫に準じた治療方針が選択される

8) T/NK細胞腫瘍

- 未熟な分化段階のT細胞性リンパ芽球性リンパ腫（T lymphoblastic lymphoma）と成熟したT細胞，またはNK細胞に由来する腫瘍に分類される（「成人T細胞白血病/リンパ腫」160頁参照）
- 日本を含むアジアでの発症頻度が高い

病　態

- 各分化段階のT細胞，NK細胞に由来する腫瘍で，B細胞性腫瘍に比較して疾患概念が十分に確立しておらず，形態や発生部位などを中心に細分化されている

症状・身体所見

- 組織型によって症状，身体所見は異なる．B細胞腫瘍に比較して特徴的な所見はないが，aggressive NK細胞性リンパ腫や肝脾T細胞リンパ腫など一部に難治性リンパ腫がみられる

- 皮膚や鼻腔内など腫瘍の発生部位には一定の傾向がある

検査・診断

- T細胞性腫瘍の証明にはサザンブロット法によるT細胞受容体遺伝子クローン性再構成の確認が必要である．やや信頼度が低いもののPCR検査も用いられる．NK細胞性腫瘍では再構成がなく，確定診断は厳密には困難である
- 免疫組織学的では汎T細胞系マーカー（CD5，CD7，CD2）に加えてCD4，CD8の抗原発現を確認する．腫瘍化することで正常のT細胞に比して発現が低下，あるいは脱落することがある
- NK細胞性腫瘍ではCD56が陽性となることが多い
- 疾患特異的な遺伝子異常は乏しい

治療

- 以下に代表的T/NK細胞リンパ腫の治療法を示す

ⓐ 末梢性T細胞リンパ腫（peripheral T-cell lymphoma：PTCL）

- CHOP療法が広く用いられている
- 再発・難治症例では，中悪性度B細胞リンパ腫に準じたサルベージ療法を行う．治療反応良好例では，自家または同種造血幹細胞移植を考慮する

ⓑ 血管免疫芽球性T細胞リンパ腫（angioimmunoblastic T-cell lymphoma：AITL）

- PTCLの治療法に準じる
- 高齢者や化学療法が困難な症例ではステロイド単剤により症状コントロールを図る
- 難治例ではシクロスポリンやクラドリビンが有効なことがある

ⓒ 未分化大細胞型リンパ腫

- PTCLの治療法に準じる
- ALK陽性例の予後は比較的良好で，化学療法での治癒が期待できる
- 再発，難治性のCD30陽性未分化大細胞型リンパ腫には抗

CD30モノクローナル抗体（ブレンツキシマブベトチン）が保険診療上の適応を得ている

ⓓ 節外性NK/T細胞リンパ腫，鼻型（extranodal NK/T-cell lymphoma, nasal type：ENKL）

- エトポシドとP糖蛋白の影響を受けない薬剤を用いた多剤併用療法を用いる．また，放射線療法による病変の局所制御が有効である
- 限局期：診断後，早急に放射線療法を開始するとともに2/3量のDeVIC療法を併用する
- 進行期：SMILE療法を施行する．通常，化学療法のみでの治癒は困難であり，自家または同種造血幹細胞移植を考慮する

G 成人T細胞白血病/リンパ腫 (adult T cell leukemia/lymphoma：ATL)

病態

- 成人T細胞白血病 (adult T-cell leukemia：ATL) は，ヒトT細胞白血病ウイルス1型 (human T-cell leukemia virus type 1：HTLV-1) 感染細胞が腫瘍化して発症する．HTLV-1感染者からのATLの生涯発症率は約5%と推定されている
- 日本は世界的にみてHTLV-1感染者の多い地域であり，100万人以上の無症候性キャリアが存在すると推定されている．特に九州，沖縄地方に多いことが知られているが，人口の大都市圏への移動に伴い，首都圏はじめそれ以外の地域でも遭遇する機会が増加している
- HTLV-1の感染ルートは主に母乳を介する母子感染と性感染である．母子感染予防のため妊婦を対象に抗HTLV-1抗体のスクリーニングが行われ，抗体陽性のキャリア妊婦に対して授乳介入が行われている
- ATLは下山分類 (表1) によりくすぶり型，慢性型，リンパ腫型，急性型の4病型に分類される．前2者は通常ほとんど無症状でゆっくりした経過をとりindolent typeと呼ばれるが，後2者は急激な経過をたどりaggressive typeと呼ばれる．慢性型においてLDHが正常上限を越える，アルブミンが正常下限未満，BUNが正常上限を越える，のいずれか少なくとも1つを有する症例は予後不良であり，ハイリスク慢性型としてaggressive typeに含める

症状・身体所見

- くすぶり型は通常無症状であるが，皮膚病変を伴うことがある．慢性型も通常無症状の症例が多いが，皮膚病変やリンパ節腫脹が認められることもある．すなわちリンパ節腫脹が認められたからといって，それだけでaggressive typeという診断にはならないことに留意
- ATLの皮膚病変は多彩であり，紅斑型，局面型 (浸潤を

表1 ATLの病型分類（下山分類）

	急性型	リンパ腫型	慢性型	くすぶり型
抗HTLV-1抗体	+	+	+	+
リンパ球数（10⁹/L）		<4	≧4 (a)	<4
異常リンパ球	+	≦1%	+ (c)	≧5% (b)
花細胞	+	−	時々	時々
LDH			≦2N	≦1.5N
補正カルシウム（mEq/L）			<5.5	<5.5
組織診のあるリンパ節腫大		yes		no
腫瘍病変　肝腫大				no
脾腫大				no
中枢神経			no	no
骨			no	no
腹水			no	no
胸水			no	no
消化管			no	no
皮膚				(b)
肺				(b)

(a) Tリンパ球数は3,500以上
(b) 異常Tリンパ球が5%未満の場合，皮膚や肺に腫瘍性病変があることが組織診で証明されていること
(c) 異常Tリンパ球が5%未満の場合は組織診で証明された腫瘍病変が必要
（Shimoyama M et al：Br J Maematol 79：428-437, 1991を改変）

伴うもの），多発丘疹型（個疹が0.5 mm以下），結節腫瘤型（結節は0.5 mm以上1 cm以下，腫瘤はそれ以上，あるいは潰瘍形成を伴うもの），紅皮症型，紫斑型など様々な皮膚病変を呈し得る

- リンパ腫型，急性型は症例によって様々な症状，身体所見を呈するが，頻度的にはリンパ節腫脹，上記の皮膚病変，肝脾腫，発熱などを認める症例が多い

検査・診断

- ATL の診断は基本的に次の 3 ステップで考える. すなわち①T 細胞腫瘍の診断, ②抗 HTLV-1 抗体の証明, ③腫瘍細胞の HTLV-1 ウイルスのモノクローナルな組み込みの証明である
- ①の T 細胞腫瘍の診断は, リンパ節腫脹がある場合や皮膚病変があり生検で病理学的に診断される場合と, 末梢血中に（異常）リンパ球の増加を認め, フローサイトメトリーで T リンパ球の増加が疑われ, T 細胞受容体のサザンブロット法による解析で T 細胞のモノクローナルな増加が証明されてなされる場合がある
- ②の抗 HTLV-1 抗体の証明は, ATL の診断のためということであればとりあえずスクリーニング検査で十分と思われ, PA 法, CLEIA 法, CLIA 法などが用いられる. HTLV-1 キャリアの診断のためには, スクリーニング陽性例にはウエスタンブロット法による確認が行われる. 特に妊婦検診では必須である
- ①②のステップまででは HTLV-1 キャリアに発症した ATL 以外の T 細胞リンパ腫の可能性を除外できないので, 生検組織や末梢血などを用いた HTLV-1 プロウイルスのサザンブロットにより HTLV-1 プロウイルスのモノクローナルな組み込みを確認して, HTLV-1 感染細胞の腫瘍であると診断することで ATL の診断が確定する
- ATL の診断が確定すれば, 下山分類（表 1）に従って病型分類を行う. 急性型は「ATL と診断されたもののうち他の 3 病型に属さないもの」と除外規定で診断されることに注意を要する
- 末梢血中に出現する異常リンパ球（腫瘍細胞）は核が複雑にくびれて花のようにみえることから花細胞（flower cell）と呼ばれることで有名であるが, 急性型以外では腫瘍細胞の核異型は軽いことが多く, ほとんどは軽いくびれがみられるのみの細胞である. 急性型においても細胞ごとに形態にバラエティがあり, 腫瘍細胞の正確な同定は必ず

しも容易ではない

治療と処方例（レジメンは330頁参照）

- 治療の原則は indolent type は無治療経過観察，aggressive type は強力化学療法

ⓐ くすぶり型，標準リスク慢性型

- くすぶり型，標準リスク慢性型は化学療法導入による survival benefit が認められないため，無治療経過観察とし，急性転化時に aggressive ATL の治療を行う．ただし，有症状の皮膚病変（主に瘙痒感）に対しては以下の治療を行う

> クロベタゾール（デルモベート軟膏）0.05％（5 g），適宜塗布（外来）
>
> PUVA療法，ナローバンドUVB照射，電子線照射（外来）
>
> VP-16少量療法（外来）
> エトポシド（ベプシド）50 mg，分1～2　21日間，1週間休薬

- 骨髄抑制の程度をみながら適宜休薬する

ⓑ ハイリスク慢性型，リンパ腫型，急性型

- aggressive ATL は診断と同時に原則として多剤併用化学療法を行う
- 化学療法のみによる長期予後は不良であり，適応のある症例では造血幹細胞移植を行う
- 再発，難治例に対しては抗CCR4抗体［モガムリズマブ（ポテリジオ）］の投与を行う．初発例に対するポテリジオの単独投与，化学療法との併用投与についてはその有用性，意義はまだ確立していないため，慎重に判断することが求められる

> mLSG15（VCAP-AMP-VECP）療法（入院）

- 現時点で最もよい成績が報告されており標準療法とみなされるが，生存期間中央値13ヵ月，3年生存率24％と満足できる成績ではない
- 70歳以上の高齢者に関するデータは乏しく，その有用性

は明らかではない

Bi-weekly CHOP 療法（入院）

- mLSG15 に比して骨髄毒性が軽く，高齢者に対しては管理しやすいプロトコールである

ポテリジオ　1 mg/kg，1日1回点滴静注　週1回8回投与（入院，外来）

- 再発難治例に対して単独投与するのが基本．infusion reaction，重篤な，ときに死亡に至る皮膚障害などに留意する

造血幹細胞移植療法（入院）

- 治癒も期待できる治療法であり，70歳以下で重篤な臓器障害，コントロール不良な感染症を持たない症例では積極的に考慮すべきである．50〜55歳以上の症例では骨髄非破壊的移植を行う
- 患者が比較的高齢のため，兄弟ドナーを得ることは難しいことが多く，その場合非血縁移植を行う．ATL は早期に化学療法耐性となることが多く，寛解に入ってから準備をしても間に合わないことが多いので，適応のある症例では化学療法開始とともに並行してドナー検索を開始することが重要である

H 慢性リンパ性白血病と類縁疾患

- 慢性リンパ性白血病（chronic lymphocytic leukemia：CLL）は CD5 陽性成熟 B 細胞が末梢血，骨髄などで増加する疾患である．これ以外の B 細胞や T 細胞，NK 細胞が増加することで CLL に類似した病態をとる疾患群があり，これらは慢性リンパ性白血病類縁疾患と考えることができる（表 1）

1）慢性リンパ性白血病

病　態

- CD5 陽性 B 細胞の腫瘍化したものと考えられており，正常カウンターパートは諸種の説があるが，最近はナイーブ B 細胞およびメモリー B 細胞とされている
- 腫瘍細胞は形態的には小型リンパ球様であり，細胞質は乏しく，核は丸く核網工は濃染して濃縮したクロマチンを持ち，核小体は認めない
- 上記の細胞がクローナルに増殖して，末梢血，骨髄，リン

表 1　慢性リンパ性白血病と類縁疾患

B 細胞性腫瘍
1）慢性リンパ性白血病/小リンパ球性リンパ腫
2）B 細胞性前リンパ球性白血病
3）リンパ形質細胞性リンパ腫（原発性マクログロブリン血症）
4）脾辺縁帯リンパ腫
5）有毛細胞白血病
6）形質細胞性白血病

T/NK 細胞性腫瘍
1）T 細胞性前リンパ球性白血病
2）T 細胞性 LGL 白血病
3）アグレッシブ NK 細胞白血病
4）成人細胞白血病
5）菌状息肉症/Sézary 症候群

- パ節，脾臓に浸潤する
- 小リンパ球性リンパ腫（SLL）はリンパ腫の病態をとり，白血化してないもので CLL と同一の疾患と考えられている
- 病態の進行に伴い腫瘍細胞が大型化し，前リンパ球が増加して増殖能が増してくることがあり，まれに B 細胞性前リンパ球性白血病に転化する（prolymphocytic transformation）ことがある
- CLL の数％の症例でびまん性大細胞型 B 細胞リンパ腫へ形質転換することが知られており，Richter 症候群と呼ばれている
- 健常人の 3.5％において，末梢血中に CLL と同様の性格を持つ B 細胞のモノクローナルな増殖が，CLL の診断基準（5,000/μL）に満たない数のレベルで認められることが報告されており，単クローン性 B リンパ球増加症（monoclonal B lymphocytosis：MBL）と呼ばれている

症状・身体所見

- 病期（表 2, 3）によって，症状，所見は異なる．無症候のものから，症状のある場合は全身のリンパ節腫脹，肝脾腫などが主な症候である．自覚症状としては全身倦怠感を訴えるケースがみられる

表2 改訂 Rai 病期分類

改訂 Rai 分類	Rai 病期分類	分類基準
低リスク	0	末梢血リンパ球＞15,000/μL＋骨髄リンパ球＞40％
中間リスク	I	病期 0＋リンパ節腫脹
	II	病期 0〜I＋肝腫，脾腫（どちらか，または両方）
高リスク	III	病期 0〜II＋貧血（Hb＜11 g/dL または Ht＜33％）
	IV	病期 0〜III＋血小板＜10 万/μL

表3 Binetの病期分類

病　期	分類基準
A	Hb≧10 g/dL ＋血小板≧10万/μL ＋リンパ領域腫大が2ヵ所以下
B	Hb≧10 g/dL ＋血小板≧10万/μL ＋リンパ領域腫大が3ヵ所以上
C	Hb＜10 g/dL または 血小板＜10万/μL リンパ領域腫大領域数は規定しない

検査・診断

- 特徴的なデータは血算におけるリンパ球増多であり，特に無症候でリンパ球増多がみられる場合はCLLの可能性を考えてみること
- CLLを疑う場合は，Bリンパ球がモノクローナルに増加していることを確認する．通常，フローサイトメトリーで免疫グロブリンκ，λ鎖の偏りを証明すればよいが，サザンブロットで免疫グロブリンJ_Hの再構成を証明すれば確実である
- 表面マーカー的にはCD5，CD23が陽性になるのが重要な特徴で，その他B細胞マーカーであるCD19，20，79aが陽性であるが，CD20の発現は弱く他のB細胞腫瘍にはみられないことが特徴である
- 同じCD5陽性B細胞の腫瘍であるマントル細胞リンパ腫とは，マントル細胞リンパ腫はCD23が陰性である点で鑑別される
- 末梢血中に上記の特徴を持つ5,000/μL以上のB細胞のクローナルな増殖を認める場合にCLLと診断される．この数に達しない場合は，MBLと診断されることになる

- 診断の確定とともに，予後の推定，治療方針の決定のために病期分類を行う．表2の改訂Rai分類または表3のBinet分類に従う．いずれもCTなどの画像評価を用いないことに留意
- 免疫グロブリン遺伝子V_Hの体細胞突然変異がないケースは予後不良である．CD38，ZAP-70の発現はIgV_Hの体細胞突然変異の代替マーカーとなり，陽性例の予後は不良である

治療と処方例

- CLLはゆっくり進行すること，根治は困難であることから症状コントロールが治療の中心となり，特に病期が進んでいないケースでは治療関連死亡は極力避けなければならない
- 治療の原則は改訂Rai分類の0〜Ⅱ，Binet分類のA，Bは無治療経過観察であり，活動性がある場合（B症状，自己免疫によらない血球減少，リンパ節腫脹，肝脾腫による症状，ステロイドに反応不良の自己免疫性貧血，血小板減少）は治療対象となる．Rai分類のⅢ期，Binet分類の病期Cでは治療を開始する

ⓐ FC+/−R療法（入院）

- 初回治療はフルダラビンが軸となる．フルダラビン＋シクロホスファミドの治療にリツキシマブを加えたレジメンが最も治療反応性が高い
- 本療法を施行する場合，ST合剤によるニューモシスチス肺炎予防，およびアシクロビルによるヘルペス予防を考慮する

ⓑ R+ベンダムスチン療法（入院）

- フルダラビンを含む治療後の再発，あるいは耐性の場合に考慮する

ⓒ 再発難治例

オファツムマブ（アーゼラ）　初回 300 mg，2 回目以降 2,000 mg＋生理食塩水 1,000 mL　1 日 1 回点滴静注（入院/外来）
週 1 回，8 回投与，その後月 1 回 4 回　計 12 回投与

2) B 細胞性前リンパ球性白血病（B-cell prolymphocytic leukemia：B-cell PLL）

病態

- 前リンパ球と呼ばれる B 細胞性の中型，核小体が明瞭で，胞体は CLL より広い細胞が末梢血，骨髄，脾臓などで増加する
- CLL が prolymphocytic transformation することがあるが，これは PLL には含めない．非常にまれな疾患である

症状・身体所見

- 体重減少，発熱，全身倦怠感などの症状を伴い，著明な脾腫がみられる

検査・診断

- 通常白血球数，リンパ球数は著増し，10 万/μL 以上になることも珍しくない
- 表面マーカー上 B 細胞マーカーである，CD19，20，22，79a などが陽性であるが，CLL と異なり CD5，23 が陽性となる症例は 1/3 以下であり，また CD20 の発現が高い点も CLL とは異なる

治療と処方例

- まれな疾患であり標準的と言える治療は存在しない．抗 CD20 抗体（リツキシマブ），フルダラビンなどの有効性が報告されている

3) 有毛細胞白血病 (hairy cell leukemia : HCL)

病態

- 胞体の豊かな目玉焼きのような形態 (fried egg) の突起を持つ腫瘍細胞が主に骨髄, 脾臓で増殖する. 緩徐な経過をとる腫瘍である

症状, 身体所見

- 身体所見上は脾腫の頻度が高い. 汎血球減少を呈することが多く, 倦怠感や出血傾向などを認めることがある
- 感染症を繰り返すことが特徴である
- 自己免疫疾患の合併が多い. 血管炎, 糸球体腎炎, 自己免疫性溶血性貧血, 免疫性血小板減少症などの合併がある

検査, 診断

- 血算では汎血球減少を認めることが多い. 末梢血中には有毛細胞は少数であるが, 骨髄にはびまん性に浸潤しており, 線維化しているため dry tap になることが多い
- 腫瘍細胞は酒石酸耐性酸ホスファターゼ (tartrate-resistant acid phosphatase : TRAP) 陽性である点が特徴である
- 表面マーカー上, CD19, CD20, CD22, CD79a の B 細胞マーカーが陽性であるが, CD5, CD23 は陰性である. その他, CD103, CD11c, CD25 などが陽性となる
- 脾腫, 汎血球減少があり, 骨髄が dry tap で線維化を認め, 目玉焼き状の形態の細胞を認める場合, 上記表面マーカーを検討すれば診断は比較的容易である

治療と処方例

治療例 (入院)
クラドリビン (ロイスタチン) 0.9 mg/kg 1日1回点滴静注 7日間 1コース

治療例（外来）
ペントスタチン（コホリン） 4 mg/m² 1日1回点滴静注
 2週間毎 6ヵ月間

- プリンアナログが著効を示し，上記が第一選択薬であり治癒可能な疾患である．インターフェロンαも有効であるが，多くは部分寛解にとどまるため第一選択薬にはならない．リツキシマブの有効性も報告されている．

4）T細胞性大顆粒リンパ球（LGL）白血病

病態

- 大型の顆粒リンパ球（large granular lymphocyte：LGL）が末梢血，骨髄，肝臓，脾臓でモノクローナルに増殖しているが，進行性でないケースが多く，何らかの理由でLGLがモノクローナルに慢性的に増殖している状態と考えることができる

症状・身体所見

- 無症候のケースも多いが，赤芽球癆を合併する症例が多く，その場合は貧血症状を呈する

検査・診断

- 白血球は軽度増加していることが多く，リンパ球増多を認める
- 顆粒リンパ球 2,000/μL 以上が1つの目安であるが，数による定義はない
- 表面マーカー上 CD3 陽性 T 細胞であり，CD4 型，CD8 型，double positive 型，double negative 型があるが CD8 型がほとんどである
- 高度の顆粒球減少，赤芽球癆の合併による貧血をみることが多い
- サザンブロット法でT細胞受容体再構成を検討し，モノクローナルな増殖を確認して診断が確定する

治療と処方例

- 慢性的に経過している場合通常治療は不要だが,赤芽球癆による貧血が高度の場合,LGL を減らすため下記の治療を検討する

治療例①（外来）
シクロホスファミド（エンドキサン） 50～150 mg＋プレドニゾロン～20 mg　連日内服

治療例②（外来）
シクロスポリン　5～6 mg/kg　連日内服

- 多くの場合維持療法として治療の継続が必要であり,二次発癌,生殖器毒性などが問題になる治療例①より②のほうが使いやすい.特に妊娠を希望する女性には①は禁忌である

I 多発性骨髄腫（multiple myeloma：MM）（MGUS を含む）

病態

- 細胞遺伝学的異常を持つ形質細胞が，クローン性に増殖する疾患
- 大多数の患者で腫瘍細胞が単クローン性の免疫グロブリン（M 蛋白）を産生する
- 産生する M 蛋白により IgG 型，IgA 型，IgM 型，IgD 型，IgE 型，Bence Johnes 蛋白（BJP）型に分類される．まれに，免疫グロブリンを産生しない非分泌型も存在する
- 発症年齢は 60 歳代がピーク．40 歳未満の発症はまれであり，年齢を重ねるほどその罹患率は増加する
- monoclonal gammopathy of undetermined significance（MGUS）と呼ばれる無症候性前癌段階で診断され，MM へ進展する例もある
- 無症候性骨髄腫（asymptomatic myeloma）は，以前はくすぶり型骨髄腫（smouldering MM）と呼ばれていたものであるが，診断から最初の 5 年は約 10％/年，その後の 5 年は約 3％/年，以降は約 1.5％/年の割合で症候性骨髄腫（symptomatic myeloma）へと進展する

症状・身体所見

- 異常形質細胞の増加に起因すると考えられる，下記の CRAB（hypercalcemia, renal failure, anemia, and bone lesions）を呈する

高 Ca 血症による倦怠感，疲労感，食欲不振，筋力低下，口渇，悪心，嘔吐，多飲，多尿など
腎障害によるむくみ，乏尿，倦怠感
貧血による倦怠感，動悸，めまい，頭痛
骨病変による骨痛や病的骨折

- 加えて過粘稠度症候群，AL アミロイドーシス，繰り返す感染症，末梢神経障害などを呈することがある．ただし，骨髄腫診断事象（myeloma defining event：MDE）とし

ては上記の CRAB を用いる

検査・診断

ⓐ 診断・病勢評価に必要な検査
- 血液検査：血球数，末梢血血液像，総蛋白，Alb，蛋白分画，ALP，Cre，Ca，LDH，免疫グロブリン定量，免疫電気泳動，β_2ミクログロブリン，フリーライトチェーン（free light chain：FLC）
- 尿検査：24時間蛋白定量，蛋白分画，免疫電気泳動
- 骨髄穿刺・骨髄生検：有核細胞数，巨核球数，骨髄像，細胞表面抗原検査，染色体分染法（G染色法など），染色体FISH検査［t(11;14)，t(4;14)，1q+，del 17p など，ただし保険適用外］
- 全身骨X線：頭蓋骨，頸椎，胸椎，腰椎，肋骨，骨盤骨，上腕骨，前腕骨，大腿骨，下腿骨．場合により CT, MRI, PET-CT も検討
- 過粘稠度症候群が疑われる場合は血液・血漿・血清粘稠度
- アミロイドーシスが疑われる場合は生検（皮下組織，腎，口唇，腸管，骨髄など）による組織のコンゴレッド染色．心アミロイドーシスが疑われる場合は心電図，心臓超音波

ⓑ 診 断
- 表1を参考にして診断を行う．また MM と診断された場合は表2に基づき病期分類を行う

治療と処方例（レジメンは332頁参照）

ⓐ 治療開始基準について
- MM では CRAB 症状を1つ以上有する場合は，活動性 MM として治療適応となる．M蛋白量は治療開始の指標としては用いないことに注意
- 無症候性骨髄腫では，1〜3ヵ月毎にフォローアップし，症候性骨髄腫に進展した場合に治療適応となる．しかしながら近年，特にハイリスク群において，早期治療介入による臓器障害の予防や予後改善が報告されており，現在も臨床試験が進行中である

表1 International Myeloma Working Group (IMWG) による多発性骨髄腫・無症候性骨髄腫診断基準

	定義
多発性骨髄腫 (MM)	骨髄におけるクローナルな形質細胞[a]≧10%もしくは生検により診断された形質細胞腫に加え，下記の骨髄腫診断事象（MDE）を1つ以上満たす 1. 臓器障害 a. 高カルシウム血症：血清カルシウムが基準値上限より1 mg/dLを越える上昇もしくは＞11 mg/dL b. 腎障害：実測もしくは推定クレアチニンクリアランス＜40 mL/minもしくは血清クレアチニン＞2 mg/dL c. 貧血：ヘモグロビンが基準値下限より2 g/dLを越える低下もしくは＜10 g/dL d. 骨病変：X線，CTもしくはPET-CTによる1ヵ所以上の溶骨性病変[b] 2. 下記を1つ以上満たす a. 骨髄におけるクローナルな形質細胞≧60% b. 腫瘍性/非腫瘍性血清FLC比≧100[c] c. MRIにて2ヵ所以上の局所性病変[d]
無症候性骨髄腫 (smouldering MM)	下記の両方を満たす ・血清M蛋白（IgGもしくはIgA型）≧3 g/dLもしくは尿中M蛋白≧500 mg/24 hrもしくは骨髄におけるクローナルな形質細胞が10〜60%[a] ・MDEもしくはアミロイドーシスの合併がない

a) 骨髄検査におけるクローナリティは免疫組織化学法もしくは免疫蛍光法，フローサイトメトリー，免疫グロブリン遺伝子再構成のいずれかにて確認する．穿刺と生検で形質細胞比率が異なる場合，高いほうの値を採用する
b) 骨髄中のクローナルな形質細胞が10%未満の場合，微小骨髄浸潤を伴う孤立性形質細胞腫との鑑別のため，2ヵ所以上の骨病変を要する
c) 腫瘍性の血清FLCは100 mg/dL以上
d) 各病変の大きさは5 mm以上を要する

(Lancet Oncol 15：e538-548, 2014)

表2 International staging system (ISS) の病期分類

Stage	基 準
I	血清β_2ミクログロブリン<3.5 mg/L かつ血清アルブミン≧3.5 g/dL
II	Stage I, IIのいずれも満たさない
III	血清β_2ミクログロブリン≧5.5 mg/L

(J Clin Oncol 23 : 3412-3420, 2005)

❺ 自家造血幹細胞移植適応のある初発 MM 患者に対する治療

- 65歳未満の患者では自家造血幹細胞移植の適応があると考え，図1に基づき治療を行う．ただし年齢による基準は厳格ではなく，生理的年齢を加味して移植適応の有無を判断する必要がある
- 現在の治療の流れは新規薬剤（サリドマイド，ボルテゾミブ，レナリドミド）による導入療法➡自家造血幹細胞移植➡新規薬剤による地固め療法および維持療法が主流である．ただし，全症例でupfrontに自家造血幹細胞移植が必要かどうかは現在臨床試験により検討されている

❻ 自家造血幹細胞移植非適応の初発 MM 患者に対する治療

- 65歳以上あるいは臓器障害を認める場合は移植非適応と考え，図2に基づき治療を行う．ただし年齢による基準は厳格ではなく，生理的年齢を加味して移植適応の有無を判断する必要がある
- 現在の治療の流れは新規薬剤（サリドマイド，ボルテゾミブ，レナリドミド）による導入療法➡新規薬剤による維持療法もしくは経過観察が主流である．治療内容は生理的年齢，合併疾患，身体的・精神的心理的な障害，運動能力・活動性の評価に基づき選択し，治療期間中も耐容性やquality of life（QOL）を評価しながら行う

❼ 再発・再燃・難治性 MM 患者に対する治療

- 図3に基づき治療を行う

❽ 支持療法

- 疼痛に対して鎮痛薬（非オピオイド，オピオイド，鎮痛補

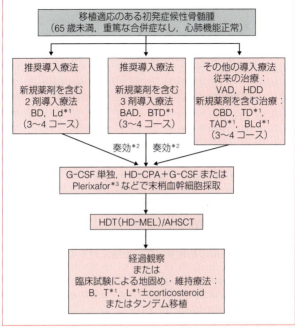

図1 移植適応のある初発多発性骨髄腫に対する治療ガイドライン

*1:国内適応外
*2:導入療法にて非奏効の場合は,導入療法の変更,あるいは再発・難治例に対する治療を選択
*3:国内未承認

M(MEL):メルファラン,P:プレドニゾロン,B:ボルテゾミブ,T:サリドマイド,L:レナリドミド,C(CPA):シクロホスファミド,V:ビンクリスチン,A:ドキソルビシン,D:デキサメタゾン,HDD:大量デキサメタゾン,d:低用量デキサメタゾン,HDT:大量化学療法,AHSCT:自家造血幹細胞移植
(日本血液学会:造血器腫瘍診療ガイドライン2013年版,金原出版より引用)

助薬)
- 骨病変に対してビスホスホネート薬,局所放射線療法,骨折時の外科的治療
- 高カルシウム血症に対して脱水補正,ビスホスホネート薬

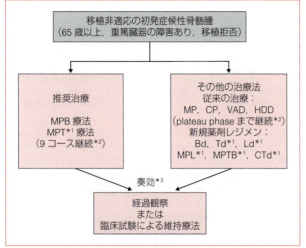

図2 移植非適応の初発多発性骨髄腫に対する治療ガイドライン

*1:国内保険適応外
*2:従来の化学療法はプラトーまで継続して終了するが,新規薬剤レジメンでは至適投与期間に関するエビデンスはない
*3:導入療法にて非奏効の場合は,導入療法の変更,あるいは再発・難治例に対する治療を選択

M(MEL):メルファラン,P:プレドニゾロン,B:ボルテゾミブ,T:サリドマイド,L:レナリドミド,C(CPA):シクロホスファミド,V:ビンクリスチン,A:ドキソルビシン,D:デキサメタゾン,HDD:大量デキサメタゾン,d:低用量デキサメタゾン,HDT:大量化学療法,AHSCT:自家造血幹細胞移植
(日本血液学会:造血器腫瘍診療ガイドライン2013年版,金原出版より引用)

- 感染症予防として肺炎球菌・インフルエンザ桿菌・インフルエンザウイルスワクチン接種,ボルテゾミブ投与時のアシクロビル予防内服
- 貧血や血小板減少に対して輸血
- サリドマイド・レナリドミド投与時の深部静脈血栓症予防として抗血小板薬
- 末梢神経障害合併時の治療薬の選択や減量.サリドマイド,ボルテゾミブ,ビンクリスチンは末梢神経障害をきた

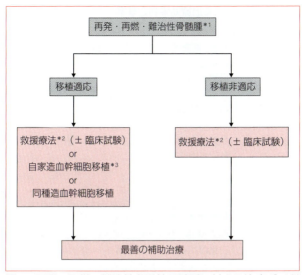

図3 再発・再燃・難治性多発性骨髄腫に対する治療ガイドライン

*1:自家移植後も含む
*2:救援療法の選択:①初回治療終了時から6ヵ月以上経過後の再発・再燃であれば,初回治療を再度試みてもよい。②初回治療終了後から6ヵ月未満の再発・再燃に対しては,ボルテゾミブ,レナリドミド,サリドマイドを中心とした初回治療以外の救援療法を選択する
*3:自家造血幹細胞移植は55歳未満,初診時β_2ミクログロブリン2.5 mg/L未満,移植後奏効期間9ヵ月以上,CR到達例などの例で有効性が報告されている
(日本血液学会:造血器腫瘍診療ガイドライン2013年版,金原出版より引用)

しうる
- 治療開始時の腫瘍量が多い場合は腫瘍崩壊症候群に注意する

❻ 治療効果判定について
- 表3に基づき治療効果判定を行う

表3 IMWGによる治療効果判定基準

効果	基準 [b]
Stringent CR (sCR)	CRの定義を満たしたうえで,以下の基準すべてを満たす症例 ・血清FLC κ/λ 比が正常 ・免疫組織化学法もしくは免疫蛍光法で骨髄中のクローン性細胞が検出されない [c]
Complete Response (CR) [a]	以下の基準すべてを満たす症例 ・免疫固定法にて血清および尿中M蛋白が消失 ・軟部組織形質細胞腫瘤が消失 ・骨髄細胞中の形質細胞の割合が5%未満 [c]
Very Good Pertial Response (VGPR) [a]	以下の基準をどちらかを満たす症例 ・血清および尿の免疫固定法では検出されるが,免疫電気泳動では検出されない ・血清M蛋白が90%以上減少し,かつ,尿中M蛋白量が100 mg/24 hr未満
PR	以下の基準すべてを満たす症例 ・血清M蛋白が50%以上減少し,かつ,24 hr尿中M蛋白量が90%以上減少もしくは200 mg/24 hr未満 ・<u>血清および尿中M蛋白が測定不能な場合 [d]</u>は,腫瘍由来FLCと非腫瘍由来FLCの差が50%以上減少 ・<u>血清M蛋白,尿中M蛋白およびFLCが測定不可能な場合で治療前の骨髄中形質細胞割合が30%以上の場合</u>は,形質細胞割合が50%以上減少 ・治療前に軟部組織形質細胞腫瘤がある場合,大きさが50%以上縮小
Stable Disease (SD)	CR,VGPR,PR,PDに該当しない症例
Progressive Disease (PD)	以下の基準を1つ以上満たす症例 ・血清M蛋白が最低値より25%以上増加(絶対量で0.5 g/dL以上の増加が必要) [e] ・尿中M蛋白量が最低値より25%以上増加(絶対量で200 mg/24 hr以上の増加が必要)

(次頁に続く)

(表3続き)

効 果	基準[b]
	・<u>血清および尿中M蛋白が測定できない場合のみ</u>，腫瘍由来FLCと非腫瘍由来FLCの差を評価する．この差が治療後に25％以上増加（絶対量で10 mg/dLを超える増加が必要） ・骨髄中の形質細胞割合が最低値より25％以上増加（絶対量で10％以上が必要） ・<u>血清M蛋白，尿中M蛋白およびFLCが測定不可能な場合</u>，骨髄中の形質細胞割合が25％以上増加（絶対量で10％以上の増加が必要） ・新たな骨病変もしくは軟部組織形質細胞腫の出現，もしくは既存の骨病変もしくは軟部組織形質細胞腫の増大 ・多発性骨髄腫に起因する高カルシウム血症の出現（補正血清カルシウム値＞11.5 mg/dL）

・治療効果判定には連続する2回の評価が必要
[a] CR，VGPR判定時はM蛋白検出の既往の有無にかかわらず，血清と尿の両方につき検査を施行する
[b] 画像検査が実施されている場合は骨病変の進行または新たな出現を認めないことが必要であるが，治療効果判定のための画像検査は必須ではない
[c] 骨髄検査は繰り返す必要はない
[d] 測定可能病変の定義は下記
・CR判定時以外は血清M蛋白≧1 g/dL，尿中M蛋白≧200 mg/24 hr，血清腫瘍由来FLC≧10 m/dLで血清FLC比異常あり，の1つ以上を満たす場合，測定可能病変ありと判断
・上記3つのうちいずれか1つがあてはまる場合，CR判定の候補となりえる．3つすべてあてはまらない場合のみ，sCR判定の候補となりえる
[e] 血清M蛋白が5 g/dLを超えるときは，1 g/dL以上の増加でPDとする
(Leukemia 20：1467-1473, 2006)

■付記：monoclonal gammopathy of undetermined significance（MGUS）について

- 表4に基づき診断を行う
- 50歳以上の成人の約3～4％に存在
- CRAB症状を有さない
- MGUSは0.5～1％/年の割合でMMや関連疾患へ進展す

表4 IMWG による MGUS と関連形質細胞腫瘍の診断基準

	定 義
非 IgM 型 MGUS	・血清 M 蛋白（非 IgM 型）＜3 g/dL ・骨髄におけるクローナルな形質細胞＜10% ・臓器障害（高カルシウム血症，腎障害，貧血，骨病変，アミロイドーシスなど）がない
IgM 型 MGUS	・血清 IgM 型 M 蛋白＜3 g/dL ・骨髄におけるリンパ形質細胞の浸潤＜10% ・リンパ球増殖性障害に伴う貧血，全身症状，過粘稠，リンパ節腫大，肝脾腫，その他の臓器障害がない
軽鎖 MGUS	・FLC 比の異常（＜0.26 もしくは＞1.65） ・κ 軽鎖（FLC＞1.65）もしくは λ 軽鎖（FLC＜0.26）の増加 ・免疫固定法で免疫グロブリン重鎖を認めない ・臓器障害（高カルシウム血症，腎障害，貧血，骨病変，アミロイドーシスなど）がない ・骨髄におけるクローナルな形質細胞＜10% ・尿中 M 蛋白＜500 mg/24 hr
孤立性形質細胞腫	・骨もしくは軟部組織の生検により証明されたクローナルな形質細胞による孤立性病変 ・正常骨髄でありクローナルな形質細胞を認めない ・病変部を除き全身骨検索および脊椎・骨盤の MRI（もしくは CT）で異常を認めない ・臓器障害（高カルシウム血症，腎障害，貧血，骨病変，アミロイドーシスなど）がない
微小骨髄浸潤を伴う孤立性形質細胞腫	・骨もしくは軟部組織の生検により証明されたクローナルな形質細胞による孤立性病変 ・骨髄におけるクローナルな形質細胞＜10% ・臓器障害（高カルシウム血症，腎障害，貧血，骨病変，アミロイドーシスなど）がない

(Lancet Oncol 15 : e538-548, 2014 より引用，ただし POEMS 症候群，全身性 AL アミロイドーシスは省略)

る．IgM 型 MGUS は進行すると原発性マクログロブリン血症へ進展するが，まれに IgM 型 MM へ進展する
- MGUS の場合，原則として 3〜6 ヵ月毎にフォローアップを行い，MM へ進展した時点で治療を開始する

J 原発性マクログロブリン血症 (Waldenström macroglobulinemia)

病態

- IgM型M蛋白産生を伴うリンパ形質細胞性リンパ腫
- 病変の主座は骨髄
- 腫瘍細胞の起源は胚中心で体細胞超変異が起こった後，形質細胞へ分化する前の段階のB細胞と考えられている
- 加齢とともに罹患率は増加する．性別では男性の罹患率が高い
- IgM型MGUS（血清IgM型M蛋白<3 g/dLかつ骨髄におけるリンパ形質細胞の浸潤<10%かつ無症状）は約2%/年の割合でマクログロブリン血症へ進展する

症状・身体所見

- 初期は無症状であったり，全身倦怠感を訴えたりすることがある．ときにB症状（寝汗，発熱，体重減少）を呈することもある
- 腫瘍細胞が骨髄・臓器に浸潤することにより貧血・血小板減少，肝脾腫，リンパ節腫大を呈する．まれに腫瘍細胞が皮膚，肺，中枢神経などに浸潤することもある
- 血清IgM増加に伴い過粘稠度症候群（頭痛，鼻出血，歯肉出血，網膜出血による視野異常），末梢神経障害などを呈する．末梢神経障害は，ミエリン関連糖蛋白質に対する抗体産生やIgM沈着などにより脱髄が起こるためと考えられている
- アミロイドーシス，クリオグロブリン血症（Raynaud症状，肢端チアノーゼ，関節痛，紫斑，皮膚潰瘍），温式自己免疫性溶血性貧血，寒冷凝集素症，特発性血小板減少性紫斑病，後天性von Willebrand病などを合併することがある
- M蛋白やアミロイドが皮膚，腸管，腎臓，心臓，末梢神経などに沈着すると，皮疹，下痢，蛋白尿，心機能障害，末梢神経障害などを呈することがある

- M蛋白がフィブリノゲン，FV，FⅦ，FⅧなどの蛋白と相互に作用することで出血時間や凝固時間に異常を認めることがある

検査・診断

- 血液検査：血球数，末梢血血液像，総蛋白，Alb，Cre，Ca，LDH，免疫グロブリン定量，免疫電気泳動，免疫固定法，$β_2$ミクログロブリン，フリーライトチェーン（FLC），血液・血漿・血清粘稠度，臨床所見によりCoombs試験，ハプトグロビン，寒冷凝集反応，クリオグロブリン
- 尿検査：24時間蛋白定量，免疫電気泳動
- 骨髄穿刺・骨髄生検：有核細胞数，巨核球数，骨髄像（骨梁間へのクローナルなリンパ形質細胞の浸潤を認める，10％以上の腫瘍細胞浸潤を診断基準としている報告もあれば，割合は定義していない報告もある），細胞表面抗原検査（リンパ形質細胞は通常 sIgM，CD19，CD20陽性，CD10，CD23陰性），染色体分染法（G染色法など），染色体FISH検査［del(6)(q21)，ただし保険適用外］
- CT（臓器腫大，リンパ節腫大）
- アミロイドーシスが疑われる場合は組織の生検によるコンゴレッド染色
- 眼底検査で網膜静脈のソーセージ様変化
- 脾辺縁帯リンパ腫やマントル細胞リンパ腫，濾胞性リンパ腫，IgM型MGUS，IgM型多発性骨髄腫などとの鑑別を要する
- IgM関連疾患の定義を表1に示す

治療と処方例

- 原発性マクログロブリン血症と診断されても，無症候性であれば治療適応とはならない．また血清IgM値による治療開始基準もない
- IgMの値にかかわらず，血球減少，過粘稠度症候群，末梢神経障害，進行性の肝脾腫やリンパ節腫大，アミロイ

表1 IgM関連疾患の定義

	IgM型M蛋白	腫瘍浸潤によるリンパ節腫大や貧血症状	骨髄中の腫瘍細胞>10%	IgM増加に伴う症状
IgM型MGUS	+	−	−	−
無症候性マクログロブリン血症	+	−	+	−
IgM関連疾患(寒冷凝集素症, Ⅱ型クリオグロブリン血症, アミロイドーシスなど)	+	−	±	+
マクログロブリン血症	+	+	+	±

(Am J Hematol 88:704-711, 2013)

ドーシス,寒冷凝集素症,クリオグロブリン血症などによる症状を呈する場合は治療適応となる
- 過粘度症候群による症状を呈する場合,化学療法によるIgM低下を待つ間の可及的措置として血漿交換が有効である
- 初発例にはリツキシマブ,アルキル化薬(クロラムブシル,シクロホスファミド),プリンアナログ(フルダラビン,クラドリビンなど),ボルテゾミブの単剤もしくは併用による治療が行われる
- 治療抵抗例ではサリドマイド,レナリドミド,ベンダムスチンなどの有用性が報告されている.また年齢や臓器障害などにより自家造血幹細胞移植も検討されうる

K アミロイドーシス

病態

- 異常な蛋白質が組織に沈着することにより発症する
- 全身諸臓器にアミロイドが沈着する全身性アミロイドーシスと，特定の臓器に限局して沈着を認める限局性アミロイドーシスに分類され，さらに原因蛋白質によりサブタイプが分類される
- 本項では複数臓器に免疫グロブリン軽鎖が沈着する全身性ALアミロイドーシスにつき述べる
- なお，血清アミロイドA（AA）が沈着するAAアミロイドーシスは関節リウマチ，結核，気管支拡張症，全身性エリテマトーデスなどの慢性炎症性疾患に付随して生じる

症状・身体所見

- 初期症状は全身倦怠感や体重減少など非特異的であるが，進行とともにアミロイドが沈着する臓器を反映した臨床症状が出現する
- 具体的には心筋症，ネフローゼ症候群，肝腫大・肝機能障害，末梢神経障害などを呈する．ときに巨舌や後天性第X因子（FX）欠乏を認めることがある

検査・診断

- 診断の遅れによる治療開始遅延により，十分な治療効果が得られないことが問題となっているため，本疾患を疑い早期診断につなげることが重要である
- 病理検査：コンゴレッド染色で赤橙色に染まり，偏光顕微鏡で緑色を呈するアミロイド沈着の証明が必須．浸潤が疑われる臓器の生検が侵襲を伴う場合，まずは骨髄，皮下脂肪，直腸，歯肉，小唾液腺など，低侵襲な部位からスクリーニングの生検を行う．アミロイドーシスと診断された場合，免疫組織化学染色やタンデム質量分析などにてアミロイドのサブタイプが免疫グロブリン軽鎖に由来することを

- 血液検査：血球数，クレアチニン，AST/ALT，ALP，免疫グロブリン定量，免疫固定法，フリーライトチェーン（FLC），トロポニン，brain natriuretic peptide（BNP）もしくは N-terminal pro-brain natriuretic peptide（NT-proBNP）
- 尿検査：24時間蛋白定量，免疫固定法
- 骨髄穿刺・骨髄生検：有核細胞数，巨核球数，骨髄像，細胞表面抗原検査，染色体分染法（G染色法など），コンゴレッド染色
- 心電図（軸偏位，脚ブロック，低電位）
- 心臓超音波検査（左室壁肥厚，両心房拡大，拘束性流入パターン，心室壁内輝度上昇）
- 腹部超音波検査（肝腫大）

治療と処方例

- 全身性 AL アミロイドーシスでは，浸潤臓器の臓器障害進行予防と新たな臓器へのアミロイド沈着を予防するため，全例で治療対象となる
- 自家造血幹細胞移植の有効性が示唆されているものの，アミロイド沈着による臓器障害を合併している症例が多いことから治療関連毒性・治療関連死亡が問題となっている．安全に移植を行うために，NT-proBNP，トロポニン T，年齢，浸潤臓器数，血清クレアチニンなどを考慮し，慎重に適応の有無を検討する必要がある
- 自家造血幹細胞移植非適応患者ではアルキル化薬（メルファラン，シクロホスファミド），ステロイド（デキサメタゾン，プレドニゾロン），免疫調節薬（サリドマイド，レナリドミド），プロテアソーム阻害薬（ボルテゾミブ）単剤もしくはこれらを組み合わせた治療を検討する．この際，障害臓器の部位や程度により，薬剤の選択や投与量の調節が必要である

L 参 考

1）血球貪食症候群 [hemophagocytic syndrome：HPS，または血球貪食性リンパ組織球症 (hemophagocytic lymphohistiocytosis：HLH)]

病 態

- 日本では人口80万人に対して1人程度発症するまれな疾患である．その半数は Epstein-Barr ウイルス（EBV）感染と関連がある
- 原因不明の発熱と汎血球減少，肝障害，凝固異常，高LDH血症，高フェリチン血症，肝脾腫などの所見を主体とする．骨髄でのマクロファージの血球貪食像によって診断される予後不良の重篤な病態である
- マクロファージや樹状細胞などの抗原提示細胞やCD8陽性細胞障害性T細胞が持続的に活性化され，産生される大量の炎症性サイトカインにより全身の強い炎症状態をきたす（サイトカインストーム）
- 患者血清中ではTNF-α，IFN-γ，IL-1，IL-6，IL-18，可溶性IL-2レセプター（sIL-2R）などの炎症性サイトカインが上昇する．これらのサイトカインは貪食細胞を活性化し周囲の血球を貪食する結果，血球減少をきたす

分 類

- 表1を参照
- HPSは遺伝的素因に基づく一次性と基礎疾患に続発する二次性に分類される
- 一次性は乳児期に発症し家族性血球貪食性リンパ組織球症（FHL）として知られる．NK細胞やT細胞の細胞障害活性に関わるいくつかの遺伝子異常（パーフォリン，*Mune 13-4*, *syntaxn 11* など）で診断する
- 一次性HLHのほとんどは幼少期に発症すると考えられて

表1 HPSの分類

一次性（原発性）

家族性血球貪食性リンパ組織球症（FHL）

二次性（反応性）

1) 感染症関連血球貪食症候群（IAHS）
   ウイルス関連血球貪食症候群（VAHS）
   細菌関連血球貪食症候群（BAHS）
   真　菌
   寄生虫
   その他
2) 悪性腫瘍関連血球貪食症候群（MAHS）
   リンパ腫関連血球貪食症候群（LHAS）
   その他
3) 自己免疫関連血球貪食症候群（AAHS）
4) その他

いたが，遺伝子診断が進歩し成人になって発症する例があることが知られるようになった
- 二次性は成人に発症し感染症や悪性腫瘍（悪性リンパ腫），自己免疫疾患［全身性エリテマトーデス（SLE）や成人Still病］が原因となる
- 感染症に続発するHPSは細菌，ウイルス，真菌，原虫，リケッチアなど原因は様々であるが，ウイルス感染（EBVなど）の頻度が高い
- 悪性腫瘍に続発するHPSの原因はほとんどが悪性リンパ腫である
- 悪性リンパ腫のなかではびまん性大細胞型B細胞リンパ腫，NK細胞リンパ腫，NK/T細胞リンパ腫，血管内リンパ腫（IVL）が重要である
- IVLのうち肝臓，脾臓，骨髄に浸潤し中枢神経には浸潤しないタイプはアジアに多い（IVL asian variant）

症状・身体所見

- しばしば不明熱で発症する．抗菌薬に不応性の遷延する発

熱と末梢血の血球減少を特徴とする
- 増殖したリンパ球や組織球が浸潤することで肝脾腫を伴う
- 骨髄に貪食像がない場合でも腫大リンパ節や肝脾，まれには脳脊髄液で貪食像が確認されることもある
- 多くの場合，全身状態は不良で重篤感がある
- 造血幹細胞移植後に起こることがあり，生着不全や生着遅延に関わる

検査・診断

- 表2を参照
- 肝障害が必発である（肝障害のない HPS はない）
- 骨髄検査を施行し，マクロファージの増加と血球貪食像（図1）を確認する
- 病初期には貪食像が確認できないものの極期になって証明されることもある．必要があれば骨髄検査を繰り返し行う

表2 HPS/HLH 診断基準（2009年 HLH-2004 改訂案）

以下のいずれかを満たせば HPS/HLH と診断できる．
1. HPS/HLH または XLP の分子診断が得られる
2. A の4項目中3項目以上，かつ B の4項目中1項目以上を満たす．C 項目は HPS/HLH を支持する

A 項目
(1) 発熱
(2) 脾腫
(3) 2系統以上の血球減少
(4) 肝炎様所見

B 項目
(1) 血球貪食像
(2) フェリチン上昇
(3) sIL-2R 上昇
(4) NK 細胞活性の低下または消失

C 項目
(1) 高 TG 血症
(2) 低フィブリノゲン血症
(3) 低 Na 血症

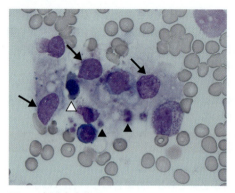

図1 血球貪食像
マクロファージが一視野に3個観察される（↑）．血小板（▲）や赤芽球（△）を貪食している．NK細胞リンパ腫症例に合併したものである．

- 末梢血液検査で典型的には汎血球減少をきたすが，2系統の減少に止まる場合もある
- 凝固異常としてフィブリノゲンの低下とDICの徴候を認める
- 特徴的な異常として高フェリチン血症，sIL-2Rの上昇を認める
- 高LDH血症（通常 1,000 U/mL 以上）をきたす
- HPSの診断が得られた場合，基礎疾患の同定が必要である．HPSを初発症状として典型的なリンパ節腫大をきたさない悪性リンパ腫（IVL，NK細胞リンパ腫，肝脾型T細胞性リンパ腫など）もあることから注意する．IVLの診断には皮膚科に依頼しランダム皮膚生検が必要である
- 高TG血症（TNF-αがリポプロテインリパーゼを阻害しTGを増加させる）は，一次性HLHでは多いが二次性では少ない

治療と処方

- 先天性HPS ➡ 免疫抑制療法と化学療法を並行して行う．デキサメタゾン（抗炎症），エトポシド（組織球やマクロ

ファージを抑制)，シクロスポリン（T細胞を抑制）を併用する．遺伝子の異常が同定された患者や重篤で再発を繰り返すものは骨髄移植が勧められる
- 後天性HPS ➡ 基礎疾患の治療，血球減少・凝固異常に対する支持療法，ステロイドと免疫抑制薬による高サイトカイン血症の改善が3本柱になる．成人の重症例では先天性と同様の3剤併用療法（DEX＋VP-16＋CyA）が行われる
- 感染症を原因とするHPS ➡ 原因微生物に対する抗菌薬や抗ウイルス薬などに加え，ステロイドやシクロスポリン，場合によってはγ-グロブリン療法を追加する
- LAHS ➡ 悪性リンパ腫の治療を優先する．症状の改善が乏しい場合はステロイドパルス療法を加える．NK関連腫瘍に合併する場合は治療不応性で一般に予後不良である
- AAHS ➡ 現疾患の活動性コントロールを目標にステロイド，ステロイドパルス療法，シクロスポリン，エンドキサンパルス療法など種々の免疫抑制療法を行う

2) 伝染性単核球症（infectious mononucleosis：IM）

病態

- EBVの初感染によって起こる．頸部リンパ節腫大をきたし，発熱，咽頭痛，肝機能障害を呈する良性疾患である
- 日本では1～5歳までに約半数に感染が成立する．幼少期の感染は不顕性感染であったり，軽症の扁桃腺炎などとして見過される．20歳代までに8割以上で感染が成立するが，10～30歳頃の思春期・若年成人の初感染では症状が重く，約半数で典型的なIMの症候を示す
- ウイルスは感染後，生涯唾液腺やmemory B細胞に潜伏する．思春期以降はキスをするとウイルスを含む唾液を介して他人へ感染することから"Kissing disease"の別名で呼ばれる．30日～50日の潜伏期間を経て発症する
- EBV以外にもサイトメガロウイルス（CMV）やHIVやヒトヘルペスウイルス6型（HHV-6），トキソプラズマの感

染でも同様の現象を引き起こす

症状・身体所見

- 遷延する発熱，咽頭痛・扁桃腺炎，圧痛を伴う頸部リンパ節腫脹を3徴候とする．肝脾腫や皮疹を伴うこともある．IMに特異的なものではないが，全身倦怠感と食欲不振もしばしば訴える
- 有熱期間は1〜2週間に及ぶことがあり，通常のウイルス感染より長引く
- 壊死性リンパ節炎や悪性リンパ腫，急性白血病と誤診されることがある

検　査

- 白血球はあまり増えないが，好中球は減少しリンパ球比率は50％を越える
- EBVはB細胞に感染する．感染細胞に対するCD8陽性細胞障害性T細胞が増加し異型リンパ球として観察される
- 年長になるほど肝障害を伴う．トランスアミナーゼは上昇するが，黄疸に至る例はまれである

血清診断

- 図2を参照
- 抗EBV EA-IgG抗体，抗EBV VCA-IgG抗体，抗EBV VCA-IgM抗体，抗EBNA-IgG抗体を測定する
- 抗EBNA抗体は初感染後数ヵ月しないと出現しないのに比して，抗EA抗体，抗VCA抗体は急性期に出現することを利用し血清診断する
  ①初感染：抗EBNA抗体（−），抗VCA-IgG and/or IgM（＋），抗EA（＋）なら急性感染の可能性が高いが，ごく早期では偽陰性も多い
  ②既感染：抗EBNA抗体（＋）他の抗体は（−）
- これらが陰性の場合は抗CMV-IgGとIgMも測定する

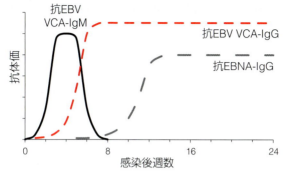

図2 EBV抗体価の推移

合併症

- 造血系の合併症を 25〜50％に伴う．軽度の溶血性貧血や血小板減少，再生不良性貧血や TTP，HUS や HPS が報告されている
- 神経系の合併症は 1〜5％程度に発生する．Guillan-Barré症候群や顔面神経麻痺，髄膜炎・脳炎が報告されている

治療と予後

- 特異的な抗ウイルス療法はない
- ほとんどの患者は，無治療で3〜4週の経過で自然に軽快する．全身状態が良好な場合は入院する必要はなく，自宅安静を指示する．解熱と肝酵素の正常化を確認し，職場復帰や復学を許可する
- 全身症状が強く衰弱が激しい場合，合併症を伴う場合は入院を考慮する．ほとんどの治療は発熱や倦怠感，食欲不振に対する解熱鎮痛薬の投与や補液管理など対症療法である
- 抗菌薬は IM に対して無効であるばかりでなく，ペニシリ

ンを投与すると高率に薬疹を生じるとされているので控える
- 血球減少が著しくHPSが疑われる場合は，入院しステロイドホルモンやγ-グロブリンの投与も検討する
- まれに数ヵ月にわたり症状が遷延し，ウイルス感染細胞がクローナルに増殖することがあり，慢性活動性EBV感染症と呼ばれる．予後不良の疾患で若年者では完治のため同種移植が行われる

3）壊死性リンパ節炎（necrotizing lymphadenitis）

病態

- 菊池病，亜急性壊死性リンパ節炎とも呼ばれる
- 頸部リンパ節の腫脹と発熱を主体とする良性疾患で，発症要因は不明である．多くは一過性の経過で自然寛解する
- どの人種にも発生するが，日本を含むアジア人で多い
- 生来健康な40歳までの若年女性に多く発症するが，男性にも発症する．平均の発症年齢は30歳前後である．小児例の報告もある
- 症状や経過，リンパ節の病理像からは，何らかの病原微生物に対する組織球やT細胞の免疫応答が原因と考えられている

症状・身体所見

- リンパ節腫大は通常頸部に限局する．2～3週間の経過で急性/亜急性に発症する．リンパ節は軽い圧痛を伴うことが多い
- リンパ節腫大は100％に認められ，発熱35％，その他皮疹や倦怠感，関節痛などを伴う．皮疹は一過性で風疹様だったり，薬疹様だったりする．頬部にSLEによく似た蝶型紅斑を呈することもある

検査・診断

- 白血球減少が50％程度の症例で観察される．末梢血に異

型リンパ球の出現をみることもある
- 軽度の肝機能障害や LDH の上昇を伴うこともある
- 確定診断はリンパ節生検による．経過観察で軽快することが多いが，高熱が持続する例では悪性リンパ腫を否定するため生検をすべきである
- リンパ節の超音波所見が参考になる．腫瘍性の腫大では球状に腫大しリンパ節門が消失するが，反応性腫大ではそら豆様でリンパ節門が残る
- 患者背景（性・年齢）やリンパ節の病理像が SLE に似るため，抗核抗体の検索を含め SLE の否定が必要である
- 白血球減少は 30〜40％，異型リンパ球は 25％に，貧血はおよそ 2 割に観察される．血小板減少や汎血球減少もまれにある
- 抗核抗体やリウマチ因子は通常陰性

治療と処方

- 発熱やリンパ節の疼痛に対して NSAIDs などの解熱鎮痛薬を対症的に用いる
- 再発や重症例では短期間，少量（0.5 mg/kg）のステロイドを投与することがある
- 1〜4ヵ月の経過で自然寛解するものがほとんどである
- 診断の数年後に SLE を発症した報告が散見されることから，寛解後も数年のフォローアップをしたほうがよい
- 再発例も 3〜4％報告されている

2 赤血球系疾患

A 鉄欠乏性貧血 (iron deficiency anemia：IDA)

病態

- 慢性的な鉄の喪失，供給不足，需要増大により鉄欠乏に至り，ヘモグロビン合成障害から貧血をきたす
- 鉄の喪失は過多月経，消化管出血，肉眼的血尿などが原因
- 供給不足は胃切除後や慢性胃炎などの低酸状態による吸収障害や，ダイエットや偏食による摂取不足などが原因
- 需要増大は成長，妊娠，授乳，過度な運動などが原因
- 女性のほとんどは過多月経が原因で，男性の場合は消化管出血をまず疑う
- 最も頻度の高い貧血で，男性より女性で頻度が高く，成人女性の約10%でみられる

症状・身体所見

- 緩徐に貧血が進行する場合は，重度な貧血になるまで無症状のことが多い
- 易疲労感，動悸，息切れ，倦怠感などの一般的な貧血の自覚症状が出現する
- 高度の鉄欠乏状態が遷延すると，氷を食べたくなる異食症や，頻度は低いが爪の菲薄・平坦化（匙状爪）や，嚥下障害・萎縮性舌炎・口角炎（Plummer-Vinson症候群）がみられることがある

検査・診断

- 小球性低色素性貧血に加えて，血清フェリチン低値，不飽和鉄結合能高値，血清鉄低値により診断する（治療前に測定することが重要）
- 末梢血塗抹標本上で，中心が菲薄化した赤血球や大小不同

がみられる
- 過多月経が原因の場合は子宮筋腫などの婦人科疾患の検索，男性や閉経後の女性の場合は内視鏡検査などの消化管疾患の検索を行う

治療

ⓐ 鉄の補充
- 鉄の補充は基本的には経口鉄剤で開始する．副作用が強く内服継続が困難な場合や，鉄喪失量が多く経口剤では十分補充できない場合，消化管病変があり鉄吸収が十分ではない場合は鉄の静注療法を検討する
- 経口剤の場合，嘔気，便秘，下痢などの消化器症状が出現することがある．空腹時の内服を避けることや，就寝前に内服することで対応可能なことがある
- 制酸剤，タンニン，牛乳，テトラサイクリン系抗菌薬は鉄吸収を阻害する可能性はあるが，お茶やコーヒーでの飲み合わせなどは，ほとんど治療効果に影響を与えない．ビタミンCは鉄吸収を促進する可能性があるが，副作用を強くする可能性がある
- 鉄の静注療法を行う場合は，予め鉄の必要量を算出し，鉄過剰にならないように注意する
  計算式例）
  鉄必要量$(mg) = [2.72 \times (16 - Hb 値) + 17] \times 体重(kg)$
- 鉄剤の静脈投与時は，時折アナフィラキシーを生じることがあるので，投与開始時には慎重な経過観察が必要である
- 活動性の出血などで循環動態が不安定になっていない限りは，輸血は積極的に行わない
- 静注時は腸管からの鉄の吸収が低下するため，経口剤の併用は避ける

ⓑ 治療の開始，終了の目安
- Hb 10 g/dL 未満を目安に鉄剤の投与を開始する
- 治療開始後は，数日で網赤血球が増加し，その後に貧血の改善，フェリチンの増加がみられる
- 貧血の改善だけでなく，貯蔵鉄（血清フェリチン）の回復

まで鉄剤を内服することが望ましい．通常半年以内にフェリチンは正常化するが，低値で遷延する場合は鉄の喪失が多い可能性があり，原因検索と静注療法への変更を検討する

ⓒ 処方例

内 服
フェロミア（50） 2錠 1日1回内服
インクレミン（5%） 15 mL 1日1回内服

静 注
フェジン 40〜120 mg を5%ブドウ糖20 mLで希釈してゆっくり静注

B 巨赤芽球性貧血 (megaroblastic anemia)

病態

- ビタミン B_{12} や葉酸の吸収不良や需要の増大により欠乏し，DNAの合成障害をきたす．その結果，核の成熟障害が起こり，無効造血を起こす
- ビタミン B_{12} の腸管からの吸収には胃の壁細胞から分泌される内因子が必須である．抗内因子抗体や抗胃壁細胞抗体により内因子が不足することでビタミン B_{12} の吸収が十分に行えないことが原因できたす巨赤芽球性貧血を「悪性貧血」と呼ぶ
- 菜食主義や偏食による摂取不足，妊娠・授乳による需要の増大，胃全摘後による内因子不足でもビタミン B_{12} 欠乏の原因となる．高度の萎縮性胃炎による胃内の低酸状態では食物中のビタミン B_{12} 遊離障害が起き，腸管での吸収ができないことがある
- 葉酸欠乏の主な原因はアルコールの過剰摂取や偏食による葉酸の摂取不足．その他，妊娠・授乳，慢性的な溶血（溶血性貧血）による需要の増大が原因となる

症状・身体所見

- 易疲労感，動悸，息切れ，倦怠感などの一般的な貧血の自覚症状が出現する
- ビタミン B_{12} は1日の必要量と比べて，体内の貯蔵量が多いため，胃全摘などで吸収ができなくなっても貧血をきたすまでには数年経過することが多い
- 舌乳頭の炎症・萎縮（Hunter舌炎），白髪，食思不振がみられることがある
- ビタミン B_{12} 欠乏の場合は四肢の痺れ，感覚鈍麻に加えて，進行すると位置覚・振動覚の低下，病的反射，歩行障害を呈する亜急性連合性脊髄変性症や，認知症や記憶障害などの精神症状をきたすこともある．貧血に先んじて神経障害がみられることもある．葉酸欠乏では神経障害はあまりみ

- 悪性貧血の場合，慢性甲状腺炎などの自己免疫疾患の合併や，胃癌の発症率が健常人と比較して高率との報告がある

検査・診断

- 大球性貧血に加えて，白血球減少，血小板減少を合併していることが多い
- 無効造血を反映し，LDH高値，間接ビリルビン高値，ハプトグロビン低値が認められる
- 胃全摘後などで鉄欠乏状態を合併していると，平均赤血球容積（MCV）が高値にならないこともある
- 末梢血上で過分葉好中球や，骨髄では細胞質に比べて核の成熟が未熟で大型の巨赤芽球や巨大後骨髄球が認められる
- ビタミンB_{12}，葉酸を測定する．特に骨髄異形成症候群（MDS）との鑑別に有用である

治療

a ビタミンB_{12}欠乏の治療

- 基本的に補充は非経口投与（筋注もしくは静注）で行う．治療開始時は週2〜3回投与し，1〜2ヵ月程で血液所見が正常化するため，以後は維持療法として3ヵ月に一度程度の投与を行う

初期治療
メチコバール　1,000μg筋注　週3回　1〜2ヵ月継続

維持療法
メチコバール　1,000μg筋注　3ヵ月に1回

- 低酸によるビタミンB_{12}吸収障害が原因の場合など一部の巨赤芽球性貧血の場合には，経口投与が有効な場合があるが，腸管での吸収には差があるため，治療開始時は原則非経口投与とすることが望ましい
- ビタミンB_{12}欠乏の原因が除去できる場合は，ビタミンB_{12}が正常域に回復したら治療を終了できるが，胃全摘後や悪性貧血など原因が除去できない場合は維持療法を継続する

- 神経障害が重度の場合は，貧血が改善しても残存することがある

ⓑ 葉酸欠乏の治療
- 多くの場合は経口投与で改善することが多い．血液所見が正常化するまで継続する
- ビタミン B_{12} 欠乏を伴っている場合は，葉酸補充のみ行うと神経障害が増悪する可能性があるため，必ずビタミン B_{12} の補充も行う

> フォリアミン（5） 3錠分3 内服

C 再生不良性貧血 (aplastic anemia)

- 汎血球減少と骨髄低形成を主徴とする疾患群
- 後天性の多くは原因不明であるが，免疫抑制療法がしばしば奏効することから，主に免疫学的機序が想定される
- 低形成骨髄異形成症候群との鑑別がしばしば困難

病態

- 先天性と後天性に分けられる
- 後天性は原因不明の本態性と薬剤などに伴う続発性に分けられるが，本態性の多くは免疫学的機序による造血幹細胞の障害が原因と考えられている
- 肝炎後再生不良性貧血は，既知の肝炎ウイルス以外が原因の急性肝炎と同時～3ヵ月後に発症する
- 再生不良性貧血から発作性夜間ヘモグロビン尿症（PNH）に移行する例が認められ，再生不良性貧血-PNH症候群と呼ばれる．逆にPNHから再生不良性貧血に移行する症例はPNHの骨髄不全型と理解される

症状・身体所見

- 血球減少の程度に応じて，貧血症状，白血球減少に伴う感染症（発熱），血小板減少に伴う出血傾向を認める

検査・診断

- 表1, 2
- 末梢血では血球減少を認める（少なくとも2系統）
- 骨髄検査では有核細胞の減少を認める．骨髄生検では骨髄系細胞密度が全体の30％未満に減少している（60歳以上の高齢者では20％未満）
- 異形成像は赤芽球系にみられることがあるが，好中球・巨核球系には認められない．染色体異常もみられないことが多い．これらの所見は低形成骨髄異形成症候群との鑑別に重要
- 骨髄MRI検査では脂肪髄を反映して，重症例ではT1強

表1　再生不良性貧血の診断基準

1. 臨床所見として，貧血，出血傾向，ときに発熱を認める．
2. 以下の3項目のうち，少なくとも2つを満たす．
    ①ヘモグロビン濃度；10 g/dL 未満，②好中球；1,500/μL 未満，③血小板；10万/μL 未満．
3. 汎血球減少の原因となる他の疾患を認めない．汎血球減少をきたすことの多い他の疾患には，白血病，骨髄異形成症候群，骨髄線維症，発作性夜間ヘモグロビン尿症，巨赤芽球性貧血，癌の骨髄転移，悪性リンパ腫，多発性骨髄腫，脾機能亢進症（肝硬変，門脈圧亢進症など），全身性エリテマトーデス，血球貪食症候群，感染症などが含まれる．
4. 以下の検査所見が加われば診断の確実性が増す．
    1) 網赤血球増加がない．
    2) 骨髄穿刺所見（クロット標本を含む）で，有核細胞は原則として減少するが，減少がない場合も巨核球の減少とリンパ球比率の上昇がある．造血細胞の異形成は顕著でない．
    3) 骨髄生検所見で造血細胞の減少がある．
    4) 血清鉄値の上昇と不飽和鉄結合能の低下がある．
    5) 胸腰椎体の MRI で造血組織の減少と脂肪組織の増加を示す所見がある．
5. 診断に際しては，1., 2. によって再生不良性貧血を疑い，3. によって他の疾患を除外し，4. によって診断をさらに確実なものとする．再生不良性貧血の診断は基本的に他疾患の除外によるが，一部に骨髄異形成症候群の不応性貧血と鑑別が困難な場合がある．

（厚生労働省　特発性造血障害に関する調査研究班，平成22年度改訂版）

調画像でほぼ均一な高信号となる．中等症以下では残存造血巣のため不均一になることが多い
- 診断はこれらの所見を総合的に解析し，他疾患を除外した上で行う．診断後に重症度を判定する
- 約半数の患者で末梢血赤血球，白血球にごく少数の CD55/CD59 陰性細胞（PNH 型血球）を認める
- 再生不良性貧血は公費助成対象疾患なので，診断が確定したら手続きについて説明する

表2 再生不良性貧血の重症度分類

Stage 1	軽症	下記以外
Stage 2	中等症	以下の2項目以上を満たす 網赤血球　　　　　60,000/μL未満 好中球　　　　　　1,000/μL未満 血小板　　　　　　50,000/μL未満
Stage 3	やや重症	以下の2項目以上を満たし，定期的な赤血球輸血を必要とする 網赤血球　　　　　60,000/μL未満 好中球　　　　　　1,000/μL未満 血小板　　　　　　50,000/μL未満
Stage 4	重症	以下の2項目以上を満たす 網赤血球　　　　　20,000/μL未満 好中球　　　　　　500/μL未満 血小板　　　　　　20,000/μL未満
Stage 5	最重症	好中球200/μL未満に加えて，以下の1項目以上を満たす 網赤血球　　　　　20,000/μL未満 血小板　　　　　　20,000/μL未満

（厚生労働省　特発性造血障害に関する調査研究班，平成16年度修正版）
注：定期的な赤血球輸血とは毎月2単位以上の輸血が必要なときを指す．

治療

- 重症度にあわせて治療方針を選択する（図1, 2）

a 特異的治療

蛋白同化ホルモン療法（外来）

プリモボラン　0.25 mg/kg 分2～3　連日内服

副作用（肝障害，男性化など）に注意して，0.5 mg/kg まで増量可．効果がみられたら適宜減量して維持量とする

- 効果発現の判定には3～6ヵ月を要する
- プリモボランは男性化作用（ざ瘡，多毛症，声の男性化，無月経など）が強いことに注意．非可逆的になり得るため，女性に投与する際は十分な説明が必要．ボンゾール（ダナゾール）の使用が望ましいが，保険適用外
- AST あるいは ALT が 200 mU/mL 以上になった場合は中止

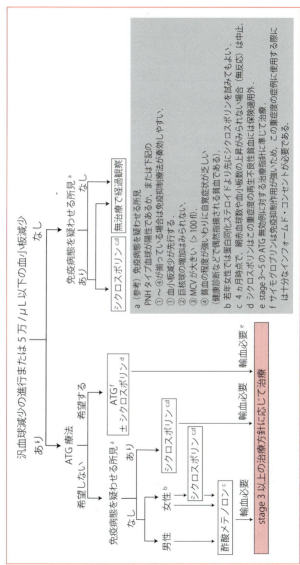

図1 Stage 1 および 2（中等症以下）に対する治療指針

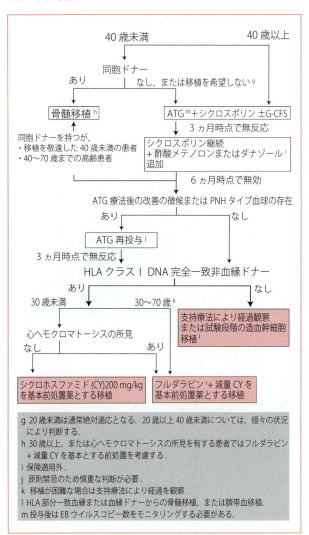

図2 Stage 3〜5(重症例)に対する治療指針

ATG(+シクロスポリン)療法(入院➡外来)

サイモグロブリン(ウサギATG)2.5〜3.75 mg/kg/day+
　生理食塩水500 mL(12時間以上かけて点滴) day 1〜5
ソル・メドロール125 mg+生理食塩水100 mL(1時間点
　滴) day 1〜5
ソル・メドロール80 mg+生理食塩水100 mL(1時間点
　滴) day 6〜8
ソル・メドロール40 mg+生理食塩水100 mL(1時間点
　滴) day 9〜11
プレドニン20 mg(内服) day 12〜20
プレドニン10 mg(内服) day 21〜27
プレドニン5 mg(内服) day 28〜34
ネオーラル5 mg/kg(内服) 朝夕 分2 day 1〜84
[ネオーラル内服については,シクロスポリン療法(外来)と
　同様の管理を行う]

- サイモグロブリン本投与前に,必ず試験投与を行う

サイモグロブリン2.5 mg+生理食塩水100 mL(1時間以
　上かけて点滴)

- アナフィラキシーショック対策として,ソル・メドロールの投与,中心静脈ルートまたは複数の末梢血管ルートの確保,心電図モニタを行う.担当医は投与中救命処置の準備をして待機
- 感染症の合併時以外,G-CSF使用の明らかな有用性は示されていない.長期間のG-CSF投与は行わない

ノイトロジン5 μg/kg点滴あるいはグラン400 μg/m^{2}点
　滴.最長3ヵ月まで

- ATG投与後は一時的に白血球減少,血小板減少をきたすことが多い
- 発疹,瘙痒感,顔面浮腫に対して➡抗ヒスタミン薬(ポララミンなど)やソル・コーテフ(ヒドロコルチゾン)100 mg
- いわゆる血清病は投与後7〜12日後に起こるので,この時期には皮膚紅斑,関節痛,リンパ節腫脹の出現に注意する.

プレドニゾロン投与は血清病の予防に役立つ
- サイモグロブリン投与後にEBウイルス再活性化に伴うリンパ増殖疾患が発症することが知られている．可能であれば，治療後はEBV DNAコピー数の測定を定期的に行うのが望ましい．EBV DNA量が10^4コピー／10^5細胞以上に上昇し，発熱・リンパ節腫大などの臨床症状がみられた場合には，リツキシマブによる治療を考慮する
- 効果発現まで3〜4ヵ月を要することが多い
- ATG療法は発症後早期に施行したほうが奏効率が高い
- ATG無効あるいは再発の場合，再度試みることがある
- サイモグロブリンの再投与は原則禁忌．再投与については慎重に判断する．やむを得ず再投与する場合は，原則として投与前にサイモグロブリンに対する抗体の有無を確認することが推奨されている．また，試験投与でアナフィラキシー発症の有無を十分に観察する必要がある．なお，ゼットブリンはサイモグロブリン投与歴のある患者には投与禁忌
- 治療後にMDSや骨髄性白血病に移行する症例がある（15%程度）

シクロスポリン（CyA）療法（外来）
ネオーラル 4〜6 mg/kg/day 朝夕 分2

- シクロスポリン血中濃度のトラフ値150〜250 ng/mLを目安に投与量を調整
- 投与2時間値（C2）が測定できる場合，C2>600 ng/mLであることを確認する．C2が600 ng/mL未満の場合，副作用の問題がなければ，ネオーラルを食前投与に変更あるいは増量する
- 3ヵ月間（84日間）投与を継続して効果判定を行う．効果ありの場合，血球増加が続いている間は投与量を継続する．3ヵ月以上変化がみられなくなったら，ゆっくり（3ヵ月毎に0.5〜1 mg/kg程度）減量し，最終的には中止を試みるが，維持量が必要な場合もある
- 副作用は腎障害（高頻度），血圧上昇，多毛，歯肉腫脹，指の震えなど

- 腎障害がみられたらすみやかに減量，中止を考慮する
- 相互作用を引き起こす薬剤や食品（グレープフルーツ）が多いので注意
- ATG＋CyA治療を行う場合でも，先行してCyA治療を開始しておくとよい

造血幹細胞移植（入院）
- 40歳未満の重症例が対象．HLA一致血縁者間移植が基本
- 40歳未満のHLA一致血縁者間移植は長期生存率が高いため（86～100％），若年者の重症例では第一選択．しかし，免疫抑制療法（ATG＋CyA）によっても同程度の治療成績が得られるため，同胞ドナーがいる場合でも患者の希望や病状に応じて免疫抑制療法を先行させてもよい

ⓑ 支持療法
- 赤血球輸血・血小板輸血を必要に応じて行う．しかし，頻回の血小板輸血は抗血小板抗体や抗HLA抗体を誘導するため，明らかな出血傾向がなければ，血小板数が1万/μL以下であっても血小板輸血は行わない．抗HLA抗体の存在は移植後生着不全に影響するため，造血幹細胞移植を予定している場合には特に注意する
- 赤血球輸血を頻回に行う場合，鉄過剰症対策を行う
- 抗菌薬の予防投与は必ずしも行わなくてよいが，好中球減少が高度の場合は抗菌薬，抗真菌薬などの予防投与を考慮する．発熱など明らかな感染が疑われる場合は，すみやかに広域スペクトラムの抗菌薬投与を開始する．感染合併時は必要に応じて（好中球500/μL以下など），G-CSFやグロブリン製剤を使用する

D 赤芽球癆 (pure red cell aplasia：PRCA)

- 赤血球造血が選択的に抑制されて重度の貧血を呈する疾患であり，急性型と慢性型に分けられる

病態

- 急性型は赤芽球や赤血球系前駆細胞へのウイルス感染（ヒトパルボウイルス B19）や薬剤が原因
- 慢性型は自己免疫による赤血球造血の抑制．胸腺腫，T細胞型顆粒リンパ球増多症（lymphoproliferative disease of granular lymphocytes：LDGL），膠原病，リンパ腫などの有無を確認する

症状・身体所見

- 労作時息切れや動悸などの貧血一般症状，眼瞼結膜の蒼白や収縮期雑音などの一般身体所見を認める

検査・診断

ⓐ 一般検査所見
- 以下の所見で赤芽球癆と診断できる
  - 末梢血：著明な貧血（正球性）と網赤血球の著減（1%未満）を認める．白血球・血小板数は正常．LDGL を伴う場合は顆粒リンパ球の増加あり
  - 骨髄：赤芽球の著減（5%未満になることがほとんど）．パルボウイルス B19 感染の際は，巨大前赤芽球をみる．白血球系と巨核球系の異形成像はみられない

ⓑ 原因確定のための特殊検査
- 薬剤使用歴の確認
- ヒトパルボウイルス B19 検査：ウイルス DNA（PCR），パルボウイルス IgM 抗体，IgG 抗体
- 膠原病関連検査：抗核抗体，リウマチ因子，抗 dsDNA 抗体
- LDGL 関連検査：末梢血塗抹標本での LGL の有無，末梢血 CD4/8 比（1以下の場合 LDGL の可能性を考慮），末

梢血リンパ球TCR再構成検査（CD4/8が1以下の場合には施行，LDGLの確定診断になる）
- 胸腺腫・リンパ腫関連検査：胸部X線，CT検査

治療

ⓐ 急性赤芽球癆

＜パルボウイルスB19感染＞
- 経過は一過性であり，治療は要さないことが多い
- 免疫不全症を有する場合➡免疫グロブリン製剤を投与する
- 基礎疾患に遺伝性球状赤血球症などの溶血性貧血がないかどうか検索しておく
- エリスロポエチンはウイルス増殖を刺激するため，使用しない
- 通常1〜3週間で改善傾向が認められる

＜薬剤性＞
- 被疑薬の中止が原則
- 通常1〜3週間で改善傾向が認められる

ⓑ 慢性赤芽球癆

＜特発性＞
- シクロスポリンかステロイドが基本．患者の状態に問題がなければまずシクロスポリンを試す．自然寛解する例もある（5〜10％）

シクロスポリン療法（外来）
ネオーラル 4〜6 mg/kg/day 朝夕 分2
- 基本的には再生不良性貧血での使用に準ずる
- トラフ値を月1〜2回測定し，150〜250 ng/mLを目安に調節する
- 腎障害例や高齢者➡3〜5 mg/kg/day程度に減量して開始
- 血球数が回復している間は投与を継続．3ヵ月以上不変となったら3ヵ月毎に0.5〜1.0 mg/kg程度のペースで減量
- 効果発現まで3〜6ヵ月程度かかる場合あり．6ヵ月経過しても改善しない場合は中止

ステロイド療法（入院➡外来）
プレドニン 1 mg/kg/day　分 1〜2

- 寛解が得られるまで初期量を継続する
- Ht が 35％ に達したら，3〜4ヵ月かけて中止，あるいは維持量（10 mg/day 程度）まで減量する
- 高齢者では 0.5 mg/kg で開始しても可
- 有効率 50％．約 40％ の患者が 4 週間以内に反応する．2〜3ヵ月以内に反応がみられなければ他治療への変更を考える

ステロイドパルス療法（PRCA では保険適用外）（入院➡外来）
ソル・メドロール 1 g＋生理食塩水 100 mL

- 1 時間で点滴，day 1〜3．day 4 から経口プレドニゾロンに切り替える
- シクロスポリンや一般量ステロイドに反応しない場合に試みる
- 貧血が高度の場合など➡一般量ステロイド療法の前に行ってもよい

シクロホスファミド療法（PRCA では保険適用外）（外来）
エンドキサン 50 mg/day　朝　分 1

- 毎週〜2 週間毎に増量して最大 150 mg まで
- 寛解を得るか骨髄抑制が起こるまで続ける．効果発現まで 12 週程度かかる
- 骨髄抑制や長期使用での膀胱癌発症など副作用が強いため，十分な注意が必要

＜続発性＞

- LDGL：シクロスポリンが有効［シクロスポリン療法（外来）と同じ］．有効率 80％．シクロホスファミドも有効
- 胸腺腫：摘出を考慮．ただし，最近の報告によると，PRCA に対する効果は期待しにくい．シクロスポリンが有効［シクロスポリン療法（外来）と同じ］
- リンパ腫，膠原病：原疾患の治療が基本

ⓒ 支持療法（赤血球輸血）

- ヘモグロビン 6〜7 g/dL を保つように適宜輸血を行う
- 長期輸血例では鉄過剰症に注意する

E 発作性夜間ヘモグロビン尿症 (paroxysmal nocturnal hemoglobinuria：PNH)

- 夜間の睡眠に誘発されて起こる血管内溶血による早朝のヘモグロビン尿（暗褐色）を特徴とした後天性溶血性疾患

病態

- *PIG-A* 遺伝子に後天的変異を持つ造血幹細胞が増幅し，グリコシルホスファチジルイノシトール（GPI）を欠損した血球が産生される．その結果，補体制御分子（CD55, CD59）が機能せず，赤血球の補体感受性が亢進して溶血が起こる
- 溶血，骨髄不全，血栓症を主徴とする．その程度は症例毎に様々である
- 再生不良性貧血や骨髄異形成症候群との相互移行があることが知られている

症状・身体所見

- 貧血（眼瞼結膜蒼白など）・溶血所見（黄疸，褐色尿など）．感染を契機に悪化することがある（溶血クリーゼ）．倦怠感が特徴的
- 骨髄不全症状：汎血球減少に伴う感染症，出血傾向など
- 血栓症は深部静脈血栓症や肺塞栓症として出現することが多く，下肢痛，腹痛，胸痛などがみられる．日本人には少ないが，欧米では死因のトップを占める

検査・診断

- 貧血，溶血所見に加え，PNH 特異的な検査所見で診断する
- 貧血 ➡ ヘモグロビン低下
- 溶血 ➡ LDH 高値，間接ビリルビン高値，血清ハプトグロビン低値，尿中ウロビリン体増加，胆石など
- 特異的な検査 ➡ ショ糖溶血試験陽性，Ham 試験陽性，フローサイトメトリーでの CD55/CD59 陰性細胞（PNH 血球）の存在

治療と処方例

- 溶血，骨髄不全，血栓症それぞれに対して対処する

ⓐ 溶 血

- 溶血所見に基づいた重症度分類を行い，治療方針の参考とする（表1）
- 軽症であれば特に治療の必要はない．重症ではエクリズマブの積極的適応，中等症では相対的適応となる
- 溶血の抑制にはヒト化抗C5抗体エクリズマブがきわめて有効

エクリズマブ療法（外来）

ソリリス600 mg＋生理食塩水60 mL　　　　30分で点滴
　　　　　　　　　　　　　　　　　　day 1, 8, 15, 22
ソリリス900 mg＋生理食塩水90 mL　　　　30分で点滴
　　　　　　　　day 29, 43, 57……（以後2週間毎）
投与開始2週間前に髄膜炎菌ワクチンを接種する

- 抗体製剤であるため，投与後1時間は院内で患者の様子を

表1 溶血所見に基づいた重症度分類

軽 症	下記以外
中等症	以下の2項目を満たす ・ヘモグロビン濃度：10 g/dL 未満 ・中等度溶血（血清LDHが正常上限の4〜5倍程度）を認める または，時に（年1〜2回程度）溶血発作を認める
重 症	以下の2項目を満たす ・ヘモグロビン濃度：7 g/dL 未満 または定期的な赤血球輸血（毎月2単位以上）を必要とする ・高度溶血（血清LDHが正常上限の8〜10倍程度）を認める または，恒常的に肉眼的ヘモグロビン尿を認めたり，頻回に（年に数回以上）溶血発作（発作により輸血が必要となったり入院が必要な状態）を繰り返す

注：血栓症は既往・合併があれば重症とする

観察する
- 最も高頻度の副作用は頭痛．アセトアミノフェンを適宜使用する．髄膜炎所見が認められる場合は緊急治療の適応
- 補体阻害剤であるため，治療開始後は感染リスクが上昇することを説明する（特に莢膜細菌．髄膜炎菌感染症には特に注意を払う
- 原則として治療開始2週間前までに髄膜炎菌ワクチン（メナクトラ）を接種する
- 肺炎球菌ワクチンについては，接種は必須ではない
- 治療により，溶血症状，血栓症状，倦怠感の改善が認められる
- 薬価がきわめて高いため，治療の開始時期を慎重に考える．また，医療費について事前に説明が必要

慢性溶血に対するステロイド療法（外来）
プレドニン 20 mg/日　朝　分1

- 患者の状態に応じて減量可能．溶血発作を予防する
- 溶血クリーゼの場合はプレドニゾロンを増量する

溶血クリーゼに対するステロイド療法（入院・外来）
プレドニン 0.5〜1.0 mg/kg　分2〜3　連日内服
2週間初期量で維持し，その後ゆっくり減量

- クリーゼ診断早期に，ハプトグロビン 4,000 単位 2 時間点滴静注を併用するとよい

❺ 骨髄不全
- 基本的に再生不良性貧血の治療に準じる．血球減少の程度にあわせて（重症度を考慮して）蛋白同化ホルモンやシクロスポリン，ATG を用いる（206 頁参照）
- これらの治療は PNH に対しては保険適用外なので注意

❻ 血栓症
- 深部静脈血栓症の既往や疑いがある場合は，血栓予防目的にワルファリンを使用する

血栓症の予防（外来）
ワーファリン　PT-INR 2.0〜3.0 を目標に投与量を調節

❼ その他
- 貧血の強い症例では赤血球輸血を行う．これまで洗浄赤血

球の使用が推奨されてきたが,近年の赤血球濃厚液は血漿成分の混入がわずかであるため,最近では通常の赤血球製剤でよいとの見解が主流
- ヘモグロビン尿のために鉄欠乏をきたしやすいが,不用意な鉄剤投与は溶血を増悪させる.鉄剤投与は,少量から溶血の誘発の有無を確認しながら行うべきである
- 葉酸需要が亢進しているため,溶血に注意しながら葉酸の投与も行う
- ビタミンCは溶血を誘発するため,大量摂取は避けるように指導する
- 基本的に予後良好(25年生存率50%以上)だが,汎血球減少進行例では死亡リスクが高い
- 妊娠や経口避妊薬は血栓症を誘発するため,一般には推奨されていない.妊娠した場合はヘパリンで血栓症を予防する.妊婦へのワルファリンは禁忌である

F 自己免疫性溶血性貧血 (autoimmune hemolitic anemia：AIHA)

- AIHA は抗赤血球抗体によって赤血球が破壊される疾患であり，後天性溶血性貧血の約 60％を占める

病態

- 成熟赤血球に対する自己抗体が産生され，赤血球が破壊される
- 自己抗体の違いにより温式［自己免疫性溶血性貧血（AIHA）］と冷式［寒冷凝集症（CAD）］に分けられる
- 特発性と続発性に分けられ，続発性は自己免疫疾患やリンパ増殖性疾患，感染症などによって引き起こされるため，基礎疾患の検索が重要
- 薬剤性の場合，αメチルドーパ，プロカインアミドが有名
- ITP を合併したものは，Evans 症候群と呼ばれる

症状・身体所見

- 貧血・溶血所見（黄疸，褐色尿など），感染を契機に溶血が悪化することがある（溶血クリーゼ）
- 貧血・黄疸・脾腫が 3 主徴とされるが，必ずしも揃うとは限らない
- 胆石を合併することがある
- CAD の場合，ウイルス感染やマイコプラズマ肺炎が先行することがある
- CAD では身体先端部のチアノーゼや Raynaud 症状が認められる

検査・診断

- 貧血，溶血所見に加え特異的な検査所見で診断する
- 貧血 ➡ ヘモグロビン低下
- 溶血 ➡ LDH 高値，網赤血球増加，間接ビリルビン高値，血清ハプトグロビン低値，尿中ウロビリン体増加，脾腫，胆石など
- 特異的検査 ➡ Coombs 検査陽性，寒冷凝集素陽性

- 貧血・溶血所見を認め，直接 Coombs 検査が陽性であれば AIHA と診断できる．まれに直接 Coombs 陰性の AIHA が存在するが，これが病歴から疑われる場合は赤血球結合 IgG 定量検査を行う（ただし施行可能な施設は限られる）

治療と処方例

a AIHA（温式）

- まず副腎皮質ステロイドによる治療を試みる

①プレドニゾロンによる寛解導入療法

プレドニン　0.5～1 mg/kg/day　分 1～2　連日内服
4 週間初期量で治療継続，その後溶血所見に注意しながら 2 週間毎に 5 mg のペースで減量．10～15 mg/日まで減量したら，減量ペースをさらに抑えて最終的に 5 mg/日程度で維持

- 経過中は定期的に網赤血球数と直接 Coombs 検査結果を確認する
- 直接 Coombs 検査が陰性化し，溶血が十分に抑えられていれば，プレドニン中止も可能
- 途中で再燃した場合は，再度 0.5 mg/kg/day まで増量して再寛解を図る
- SLE 合併症例や Evans 症候群では，1 mg/kg/day で治療を開始してよい

- ステロイド難治症例（プレドニン不応例，プレドニン維持量が 15 mg/日以上になる症例，再燃を繰り返す症例など），不耐例ではその他の免疫抑制薬か脾摘を選択する．どちらを優先すべきかは確定していない．リツキサン（リツキシマブ）の有効性が報告されているが，日本では保険適用外

②アザチオプリンによる免疫抑制（保険適用外）

イムラン　50～100 mg/日

- 効果判定には 4 週間以上を要する

③シクロホスファミドによる免疫抑制（保険適用外）
エンドキサン 50 mg/日 朝 分1
- 副作用を確認しながら増量可能
- 骨髄抑制など副作用が強いため，十分な注意が必要
- 長期使用には適さない（数ヵ月以上の長期投与は避けるべき．膀胱癌発症リスクあり）

④脾 摘

❺ CAD（冷式）
- 保温が基本
- 先行感染に伴う場合は急性一過性であることが多い
- 温式 AIHA と異なり，ステロイドの有効性は低い．しかし，溶血が高度の場合は短期間のステロイド治療を試みてよい

❻ その他
- 溶血のリスクが高いため，赤血球輸血は可能な限り避けるのが原則．しかし，Hb＜5.0 g/dL など生命維持が危ういと判断した場合には，溶血リスクを十分に説明した上で，交差適合試験を通過した血液製剤を緩徐に輸血するのもやむを得ない

G 遺伝性球状赤血球症 (hereditary spherocytosis：HS)

病態

- 日本における先天性溶血性貧血の代表的疾患
- 75％が常染色体優性遺伝，25％は劣性遺伝であるが，孤発例もみられる
- 膜構造の異常により赤血球が脆弱となり溶血を生じる
- 赤血球の膜骨格と脂質二重層を結合する蛋白（ankyrinなど）の異常による

症状・身体所見

- 貧血，黄疸，脾腫を3徴とする（表1）
- ビリルビン結石による胆石発作の頻度が高い
- パルボウイルスB19の感染によりaplastic crisisを起こすことがある

検査・診断

- 溶血性貧血の所見（LDH，網赤血球上昇，間接ビリルビン上昇，ハプトグロビン低下）

表1 遺伝性球状赤血球症の重症度分類

	軽症	中等症	重症
頻度	20〜30％	60〜75％	5％
貧血	なし 網赤血球上昇のみ	あり	重度
黄疸	なし〜軽度	あり	あり
脾腫	なし〜軽度	あり	あり
備考	ほぼ無症状	輸血を要することもある 乳児期〜小児期に診断される	輸血依存 劣性遺伝で両親は無症状であることが多い

- 直接 Coombs 試験陰性（AIHA との鑑別が重要）
- MCHC の上昇（35 g/dL＜）と RDW の上昇（14＜）：感度 63％，特異度 100％
- MCV は正常〜軽度低下
- 赤血球浸透圧抵抗試験（低下：正常より高浸透圧で溶血が起こる）
- 末梢血液像での central pallor の消失した球状赤血球の証明

治療

- 赤血球輸血：症候性の貧血で考慮する
- 葉酸製剤投与：重症溶血例では相対的に葉酸が不足する
- 脾摘：中等症以上で考慮される．生涯にわたり被包化細菌の感染，動静脈血栓症のリスクが高まる．ガイドラインに則った予防接種，予防投与が必要である
- 胆摘：症候性の胆石を有する場合に考慮される

H 二次性貧血

- 血液疾患以外の原因による貧血

病態・検査所見

ⓐ anemia of chronic disease：感染，自己免疫疾患，悪性腫瘍
- 炎症による鉄利用障害
- hepcidin，IL-6 などが関与している
- 小球性低色素性貧血
- Fe↓，UIBC↓，フェリチン↑
- 貧血をきたす他の原因（出血など）を合併し，診断が困難なことも多い

ⓑ 悪性腫瘍：固形癌
- 骨髄転移，腫瘍の進展に伴う低栄養状態，腫瘍からの出血，抗腫瘍薬による骨髄抑制，血球貪食症候群など様々な原因により起こる
- 検査所見は病態により様々
- 固形癌の骨髄転移では，骨髄像での腫瘍細胞の出現，DIC，末梢血中への赤芽球や骨髄芽球の出現を認める

ⓒ 腎障害：腎不全
- エリスロポエチンの不足による
- 正球性正色素性貧血
- 貧血による心不全は腎不全患者の予後を悪化させる

ⓓ 肝障害：肝硬変
- 脾機能亢進による溶血
- 食道静脈瘤などからの消化管出血
- アルコール多飲が関与することもある
- 検査所見は病態により様々

ⓔ 低栄養：摂食障害など
- 低形成骨髄をきたす
- 汎下垂体機能低下症を伴うこともある
- 正球性正色素性貧血
- 汎血球減少をきたすことも多い

❺ 内分泌疾患：甲状腺機能亢進症，甲状腺機能低下症，下垂体機能低下症
- 機序は不明な部分が多い
- 正球性正色素性貧血

❻ 機械的溶血：人工弁，激しい運動による行軍貧血
- 赤血球の機械的な破壊による
- 正球性あるいは大球性貧血，網赤血球増加
- LDH，T. Bil 上昇，ハプログロビン低下，破砕赤血球の出現

❼ 出血：消化管出血など
- 慢性出血では鉄欠乏を反映して小球性低色素性貧血
- 急性出血では正球性正色素性貧血
- 造血亢進により網赤血球の増加

❽ 薬剤性：抗腫瘍薬，抗菌薬，抗ウイルス薬
- 抗腫瘍薬の骨髄毒性
- 薬剤性溶血性貧血など

治 療

- 原因疾患の治療が第一
- 腎性貧血ではエリスロポエチンの投与が有効

エスポー
初期量：6,000 単位　週1回
維持量：6,000〜12,000 単位　2 週に1 回皮下投与

ネスプ
初期量：20μg　週1回
維持量：15〜60μg　週1回，30〜120μg　2 週に1 回静脈内投与

エポジン
初期量：6,000 単位　週1回皮下または静脈内投与
維持量：6,000 単位　週1回静脈内投与，または 6,000〜12,000 単位　2 週に1 回皮下投与

ミルセラ
初期量：20μg　2 週に1 回静脈内投与
維持量：25〜250μg　4 週に1 回静脈内投与

I 二次性および相対的赤血球増加症

病態

ⓐ 二次性赤血球増加症
- 血液疾患がないが，エリスロポエチンの上昇などにより，反応性の赤血球増加がみられる病態
- 鑑別診断を表1に示す

ⓑ 相対的赤血球増加症
- 循環血漿量の減少による相対的な赤血球の濃度上昇を指すが，^{51}Crを用いた循環赤血球量，循環血液量測定は日常診療では困難なため，病歴聴取，身体所見からの診断となる
- 原因としては喫煙，利尿薬や下剤の使用，嘔吐・下痢や経口摂取不良による脱水，運動選手における自己輸血などが挙げられる

症状・身体所見

- 基礎疾患の詳細な問診
- 喫煙歴
- 頭痛，頭重感，めまい，全身倦怠感などの症状
- 赤ら顔，粘膜・結膜の充血
- 胸部聴診所見（心雑音，呼吸副雑音）
- 肝脾腫の有無

検査・診断

- SpO_2測定
- 血中エリスロポエチンの測定（真性多血症では低下，二次性多血症では上昇，相対的赤血球増加症では正常）
- NAPスコア，ビタミンB_{12}
- 以上の検査から二次性多血症よりも骨髄増殖性腫瘍を疑う場合には *JAK2V617F* 変異の検索（保険適用外），骨髄穿刺

治療と処方例

- まず原因疾患の治療

表1 二次性赤血球増加症の鑑別

先天性	低酸素に対する感受性の異常	*VHL*遺伝子異常（Chuvash多血症） *PHD2*遺伝子異常 *HIF-2α*遺伝子異常
	エリスロポエチンレセプターの異常	
	ヘモグロビン異常症	
後天性	異常なエリスロポエチン増加	腎細胞癌 肝細胞癌 小脳血管芽細胞腫 褐色細胞腫 子宮筋腫 髄膜腫 腎移植後
	反応性のエリスロポエチン増加	先天性心疾患（右→左シャントを伴うもの） 慢性閉塞性肺疾患 睡眠時無呼吸症候群 高地在住 CO中毒 喫煙 肥満（Pickwick症候群） 腎組織における低酸素状態（嚢胞腎，腎動脈狭窄など）
その他		エリスロポエチン投与 蛋白同化ステロイド投与 男性ホルモン投与

- 多血症に伴う症状がある場合には瀉血を行ってもよいが，PVの場合と異なり，Hctの目標値のエビデンスはない
  1回 400 mL（高齢者や初回は200 mL） 2〜8週毎
  500 mL程度の細胞外液の補液を考慮する

3 出血・血栓性疾患

A 血小板機能異常症 (platelet functional disorders)

血小板活性化機構

- 血小板は一次止血に重要な細胞であり，血管内皮傷害部位で粘着・活性化され，最終的に凝集塊を形成する
- 血小板初期粘着には血小板 GPIb/Ⅸ/Ⅴ複合体が内皮下のコラーゲンと von Willebrand 因子（VWF）を介して結合することが重要である
- 粘着した血小板はコラーゲン受容体などから活性化シグナルが伝達され，ADP，セロトニン，トロンボキサンなどの血小板活性化物質を放出し，さらに局所の血小板活性化を進行させる
- 血小板凝集：血小板特異的膜蛋白である GPⅡb/Ⅲa 複合体が血小板活性化に伴い活性型 GPⅡb/Ⅲa となりフィブリノゲンや VWF を介して血小板同士が結合する現象

病 態

- 先天性の血小板異常症はまれであり，日常診療で遭遇する成因としては抗血小板薬内服などの後天性による場合が多い（表1）
- 先天性疾患としては GPⅡb/Ⅲa の量的・質的異常による血小板無力症と GPIb/Ⅺ/Ⅴ複合体の量的・質的異常である Bernard-Soulier 症候群が重要である．両者ともに常染色体劣性の遺伝形式をとる
- 血小板無力症は血小板数・形態ともに正常だが，Bernard-Soulier 症候群は巨大血小板と軽度の血小板減少症を認める
- May-Hegglin 異常（MYH-9 異常症）は *MYH-9* の異常に

表1 血小板異常症の分類

障害部位	先天性		後天性
	血小板自体の異常	血小板以外の異常	
粘着障害	Bernard-Soulier症候群 血小板型VWD コラーゲン不応症	VWD 結合組織病	後天性VWD 尿毒症
凝集障害	血小板無力症	無フィブリノゲン血症	異常蛋白血症 骨髄増殖性腫瘍 薬剤 尿毒症
放出障害	Storage pool病 アラキドン酸代謝障害		薬剤（アスピリンなど）

VWD：von Willebrand病

よる常染色体優性の先天性疾患であり，白血球内の封入体と巨大血小板の出現が臨床的な特徴である
- 後天性の原因としては薬剤以外に血液透析，骨髄増殖性腫瘍，肝疾患が挙げられる

症状・身体所見

- 易出血性，皮膚粘膜出血が認められる

検査・診断

- 出血傾向に遭遇したとき➡血小板機能に影響を及ぼす薬剤の内服歴聴取がきわめて重要である
- 出血時間が一次止血検査として最も一般的に行われるが，再現性に問題がある
- 血小板機能評価には血小板機能検査（図1）を行う
- 血小板無力症ではADPやコラーゲンによる血小板凝集が欠損する
- Bernard-Soulier症候群はADP，コラーゲン凝集は認める

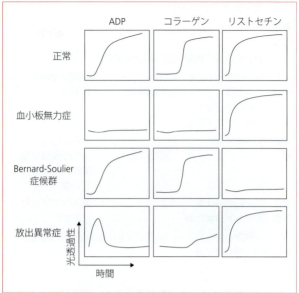

図1 疾患による血小板機能検査のパターン

血小板無力症ではADP，コラーゲン凝集の欠如，Bernard-Soulier症候群ではリストセチン凝集が欠如する．
放出異常症や薬剤内服などでは血小板凝集が可逆性となる（二次凝集の欠如）．

がリストセチン凝集が欠如する
- 抗血小板薬内服時や放出反応の異常では血小板二次凝集能が低下する
- May-Hegglin異常（MYH-9異常症）などの巨大血小板を呈する疾患では，自動血算機で血小板数を低く見積もられ，ITPと誤診する危険性があり注意が必要

治療と処方例

- 薬剤による血小板機能異常は薬剤中止により回復するが，不可逆的影響を及ぼすアスピリンやチエノピリジン系薬剤の効果は血小板寿命まで持続するため，手術前など観血的処置が予測される際には時間的に余裕を持った対応が必要

- 先天性の血小板異常症に伴う出血傾向には血小板輸血を行うが，欠損する膜蛋白に対する同種抗体が出現し血小板輸血不応となる場合がある
- 血小板輸血不応例の血小板無力症の出血コントロールに対して，組み替え活性型FⅦ製剤（ノボセブン）が保険適用となった

B 特発性血小板減少性紫斑病 (idiopathic thrombocytopenic purpura：ITP)

病態

- 急性と慢性に分けられ，急性は小児に多く，ウイルス感染などに続発する
- 一般に ITP とは成人発症の慢性 ITP を指すことが多い
- 血小板特異的抗原（GPⅡb/Ⅲa，GPIb/Ⅸ/Ⅴ）に対する自己抗体産生が原因の自己免疫性疾患である
- *Helicobacter pylori* 感染との関係も注目されている
- 抗血小板抗体が結合した血小板が網内系マクロファージに補食され，血小板寿命が短縮する
- 抗血小板抗体が巨核球分化血小板産生も抑制する

症状・身体所見

- 無症状で健康診断の異常値で受診することも多い
- 臨床症状としては点状・斑状出血，易出血性，鼻出血，月経過多がある
- 口腔内・気道や頭蓋内出血，消化管出血は入院加療の対象
- 高齢者では高血圧合併による脳出血や消化管出血に注意が必要

検査・診断

- 表 1
- 血算では原則として血小板数の異常以外は認めない（Evans 症候群を除く）
- 診断には他の血小板減少症をきたす疾患の除外が必要
- 他の血球異常を伴う場合，高齢者では他の疾患除外のためにも骨髄検査を行うことが望ましい
- PA-IgG は他の血小板減少症でも上昇することが多く特異性は低い
- HIV や HCV 感染の有無を確認し，リンパ増殖性疾患や膠原病，甲状腺機能異常症，膠原病や脾腫をきたす疾患の除外を行う

表1 ITPとの鑑別が必要な疾患

- 偽性血小板減少症
- 妊娠：妊娠血小板減少症，前弛緩
- 薬剤性
- ウイルス感染症：HIV，伝染性単核球症，肝炎
- 脾機能亢進症
- 腫瘍性：MDS，リンパ増殖性疾患
- 膠原病：SLEなど
- 先天性疾患：VWD type 2B, Wiskott-Aldrich syndrome, MYH異常症（May-Hegglin異常，Alport症候群など）Fanconi貧血，Bernard-Soulier症候群，Thrombocytopenia-absent radium (TAR)症候群
- 血栓性血小板減少性紫斑病（TTP）
- 慢性DIC

- 巨大血小板を呈する先天性疾患（May-Hegglin異常など）は自動分析機で血小板減少と判断され，ITPと誤診される場合があるため注意が必要
- 塗抹標本により血小板凝集の有無を確認し，EDTAによる偽性血小板減少症を除外する

治療と処方例

- 図1
- 出血傾向が存在しない場合➡外来での診療が主となる
- 入院の適応➡消化管出血，口腔内・気道出血・脳出血，重度の出血傾向が合併している場合
- 緊急性のある場合（外科手術，分娩，消化管出血，脳出血など）➡入院管理の下，免疫グロブリンの大量療法またはステロイドパルス療法を行う
- 血小板数が3万/μL以上で出血傾向のない場合➡経過観察し，H. pylori陽性の患者には除菌療法を最初に行う
- 治療のファーストラインは副腎皮質ステロイドの投与．通常は1週間以内に血小板数増加が認められることが多い
- 再発・無効例にはセカンドラインの治療として脾摘を行う．脾摘は60〜70%程度の患者に効果が認められる

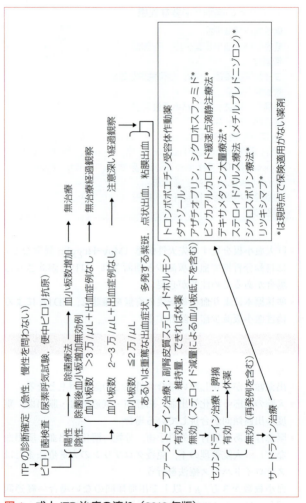

図1 成人ITP治療の流れ（2012年版）
(成人特発性血小板減少症紫斑病治療の参照ガイド（2012年版）.臨血 53：435, 2012)

- リツキシマブの投与やシクロスポリンの投与を行う場合もあるが，保険適用外
- 脾臓への放射線照射により一過性に血小板が上昇することがある
- サードライン治療としてトロンボポエチン受容体作動薬[ロミプロスチム（ロミプレート），エルトロンボパグ（レボレード）]が注目されている．血栓症，骨髄線維化に留意する

ⓐ 外来時

> プレドニン 0.5～1 mg/kg/日　3～4週継続，以後漸減し維持量5～10 mg/日

> *H. pylori* 除菌療法
> ランサップ400または800　7日間経口投与

- 難治例：脾摘後も血小板数が維持できない症例は以下のいずれかをサードラインとして用いる

> ①ロミプレート　1 μg/kg を週1回皮下注（症状に応じて増減．10 μg/kg まで）
> ②レボレード　12.5 mg を1日1回経口投与（空腹時）（最大50 mg/日）まで

> ①ネオーラル　50～200 mg　分2投与，血中トラフ濃度を150～200 ng/mL に維持（保険適用外）
> ②デキサメタゾン大量療法：
> 　デカドロン40 mg 点滴4日間，4週毎に4～6回行う
> ③エンドキサン　50～100 mg/日，またはイムラン　50～100 mg/日（保険適用外）

ⓑ 緊急時投与例

- 免疫グロブリンの大量療法（献血ヴェノグロブリンIH・日赤ポリグロビンNなど）．400 mg/kg/日を5日間点滴静注．投与後7日前後で血小板数がピークとなり，3～4週で前値まで低下

> ステロイドパルス療法
> ソル・メドロール1 g/日　3日/回，以後漸減

- 濃厚血小板輸血：出血症状に応じて随時必要量を投与
- トロンボポエチン受容体作動薬：長期的な副作用は不明

C 血友病

1) 血友病

病態

- 血友病は第Ⅷ因子（FⅧ）（血友病A）または第Ⅸ因子（FⅨ）遺伝子異常（血友病B）による伴性劣性遺伝の出血性疾患である
- 国内の有病率は血友病Aが約5千人，血友病Bは約1千人で，先天性凝固因子異常症のなかでは最も頻度が高い
- 重症度が凝固因子活性により分類される（1%未満が重症，1〜5%が中等症，5%超が軽症）
- 製剤投与開始初期に凝固因子製剤に対する中和抗体（インヒビター）が生じ，治療抵抗性となることがある（重症血友病Aの20〜30%）
- 家族内発症も診断の決め手となるが，孤発例も存在する
- 血友病男性の子供は，女児の場合には必ず保因者となる
- 遺伝子組み換え製剤などの濃縮凝固因子製剤の使用により出血コントロールは容易となり，生命予後は著しく改善している

症状・身体所見

- 血友病AとBとの出血症状には差はない
- 関節内や筋肉内などの深部の出血をきたすことが多い
- 重症患者では出生時に脳出血などをきたすこともあるが，多くは幼児期に活動が活発になる時期に，皮下出血や関節出血が目立つようになる
- 軽症の場合には成人時の観血的処置前のスクリーニング検査で発見されることもある
- 重症患者では繰り返す関節内出血により関節の変形をきたす（血友病性関節症）

検査・診断

- 幼少時からの出血症状に加えて、凝固検査でプロトロンビン時間正常、活性化部分トロンボプラスチン時間（APTT）延長から血友病を鑑別診断に挙げる
- 軽症の場合、APTT延長が軽度に留まることがある
- FⅧ、FⅨ活性の測定によって確定診断を行う
- FⅧ因子低下時にはVWF測定、ならびにFⅧインヒビターの検索を行い、von Willebrand病と後天性凝固因子インヒビター（後天性血友病）との鑑別を行う
- 後天性血友病は後天性にFⅧに対する自己抗体が生じる病態で、過去に出血傾向がない患者に、出血傾向を伴うAPTT延長、FⅧ低下をみたら疑う

治療

- 欠乏する凝固因子の濃縮製剤の補充療法が基本
- 出血時の出血と関節症予防の定期補充療法に分けられる
- インヒビター患者ではインヒビター消失を目的とした免疫寛容療法も重要である
- 詳細は「Ⅴ-2. 血友病・後天性血友病に対する止血療法」を参照

2) 後天性血友病（血液凝固第Ⅷ因子インヒビター）

病態

- FⅧに対する自己抗体（中和抗体）が出現する自己免疫性の出血性疾患である
- FⅧ以外の凝固因子にインヒビターが生じることはまれである
- 頻度は年間100万人に1〜2名
- 特発性と基礎疾患に合併する続発性がある
- 発症は高齢者に多く、女性では妊娠・分娩に伴い発症することがあり二峰性となる

症状・身体所見

- 先天性の血友病と比較して皮下出血が高度で関節出血が少ない
- 高度の貧血を伴う出血傾向により受診することも多い
- 大量の出血によりコンパートメント症候群を引き起こすこともある

検査・診断

- 過去に出血歴のない APTT 延長が特徴
- FⅧ低下,FⅧインヒビター陽性
- 交差混合試験にてインヒビターパターン
- FⅧ活性は必ずしも出血傾向とは関連しない

治療

- 出血に対する止血療法,および自己免疫性疾患に対する免疫抑制療法
- 詳細は「Ⅴ-2. 血友病・後天性血友病に対する止血療法」を参照

D von Willebrand病

病態

- von Willebrand病(VWD)はvon Willebrand因子(VWF)の質的・量的異常による,頻度の高い遺伝性出血性疾患の1つである
- 多くが常染色体優性遺伝の形式をとる
- VWFは内皮細胞から放出され,血中に様々な大きさのマルチマーとして存在し,血小板の出血部位への初期粘着反応を担う(図1)
- VWFはキャリアーとしてFⅧを安定化する作用があるため,VWDではFⅧ減少に伴いAPTTが延長する(図1)

症状・身体所見

- 血小板初期粘着の障害のため皮膚・粘膜出血が多く,女性では月経過多がみられる
- FⅧとの結合が悪いType 2Nや重症の3型ではFⅧ低下に

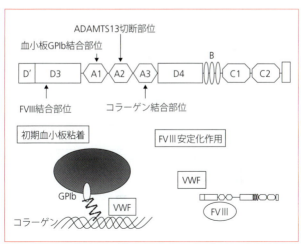

図1 VWFの構造と役割

伴い血友病と似た関節出血や筋肉内出血も起こりうる
- 出血症状はどの年齢でも起こりうるが，小児期の鼻出血や観血的処置の際の止血困難，出産後の止血困難なども診断の手がかりとなりうる
- 妊娠中はVWF活性が上昇するが，分娩後急速にVWFが低下するため産褥期の出血に留意が必要である

検査・診断

- 出血時間が延長する（Type 2Nでは延長しない）
- VWFの低下に随伴してFⅧが低下しAPTTが延長するため，血友病Aとの鑑別が重要（図2）
- 病型の鑑別診断のために血漿中VWF活性（リストセチンコファクター活性），血漿中VWF抗原量，リストセチン凝集能，FⅧ活性を測定する（図2）
- VWDはいくつかの亜系に分けられ，Type 1, 3は量の異常で1型が軽症，3型が完全欠損症である（表1）

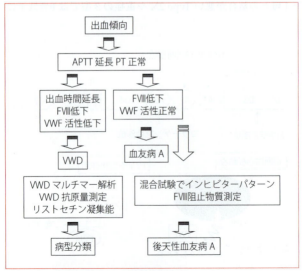

図2 VWFと血友病Aの鑑別診断

表1 VWDの分類

病型	異常	RcoF活性	RCOF/VWF抗原量	RIPA	出血時間	その他
1	VWFの一部欠乏	低下	ほぼ正常	低下	やや延長	
2A	VWFの質的異常（高分子マルチマー欠如）	低下	著明低下	低下	著明延長	
2B	血小板膜糖蛋白質GPIbへの結合促進	低下〜正常	低下	亢進	延長	高分子マルチマーの消費性低下、血小板減少
2M	VWFの血小板依存性機能低下	低下〜正常	低下〜正常	低下	延長	高分子マルチマーは正常
2N	VWFのF Ⅷ結合部位の異常	正常	正常	正常	正常	まれに深部出血
3	VWFの完全欠損	欠如		欠如	著明延長	深部出血、皮膚粘膜出血

- Type 2 は VWF の質的異常で高分子マルチマーが欠損する 2A の頻度が最も高い
- O 型の血液型では VWF の活性が軽度低下するため，Type 1 VWD との鑑別に注意が必要
- まれではあるが悪性腫瘍や膠原病，甲状腺機能異常症に伴い後天性 VWD となることがある
- Type 2B は VWF 活性低下にもかかわらずリストセチン凝集が亢進する

治療と処方例

- 鼻出血など軽度の出血 ➡ 圧迫止血を試みる
- 軽症例 ➡ バソプレシンの投与が適応となる（2B では禁忌）
- 重症例・緊急時 ➡ VWF を含む FⅧ製剤の投与を行う
- トラネキサム酸投与が軽度出血傾向を改善することがある

デスモプレシン注 1回 4μg/1 mL を生理食塩水 20 mL に希釈し，0.2～0.4μg/kg を 10～20 分かけて静注（Type 1 に適応）

コンファクトF またはコンコエイト-HT（リストセチンコファクター活性を 1 mL 中 40 単位含有）をリストセチンコファクター活性で 500～4,000 単位を 1 分間に 5 mL を超えない速度で点滴静注．目安として大手術時には 50 単位/kg を連日投与（5～7 日），術後状況により減量，外傷後出血や抜歯時には 20 単位/kg（止血まで）の投与を行う

- 随時，出血症状や出血時間，リストセチンコファクター活性により用量を調節する

トランサミン 30～50 mg/kg/日 分 3．軽度の粘膜出血時に有効

E 深部静脈血栓症 (deep vein thrombosis：DVT)

- 筋膜より下層の静脈に生じる血栓症であり，その多くは下肢の深部静脈に発生する
- 肺血栓塞栓症の90％以上が，下肢深部静脈や骨盤内に生じた血栓を塞栓源とする

病態

- 血栓の形成には，Virchowの3原則 (Virchow's triad) が関与する
- ①静脈弁洞部や下腿筋内静脈洞などの血流がうっ滞しやすい部位に生じる（血流の変化），②悪性腫瘍などに伴う血液凝固反応の活性化や凝固制御因子の欠乏（血液成分の変化），③静脈壁が様々な原因により傷害されること（血管壁性状の変化）などが複合的に作用する

症状・身体所見

- 頸部や上肢の静脈血栓症は，内頸静脈や鎖骨下静脈への輸液路や，ペースメーカーなどのカテーテル留置によるものが大部分である．縦隔腫瘍による圧迫が原因となることもある
- 下肢のDVTは，血栓が形成される範囲により膝窩静脈から中枢側に血栓が形成される中枢型と，それより末梢側に血栓が存在する末梢型に区別される．血栓形成の初発部位の多くはヒラメ筋内中央部の静脈である
- 中枢型では静脈血流の低下による下肢の腫脹，疼痛，色調変化（青色～淡桃色）や表在静脈の怒張などとともに，間歇性跛行をきたすことがある
- 末梢型では中枢型と同様に腫脹，疼痛をきたすことがあるものの，無症状であることも少なくない
- 呼吸困難や胸痛，乾性咳嗽などは，肺血栓塞栓症を併発している可能性を疑うべき症候である
- 大腿静脈や膝窩静脈に沿った圧痛や，大腿および下腿周囲径の左右差なども下肢DVTを疑う所見である

- 症状が片側性の場合に深部静脈血栓症を疑う．両側性の下肢腫脹は心不全などの全身性疾患によることが多い
- 足関節の背屈位で生じる腓腹筋部の疼痛（Homans' sign）なども参考となる

検査・診断

- 図1

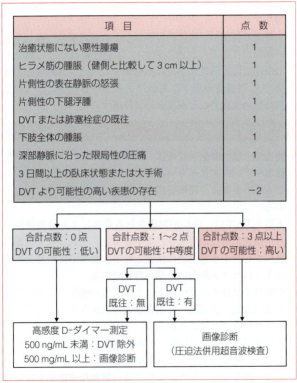

図1 深部静脈血栓症診断の流れ
(Wells PS : J Thomb Haemost 5 (Suppl 1) : 41-51, 2007, および『肺血栓塞栓症, および深部静脈血栓症の診断, 治療, 予防に関するガイドライン(2009年改訂版)』を基に作成)

- 高感度D-ダイマー測定系は，DVTの除外判定に用いられる．確定診断には画像検査が必須である
- 超音波検査断層法での血栓の局在や，プローブによる圧迫時の罹患静脈の形状変化の有無，カラードプラ法による血流所見などは，DVTを診断する上で有用である
- 静脈相に同期させたマルチスライス造影CT検査は，肺動脈などの超音波検査での評価が難しい部位や，腹部手術後などにおける静脈血栓塞栓症の診断に必須である

治療と処方例

- 治療を行わないと約3割が再発する
- 治療の目的は，急性期の下肢疼痛症状などの改善のみならず，DVTの再発や肺血栓塞栓症への進展を予防することである
- 急性期のDVTに対して➡活動性出血性病変がないことを確認の上，APTT値を指標（基準値の1.5～2倍程度）にしながら未分画ヘパリンを持続投与．未分画ヘパリン投与中には，血小板数の変化や血栓症の増悪をきたすヘパリン起因性血小板減少症に注意
- FXa阻害薬であるフォンダパリヌクスは，1日1回皮下投与（体重50 kg未満で5 mg，体重50～100 kgで7.5 mg）．腎機能低下例では減量する
- ワルファリン療法への移行は，ヘパリンを併用しながら臨床症状やD-ダイマー値，画像所見を参考にし，通常2 mg/日より開始する．2～3日ごとに用量調節を行い治療域（PT-INR値で1.5～2.0）に到達した後に，ヘパリンを漸減・休止する
- 経口抗FXa薬を使用する場合には，未分画ヘパリン投与などによる初期治療を実施した後に，例えばエドキサバンを1日1回投与（体重60 kg以下では30 mg，体重60 kg超では60 mg）．腎機能障害例やプログラフ，ネオーラルなどのP糖蛋白阻害薬などを使用している場合には減量が必要
- 経口抗凝固療法は原則として3ヵ月間行う．静脈血栓症再

発例や抗リン脂質抗体症候群を有する例では継続投与が望ましい
- 肺血栓塞栓症のリスクが高い場合⇒永久留置型の下大静脈フィルターが用いられることがある
- 外科的血栓除去術は,急性で広範なDVTで発症後10日未満の患者が対象
- 疼痛が消失した後に,下肢弾性ストッキングを用いて,腫脹の軽減と静脈瘤の発症を予防

F 抗リン脂質抗体症候群 (anti-phospholipid antibody syndrome：APS)

病態

- 抗リン脂質抗体により発症する後天性血栓性疾患である
- 抗リン脂質抗体の対応抗原は、β_2-グリコプロテイン (β_2-GPI) やプロトロンビンなどである
- 抗リン脂質抗体の多様性から病態形成に複数の機序が関与する
- 動静脈の血栓症とともに、習慣性流産などの妊娠合併症をきたす
- 全身性エリテマトーデス (SLE) に合併することがある

症状・身体所見

- 後天性血栓症の原因として重要．動脈および静脈に血栓症を起こす
- 脳梗塞や一過性脳虚血発作 (TIA) などの脳血管障害が多い
- 深部静脈血栓症をきたし、しばしば肺血栓塞栓症を合併する
- 妊娠合併症は習慣性流産が最も多く、子宮内胎児発育不全や妊娠高血圧症もみられる．流産は妊娠中期・後期に好発する
- 抗リン脂質抗体に関連する疾患として、心臓弁膜症、網状皮斑、血小板減少、微小血栓による腎障害、舞踏病などがある

検査・診断

- APS に特徴的な臨床症状を有する患者に対して、ELISA やループスアンチコアグラント (LA) 検査により抗リン脂質抗体を証明する (表1)
- ELISA：抗カルジオリピン抗体 (aCL) は、APS を合併しない膠原病や感染症患者でも非特異的に検出される．β_2-GPI 依存性 aCL や抗 β_2-GPI 抗体は、APS に対する特

表1 抗リン脂質抗体症候群の診断基準案（札幌基準のSydeny改変）

臨床所見

1. 血栓症
   画像検査や病理学検査により確認できる1つ以上の動脈・静脈・小血管の血栓症（血管炎を除く）
2. 妊娠合併症
   a. 妊娠10週以降で，形態学的異常のない胎児の原因不明の死亡
   b. 妊娠34週未満で，妊娠高血圧症，子癇，または胎盤機能不全による形態学的異常のない胎児の早産
   c. 妊娠10週未満で，形態学的，内分泌学的および染色体異常のない3回以上の流産（習慣性流産）

検査所見

1. LA：国際血栓止血学会のガイドラインに準拠した検査により陽性
   1) リン脂質依存性凝固反応（APTT，希釈Russel蛇毒時間）の延長
   2) 補正混和試験で凝固時間の延長が補正されない
   3) 高濃度のリン脂質添加により，凝固時間の延長が補正される
   4) 他の凝固異常（抗FⅧインヒビターなど）が除外できる
2. aCL抗体（IgGまたはIgM型）：中等度以上の力価または健常者の99パーセンタイル以上
3. 抗β_2-GPI抗体（IgGまたはIgM型）：健常人の99パーセンタイル以上

臨床所見の1項目以上が存在し，かつ検査項目のうち1項目以上が12週間以上の間隔を空けて2回以上証明される場合に，抗リン脂質抗体症候群と診断する

(Miyakis S et al : J Thromb Haemost 4 : 295-306, 2006を引用)

異性が高い
- LA検査：LAは，試験管内でリン脂質依存性に凝固反応を阻害する免疫グロブリンである．LAにより凝固時間（PT・APTT）が延長することがあり，混和補正試験により非欠乏型を呈する．LAの測定には希釈Russell蛇毒凝固時間法（dRVVT）を第一選択とするが，ヘパリンや直

接型経口抗凝固薬（DOACs）の投与などに注意する
- 血栓症が無症候である場合も少なくないため，下肢静脈超音波検査，脳 MRI，眼底検査などの画像検査も考慮する
- ELISA や LA 検査で異常がみられても臨床症状や所見を伴わない場合には，「抗リン脂質抗体陽性症例」と表現する

治療と処方例

- 急性期 APS ➡ 『脳卒中治療ガイドライン 2015』や『肺血栓塞栓症および深部静脈血栓症の診断・治療・予防に関するガイドライン（2009 年版）』に準拠して，t-PA などによる血栓溶解療法やヘパリンによる抗凝固療法を行う
- 慢性期 APS ➡ 血栓症の再発予防が最も重要
- 動脈血栓症に対して

アスピリン（例：100 mg 錠　1 錠/日）やクロピドグレル（例：75 mg 錠　1 錠/日）などの抗血小板薬を単剤または 2 剤併用

- 深部静脈血栓症に対しては，ワルファリンによる抗凝固療法を PT-INR 2.0〜3.0 を指標に用量調節
- 動脈および静脈血栓症を同時にきたした場合には，ワルファリンとアスピリンの併用を行うこともあるが，出血性合併症の頻度が高くなることに注意
- 習慣性流産のある APS の妊婦に対して

妊娠継続のためにアスピリン（例：100 mg 錠　1 錠/日）と未分画ヘパリン（例：ヘパリンカルシウム　5,000 単位/回　2 回/日）の在宅自己注射療法を考慮

  - ただし，患者負担が大きい場合などではアスピリン単独による治療も選択肢となる
- ステロイドや免疫抑制薬は，抗体価の抑制や血栓症再発，妊娠合併症の予防に効果がない
- 「抗リン脂質抗体陽性症例」は，原則的に経過観察

G 播種性血管内凝固症候群 (DIC)

- 種々の基礎疾患に併発する全身性の持続的な凝固活性化病態

病態

- 発症機序から，主に次のように分類される
  - 組織因子の血中への流入による DIC：固形癌や造血器腫瘍などの悪性腫瘍や，産科疾患（常位胎盤早期剝離，羊水塞栓など），外傷や熱傷などが基礎疾患となる．凝固反応の病的活性化による血栓傾向とともに，血小板および凝固因子の消費性低下と線溶反応の亢進による出血傾向をきたす
  - 主に感染症に併発する DIC：病原微生物由来の分子（PAMPs）により単球・マクロファージが活性化されサイトカインストームをきたし，白血球の活性化や血管内皮細胞障害が起こる．PAI-1 が著増し線溶反応が抑制されるため，重篤な虚血性臓器障害に陥りやすい
  - 慢性の血管障害に伴う DIC：膠原病による血管炎，動脈瘤，血管腫などが原因となる

症状・身体所見

- 主な症状は，出血と虚血性臓器障害である
- 血小板数の減少による出血症状 ➡ 皮下点状出血や，鼻出血などの皮膚・粘膜出血がみられる
- 凝固因子の低下・線溶反応亢進による出血症状 ➡ 広範囲の紫斑（斑状出血）や，筋肉内出血および臓器出血などの深部出血や頭蓋内出血とともに，静脈穿刺部からの漏出性出血などを伴う
- 虚血性臓器障害 ➡ 脳，肺，肝臓，消化管および腎臓などが血栓症の標的臓器となりやすく，これらの臓器に虚血症状がみられる

検査・診断

- DIC をきたす基礎疾患が必ず存在していることを認識す

る
- 多発性血栓症状や出血傾向があり，血小板数の減少，凝固因子の低下によるPTの延長と，FDPの増加などがみられればDICを疑う
- 造血器腫瘍や抗腫瘍薬による骨髄抑制の状態にある場合には，DICの有無に関わらず血小板数は低下
- 厚生省DIC診断基準（表1）に従い，DICの確定および鑑別診断を進める
- 感染症に伴うDICの早期には，フィブリノゲンの低下やFDPの増加をみることが少なく，厚生省DIC診断基準を満たさないことも多い．この場合，日本血栓止血学会DIC診断基準暫定案（https://www.jstage.jst.go.jp/article/jjsth/25/5/25_629/_pdf）を参考にするとよい
- 健常人の血中には存在してもごくわずかしか認められない凝固系分子マーカー（TAT，SFMCなど）の増加を証明することが，DICの確定診断に有用．PIC，PAI-1，e-XDPなどの線溶系分子マーカーは治療選択や予後の指標となる
- 胸水，腹水，下血および血腫などがある場合 ➡ DICが存在しなくてもしばしば血中FDPなどが増加することがあり注意
- 中年以降の患者で下肢深部静脈血栓症など，原因不明の静脈血栓塞栓症が反復する場合 ➡ 悪性腫瘍を基礎疾患とした慢性DICの可能性も考慮する．この場合には，血小板産生能の代償機転により血小板数が正常値を維持することも多い

治療

- DICからの離脱を図るためには，基礎疾患の治療が最優先される
- 病的な亢進状態にある凝固線溶系を適切な状態に制御することがDIC治療の根幹
- 抗凝固薬の使用に際し，活動性出血性病変がないことを確認
- 原疾患がコントロールされた状態で凝固検査値が正常化す

表1 DIC 診断基準

(厚生省特定疾患血液凝固異常症調査研究班,1988年改訂)

I. 基礎疾患

	得点
あり	1
なし	0

II. 臨床症状 (注1)

1) 出血症状 あり 1
   なし 0
2) 臓器症状 あり 1
   なし 0

III. 検査成績

1) 血清FDP値 (μg/mL)

40≦	3
20≦ <40	2
10≦ <20	1
10>	0

2) 血小板数 (×10³/μL)(注1)

50≧	3
80≧ 50>	2
120≧ 80>	1
120<	0

3) 血漿フィブリノゲン濃度 (mg/dL)

100≧	2
150≧ >100	1
150<	0

4) プロトロンビン時間時間比 (正常対照値で割った値)

1.67≦	2
1.25≦ <1.67	1
1.25>	0

IV. 判定 (注2)

1) 7点以上 DIC
   6点   DICの疑い(注3)
   5点以下 DICの可能性少ない
2) 白血病その他注1に該当する疾患
   4点以上 DIC
   3点   DICの疑い(注3)
   2点以下 DICの可能性少ない

V. 診断のための補助的検査成績, 所見

1) 可溶性フィブリンモノマー陽性
2) D-Dダイマーの高値
3) トロンビン・アンチトロンビンIII複合体の高値
4) プラスミン・α_2プラスミンインヒビター複合体の高値
5) 病態の進展に伴う得点の増加傾向の出現, 特に数日内での血小板数あるいはフィブリノゲンの急激な減少傾向ないしFDPの急激な増加傾向の出現
6) 抗凝固療法による改善

VI.
注1:白血病および類縁疾患, 再生不良性貧血, 抗腫瘍剤投与などの骨髄巨核球減少が顕著で, 高度の血小板減少をみる場合は, 血小板数および出血症状の項は0点とし, 判定はIV. 2)に従う.
注2:基礎疾患が肝疾患の場合は以下の通りとする.
a. 肝硬変および肝硬変に近い病態の慢性肝炎(組織上小葉改築傾向を認める慢性肝炎)の場合には, 総得点から3点を減点した上で, IV. 1)の判定基準に従う.
b. 劇症肝炎および上記を除く肝疾患の場合は, 本診断基準をそのまま適用する.
注3:DICの疑われる患者でV.診断のための補助的検査成績, 所見のうち2項目以上を満たせばDICと判定する.

VII. 除外規定

1) 本診断基準は新生児, 産科領域のDICの診断には適用しない.
2) 本診断基準は劇症肝炎のDICの診断基準には適用しない.

ることが治療の指標

ⓐ ヘパリンおよびヘパリン類
- アンチトロンビンに結合し，活性型凝固因子の中和反応を促進する
- 未分画ヘパリン➡アンチトロンビンとの複合体の抗凝固活性は，トロンビンのみならずFXaなど広範囲の凝固因子に及ぶ．半減期が約40分と短いことから，5〜10単位/kg/hrを持続点滴で投与．APTTを測定しながら投与量を調節（例えば基準値の1.5倍程度まで）し，過剰投与にならないように注意
- 低分子量ヘパリン➡未分画ヘパリンと比較して，FXa因子への選択的な阻害作用が高く，出血のリスクは比較的低い．血中半減期が90〜120分であり，75単位/kg/dayを持続点滴で投与
- ダナパロイド➡アンチトロンビンを介するFXa阻害作用の選択性がきわめて高く，出血の副作用が少ない．血中半減期が約21時間と長いことから，通常1,250単位/回を12時間ごと（腎機能障害がある場合には24時間ごと）に静脈内に投与
- ヘパリンの使用中には，ヘパリン起因性血小板減少症（Ⅲ-3-Iを参照）の併発に注意

ⓑ 合成プロテアーゼ阻害薬
- アンチトロンビンを介することなく，直接的にトロンビンなどの活性型凝固因子を阻害
- メシル酸ガベキサート塩➡血中半減期が約1分ときわめて短い．血管刺激性が強いため末梢静脈からの投与を避け，中心静脈より20〜39 mg/kg/dayを持続点滴
- メシル酸ナファモスタット塩➡血中半減期が約8〜10分．0.06〜0.20 mg/kg/hrで持続点滴．末梢静脈からの投与が可能であるが，血清カリウム値の増加や血清ナトリウム値の低下をきたすことがあり，投与時の電解質管理が必要

ⓒ 生理的抗凝固薬
- アンチトロンビン濃縮製剤➡血中アンチトロンビン活性値が70%未満の症例に対して，30単位/kg/dayを静脈内投

与
- 遺伝子組み換え型可溶性トロンボモジュリン：トロンボモジュリン・アルファとして1日1回380 U/kgを約30分かけて点滴静注．腎機能障害を有する症例では投与量を130 U/kgに減量し，過剰投与に起因する出血をきたさないよう留意

d 補充療法
- 血小板・凝固因子の補充は血栓の材料を提供することにつながるので，抗凝固療法を実施しながら慎重に行う
- 濃厚血小板➡血小板数が2万/μL以下では重篤な出血をきたす場合に考慮．ただし，感染症に伴うDICではTTP様の病態をとる場合があり，投与の是非を慎重に判断
- 新鮮凍結血漿➡APTT値が顕著な延長を示す場合や血漿フィブリノゲン値の低下例（100 mg/dL以下）では，循環動態に注意しながら投与

文　献
1) 日本血栓止血学会標準化委員会DIC部会：科学的根拠に基づいた感染症に伴うDIC治療のエキスパートコンセンサス．日血栓止血誌 **20**：77-113, 2009

H 血栓性血小板減少性紫斑病・溶血性尿毒症症候群

病態

- 血栓性血小板減少性紫斑病（thrombotic thrombocytopenic purpura：TTP）と溶血性尿毒症症候群（hemolytic uremic syndrome：HUS）は微小血管に血小板血栓を形成する病理学的に類似した所見をとることから，血栓性微小血管障害症（thrombotic microangiopathy：TMA）という同一の疾患概念に属する（表1）
- すべてのTTPとHUSを完全に区別できないが，ADAMTS13活性低下が認められたものはTTP，病原性大腸菌の感染が証明されればHUSとする場合が多い
- TTPは先天性と後天性に分けられる．先天性はUpshaw-Schulman症候群と呼ばれ，von Willbrand因子（VWF）特異的切断酵素ADAMTS13活性の遺伝的な欠損による
- 後天性TTPはADAMTS13に対する自己抗体の発現による
- ADAMTS13が減少すると内皮細胞から放出された超巨大

表1 TMAの分類

先天性（Upshaw-Shulman症候群）	*ADAMTS13*遺伝子異常
後天性TTP	ADAMTS13活性の低下を伴う
続発性TMA	感染症 臓器移植，造血幹細胞移植 悪性腫瘍 妊娠合併症 自己免疫疾患（SLE，血管炎など） 薬剤（チクロピジン，クロピドグレル，免疫抑制薬，マイトマイシンCなど）
HUS	HUS（病原性大腸菌 O158:H7） 非定型HUS（aHUS）（補体調節蛋白欠損など）

VWFマルチマーの適切な大きさへの切断が不能となり，結果的に微小血管内で血小板血栓を引き起こす
- HUSも先天性，後天性に分けられるが，後天性HUSのほとんどが病原性大腸菌O158:H7株の感染性腸炎に続発する
- HUSではベロ毒素が内皮細胞上の受容体であるグロボトリアロシルセラミドGb3への結合により様々なサイトカインが血中に放出され，内皮細胞や血小板を活性化させ結果的に血小板血栓を引き起こす
- ベロ毒素に起因しない補体制御異常に伴う非定型HUSの病態が注目されている
- 全身性の血管炎，悪性腫瘍，妊娠，薬剤服用（チエノピリジン系抗血小板薬，マイトマイシン，免疫抑制薬）に合併することがある

症状・身体所見

- TTPの古典的5徴候：血小板減少，溶血性貧血，動揺性中枢神経障害，腎障害，発熱である
- 上記古典症状のすべてが揃わない場合もあり，TTPでは神経学的所見が主体で腎障害が軽度の症例も存在する（表2）
- 一方，HUSはTTPよりも腎障害が優位で神経学的所見に乏しい場合が多い
- TMAに伴う神経障害は頭痛から痙攣まで幅広いが，動揺性であることが1つの特徴である
- TMAを疑ったら過去の下痢や嘔吐などの消化器症状についての問診をすると同時に便培養やベロ毒素の検出を行う

検査・診断

- 表3
- 原因不明の血小板減少と微小血管障害性溶血性貧血をみたらTMAを鑑別診断に考える
- TMAはEvans症候群との鑑別に特に注意を要する
- 血小板減少は多くのTTPでは重篤であるが，腎障害が優

表2 TTP と HUS の臨床所見の差

	TTP (n=66)	HUS (n=45)
古典的5徴候		
溶血性貧血	100%	100%
血小板減少	94%	60%
神経所見	90%	15%
発熱	50%	21%
急性乏尿性腎不全	1.5%	98%
検査所見		
平均血小板数	3万5千/μL	9万5千/μL
平均クレアチニン	1.8 mg/dL	4.1 mg/dL
ADAMTS13活性低下	89%	13%
抗ADAMTS13抗体	51%	0%

(Blood 98:1765, 2001)

表3 TMA で認められる主な検査所見

血算	正球性貧血（微小血管障害性溶血性貧血） 血小板減少（TTPでより顕著） 網赤血球増加 白血球数は正常からやや増加が多い
スメア	破砕赤血球増加（全赤血球の1%以上） 多染性赤血球（網赤血球）
凝固データ	PT, APTT正常 フィブリノゲン正常 FDP, D-ダイマーの上昇はないか, あっても軽度
他の生化学データ	Coombs試験陰性 LDH上昇, ハプトグロビン低下, 間接ビリルビン上昇 クレアチニン値上昇（HUSで顕著）

上記所見で TMA を疑ったとき ADAMTS13 活性とインヒビターの測定, また過去の下痢症状の有無と O157:H7 感染のチェックを行う. TTP の場合は早期の血漿交換が臨床予後に影響するので迅速な診断が必要である.

位な HUS 症例では軽度の例もある
- 溶血を反映して LDH の上昇, 間接ビリルビンの上昇, 網赤血球の増加を認める

- 溶血の鑑別診断には直接 Coombs・間接 Coombs 陰性と，末梢血における破砕赤血球を確認する
- TMA での微小血管障害性溶血性貧血に伴う破砕赤血球の存在は塗抹標本観察全赤血球の 1〜18% とされている
- 診断が疑われたら ADAMTS13 活性の測定と ADAMTS13 に対するインヒビターの測定を行う（保険未収載）．VWF マルチマー解析を行う
- 血小板血栓が主体のため，DIC と比較して，特に TTP では PT，APTT，FDP，D-ダイマーなどの動きは軽微であることが多い

治療と処方例

- 原則的に入院加療となる
- TMA では微小血栓を誘発するため血小板輸血は原則禁忌
- 先天性 TTP では ADAMTS13 の補充を目的として新鮮凍結血漿を 2〜3 週毎に輸血する
- 特発性 TTP では抗 ADAMTS13 抗体と超巨大分子 VWF の除去，正常 VWF，ADAMTS13 の補充を目的として血漿交換療法が行われる
- 血漿交換は血小板数が回復するまで連日で行い，その後，徐々に間隔を空ける
- 特発性 TTP の場合➡自己抗体の産生抑制を目的として血漿交換と同時にステロイドあるいはステロイドパルス療法を行う
- 難治例・再発例に対して➡リツキシマブ投与や他の免疫抑制薬が使われることがある（保険未収載）
- HUS に対して血漿交換は絶対的適応ではなく，治療の基本は輸液管理・透析療法などの支持療法である
- 非定型 HUS にはエクリズマブが保険収載されている

＜先天性 TTP＞

新鮮凍結血漿 10 mL/kg を点滴静注　2〜3 週毎

＜特発性 TTP＞

a）とともに b），c）のいずれかの投与を行う．
a）血漿交換　1 回 30 単位　連日（血小板数回復後に漸減）
b）プレドニン 1 mg/kg/日（寛解後に漸減）
c）ソル・メドロール　1g/日　3 日間点滴静注，以後漸減

I ヘパリン起因性血小板減少症 (heparin-induced thrombocytopenia：HIT)

病態

- TypeⅠとTypeⅡに分けられ，TypeⅠはヘパリン開始後数日で軽度血小板減少を引き起こす病態で無症状．TypeⅡが臨床的に重要である（一般的にはHITとはTypeⅡを意味する）
- ヘパリンと血小板第4因子（PF4；platelet factor 4）複合体に対する自己抗体（HIT抗体）が生じ，血小板上の免疫グロブリンFc受容体であるFcγRⅡAを活性化させ，血小板血栓を引き起こすことが病態の主軸である
- 欧米の報告ではヘパリン投与の2.6％に生じるといわれるが，日本での頻度はそれよりも低い（～1％）

症状・身体所見

- TypeⅡのHITはヘパリン投与中にも関わらず動静脈血栓症を引き起こす
- 透析患者における透析回路の閉塞，人工心肺回路の閉塞も重要な所見である

検査・診断

- ヘパリン投与後1～2週間で血小板50％以上減少，または10万/μL以下へ低下や動静脈血栓症の発症あるいは増悪を認めたら本症を疑う
- HIT抗体は特異度は低いが感度は高く，除外診断に用いる
- ヘパリン依存性血小板凝集は診断に対する特異度は高いが，感度は低い

治療と処方例

- HITが疑われたら速やかにヘパリンを中止し，必要に応じてアルガトロバンなどの他の抗凝固薬に切り替える
- HIT患者ではヘパリンだけでなく低分子量ヘパリンも禁忌である

- HIT に伴う血栓症の治療 ➡ アルガトロバン，保険適用はないが他の合成プロテアーゼ阻害薬（ナファモスタット，ガベキサート）も 1 つの選択肢
- 投与例

> アルガトロバン 0.7 μg/kg/分（体重 50 kg で 50 mg/日）より開始し APTT を 1.5〜2 倍に調節する（肝障害時には減量必要）（筆者は上記添付文書の使用量の半分程度より開始している）

- ワルファリンの投与は急性期には禁忌であり，血小板減少が回復した後に抗凝固薬併用下に少量より開始し，PT-INR が治療域に到達した後にアルガトロバンなどの静注製剤を漸減・中止する

IV

主な検査法

1 末梢血塗抹標本

- 自動血球計数装置を用いた末梢血検査では，全血球測定だけでなく白血球分類も自動的に行えることが多い
- 病態によっては測定誤差が生じること（表1），芽球などの異常細胞の識別は困難であることなどの限界があり，血球数に異常のある患者や血液疾患の既往のある患者では塗抹標本を作成して観察する必要がある

末梢血塗抹標本の作製

ⓐ ウェッジ法による塗抹標本の作製
①血算用の採血管より血液1滴をスライドグラスに滴下する
②別のスライドグラスを滴下した血液に当て，血液が均等に広がるのを確認し，反対側に向かって素早く塗抹する
③ドライヤーなどを用いて冷風で乾燥させる

ⓑ May-Giemsa染色
①塗抹標本にMay-Grunwald液を載せて1～2分固定後，同量のリン酸緩衝液を加えて希釈する．そのまま1分染色．染色液は捨てる
②1滴のGiemsa液をリン酸緩衝液1 mLで希釈した染色液

表1 自動血球計数装置で測定誤差が生じる原因

	偽高値	偽低値
白血球	赤芽球 血小板凝集 クリオグロブリン	白血球凝集
赤血球	巨大血小板	赤血球凝集 破砕赤血球 溶血
血小板	破砕赤血球 クリオグロブリン	血小板凝集 巨大血小板

を載せ，5〜10分染色
③標本を水洗し，乾燥させて観察

末梢血塗抹標本の観察

- 赤血球が重なり合わず均等に分布している部分を中心に観察するのがよい

ⓐ 赤血球の見方

<大きさ>

- 小球性：鉄欠乏性貧血，サラセミア，慢性疾患に伴う貧血，鉄芽球性貧血，小児の慢性鉛中毒
  - 鉄欠乏性貧血では大きさと形にばらつきがあるが，サラセミアでは少ない
- 大球性：網赤血球の増加する病態，葉酸やビタミンB_{12}欠乏に伴う巨赤芽球性貧血，肝疾患，骨髄異形成症候群（MDS）

<形　状>

- 破砕赤血球：播種性血管内凝固症候群（DIC），溶血性尿毒症症候群（HUS），血栓性血小板減少性紫斑病（TTP）
- 鎌状赤血球（鎌状赤血球症），標的赤血球（肝疾患，脾摘後，サラセミアなど），ウニ状赤血球（尿毒症など），有棘赤血球（肝疾患など），涙滴状赤血球（骨髄線維症など）

<その他>

- 赤芽球の出現：高度溶血，高度低酸素血症，骨髄線維症・MDS・急性骨髄性白血病（M6）・癌の骨髄転移（これらでは幼弱顆粒球も出現することが多い）
  - 赤芽球が多いと白血球の偽高値が起こり得るので，計測値の補正が必要になる
- Howell-Jolly小体（脾摘後，脾機能低下など），好塩基性斑点（サラセミア，アルコール中毒，鉛中毒など），Pappenheimer小体（鉄芽球性貧血）
- マラリア原虫の有無

ⓑ 白血球の見方

- 正常時に出現する白血球は桿状・分葉好中球，好酸球，好塩基球，単球，リンパ球

<幼弱顆粒球の出現（血液疾患以外）>

- 核の左方移動：桿状好中球の比率が増加．後骨髄球なども出現し得る（重症感染症）
- 類白血病反応：著明な白血球増加と幼弱顆粒球の出現（癌の骨髄転移など）

<好中球の異常>

- 中毒性顆粒，Döhle 小体，空胞変性：炎症性疾患，骨髄異形成症候群，化学療法後などの骨髄増殖期
- pseudo-Pelger 異常，顆粒形成不全，核の過分葉：骨髄異形成症候群

<リンパ球の異常>

- 異型リンパ球：伝染性単核球症などのウイルス感染症

<芽球の出現（血液疾患）>

- 急性白血病では芽球が認められることが多い．Auer 小体を有すれば骨髄性である
- MDS，骨髄線維症，慢性骨髄性白血病慢性期でも芽球が認められるが，比率は 20％未満である

<リンパ腫細胞>

- 濾胞性リンパ腫で認められることがしばしばある

● 血小板の見方

<数値異常がある場合>

- 血小板低値の際に凝集が認められたら，EDTA 凝集に伴う偽低値を疑う
- 破砕赤血球が多いと偽高値となる

<巨大血小板など>

- 巨大血小板：特発性血小板減少性紫斑病，MDS，骨髄増殖性腫瘍（MPN），巨赤芽球性貧血，Bernard-Soulier 症候群（赤血球より大きい巨大血小板）など
- 巨核球（小型で裸核様）：MPN，白血病など

2 骨髄穿刺・骨髄生検

Ⅳ 主な検査法

骨髄検査の適応

- 骨髄穿刺の適応は，血液疾患が疑われる場合，末梢血検査のみでは診断が困難な血球数の異常がある場合，感染のfocusとして骨髄を疑う場合など
- 骨髄生検の適応は悪性リンパ腫のステージング，骨髄穿刺がdry tapの場合，骨髄線維化が疑われる場合など
- 出血傾向や抗凝固薬使用などは絶対的禁忌事項ではないが，是正が容易な場合には是正してから施行することも考慮．骨髄生検の場合にはより積極的に出血傾向の是正を行ってから施行することが望ましい

骨髄検査を施行する場所

- 原則は腹臥位で後腸骨稜から行う．側臥位でも施行可能．仰臥位しかとれない場合には胸骨もしくは前腸骨稜から行う
- 骨髄腫が疑われる患者，胸骨正中切開の既往がある患者では，胸骨から検査を行ってはならない．生検も胸骨からは行ってはならない．ステロイド長期投与患者，骨粗鬆症患者，高齢者も原則胸骨からの検査は避ける

骨髄検査の手順

a 骨髄穿刺

① 皮膚表面を消毒し，皮膚・皮下組織・骨膜の順に局所麻酔を行う
② 骨髄穿刺針を骨髄まで刺したら内針を抜き，注射器で骨髄液を0.3〜0.5 mLほど吸引
③ この検体で骨髄塗抹標本を作成し，また一部をチュルク液に入れて有核細胞数と巨核球数を算定する
④ 骨髄液中の骨髄小片を2枚のスライドガラスで押しつぶし

て引き伸ばし，particle 標本を作成する．細胞密度の観察に優れている
⑤2回目の吸引では，EDTA やヘパリンなどの抗凝固薬を加えたシリンジで 2〜4 mL を吸引し，細胞表面マーカー検査や染色体検査に用いる
⑥1回目の吸引骨髄液の残検体は凝固後ホルマリン液に入れ，病理検査に用いる
- dry tap でもほんのわずかの骨髄液が吸引できた場合には，スライドグラスに吹き付けて塗抹標本を作成する．形態観察に耐えうる標本が作製できる場合がある

❺ 骨髄生検
①骨髄穿刺に引き続いて行うことが多いが，骨表面の穿刺部位は少しずらす
②骨髄生検針が骨髄に到達したら，内針を抜いて外套針のみをさらに 1〜2 cm 進めて骨髄検体を採取する
③ホルマリン固定して，病理検査に用いる
- ホルマリン固定前に，採取した骨髄検体をスライドグラスに軽く当てて，スタンプ標本を作成するとよい

骨髄検体を用いた検査

❶ 骨髄像
- May-Giemsa 染色などの基本染色を行い観察する他，特殊染色を行う場合もある
- ペルオキシダーゼ染色：芽球が骨髄性であるかリンパ性であるかの鑑別
- エステラーゼ二重染色：顆粒球系細胞と単球系細胞との鑑別
- 鉄染色：骨髄異形成症候群における環状鉄芽球の検出に有用

❷ 骨髄細胞数
- 有核細胞数と巨核球数を算定

❸ フローサイトメトリー法による免疫学的マーカー検査
- 腫瘍細胞の免疫形質を同定する．クローナリティの評価や微小残存病変（MRD）検出に用いることも可能

ⓓ 染色体検査
ⓔ FISH 検査
- カルノア液で固定した細胞を保存しておけば,後から追加検査が可能.融合遺伝子などの検出に有効

ⓕ PCR 検査
- FISH 検査よりも高い感度で特定の遺伝子異常を検出できる.MRD の検出に有用.DNA を抽出して保存しておけば,後から追加検査も可能

ⓖ 病理検査

骨髄塗抹標本の観察

- 弱拡大で全体を観察.巨核球の増加・減少,異常巨核球の有無などを確認.実際の血小板産生状況も確認する.particle 部分があれば,細胞密度の評価に役立つ
- 細胞の形態観察には,赤血球が重なり合わず均等に分布している,引き終わり付近が適している
- 顆粒球系細胞と赤芽球系細胞の比率の確認.通常は 2~3:1
- 顆粒球系細胞,赤芽球系細胞に各成熟段階の細胞が認められるかどうか,異形成がないかどうかを確認
- 白血病細胞やリンパ腫細胞などの異常細胞の増生,癌細胞の浸潤所見などがないか確認
- マクロファージの増生や貪食像,形質細胞の増生や異常の有無を確認
- これらを確認したのちに,骨髄像の百分率算定を行う

3 リンパ節生検

リンパ節の選択

- 径 1 cm 以下の小さなものはなるべく避ける
- 頸部リンパ節は最も一般的に選択されるが,出血や副神経損傷などの合併症に留意する
- 腋窩リンパ節はアプローチがやや難しく,創傷治癒の遅れをきたすことがある
- 鼠径リンパ節は非特異的変化の部分が多いので避けることが望ましい

準備するもの

- メス,滅菌手袋
- プレパラート,ピンセット,検体提出容器
- 生理食塩水,ガーゼ,ホルマリン液

リンパ節の取り扱い

- 病変の部位や大きさ,全身状態などにより,十分量の検体が採取できないことも多い.その場合は,病理診断(HE 染色+免疫組織化学染色)を最優先に検体を提出する
- 病理診断にはリンパ節の構造が重要.リンパ節の長軸に垂直となる方向に割を入れ,中央の最も大きいものを,ホルマリン固定で提出する(図1)
- フローサイトメトリー,染色体分析,遺伝子診断用の検体は,ホルマリン固定せず,生理食塩水を浸透させたガーゼで包んで無菌的に検査室へ提出する.生理食塩水に直接沈めると膨化してしまう.感染症が疑われて細菌学的検索をする場合にも同様である
- スタンプ標本を作製するとよい.リンパ節を分割する際,割面をプレパラートに,捺印するようにごく軽く当てておく.組織が挫滅するため,決してこすりつけてはならない.

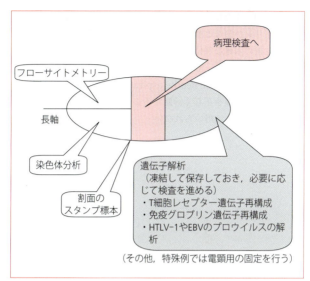

図1 検体の提出方法
(高久史麿監修:血液内科診療マニュアル第2版, p234, 日本医学館, 東京, 2008)

乾燥させたのちにGiemsa染色をすることによって，ある程度の情報が迅速に得られる

[付 記]
- 内視鏡下生検検体について
  - 消化管内視鏡検査や気管支鏡検査において検体を採取する場合，摘出生検よりも検体量が少量となることが考えられる．この場合は，病理ホルマリン標本を最優先とし，次いでフローサイトメトリー，そしてFISH検体の提出が有用である．（検体量が少なく挫滅が多い場合，染色体検査だと分析不可の結果となることがある）．フローサイトメトリーおよびFISH検体の提出は，専用容器の使用など施設で定められた方法で行うこと
- 針生検（core needle biopsy）
  - リンパ節全体の構造が把握できないことを銘記すべきであ

る.CT(またはエコー)ガイド下での core needle biopsy は,表在リンパ節など触知可能な病変がなく,内視鏡的生検や摘出生検の困難な部位に病変が存在する場合(主として腹腔内深部,後腹膜や一部の胸部病変)が対象になる
- 針吸引細胞診(fine needle aspiration cytology:FNAC)
  - 悪性リンパ腫を正しく診断することは困難であり,悪性リンパ腫の診断には用いられない

4 フローサイトメトリー

IV 主な検査法

フローサイトメトリーで分かること

- 血液細胞に発現している抗原が分かる
- 血液細胞が属する分化系列が分かる
- B細胞性ではクローナリティ（腫瘍性）が分かる

フローサイトメトリーの原理

- 蛍光色素を標識したモノクローナル抗体を細胞に反応させ，レーザーで発色した蛍光を検出する
- 波長の異なる蛍光色素を複数用いることによって，細胞に発現する抗原を多面的に評価できる
- 細胞の抗原を解析するためには，目的とする細胞を他の細胞から分離する必要があり，急性白血病で芽球を明瞭に分画できるCD45ブラストゲート法（図1a）が汎用されている

急性白血病

- 急性骨髄性白血病（AML）のM0，M1とM7では芽球領域に細胞集団を形成し（図1b），顆粒球への分化傾向を有するM2では芽球から顆粒球領域にかけて細胞集団を形成する（図1c）．M3は顆粒球領域に細胞集団を形成し（図1d），M4とM5では，芽球領域から単球領域にかけて細胞集団を形成する（図1e）．M6では，芽球領域から赤芽球領域にかけて細胞集団を形成する．各々の細胞集団は，細胞が属する分化系列の抗原を発現する（表1）
- 急性リンパ性白血病（ALL）では，芽球領域（図1a）またはCD45が発現低下した領域（図1f）に細胞集団を形成し，細胞が属する分化系列の抗原を発現する（表1）

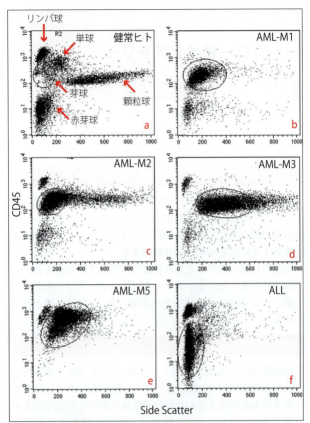

図1 CD45 ブラストゲートフローサイトメトリー

表1 造血器腫瘍の診断に重要な CD

骨髄系抗原	正常血液細胞での発現	代表的な造血器腫瘍
CD13	顆粒球,単球	AML
CD33	顆粒球,単球,骨髄前駆細胞	AML
CD14	単球,マクロファージ	AML
CD15	顆粒球,単球,RS細胞	AML,Hodgkinリンパ腫
CD36	単球,赤芽球	AML
CD41	血小板,巨核球	AML-M7
CD42	血小板,巨核球	AML-M7
CD235a	CFU-E,赤芽球,赤血球	AML-M6
CD117	造血前駆細胞,肥満細胞	AML
MPO	骨髄系細胞	AML
B細胞系抗原		
CD19	未熟B細胞から成熟B細胞	ALL,B細胞性リンパ腫
CD10	未熟B細胞,顆粒球,胚中心細胞	ALL,濾胞性リンパ腫
CD20	未熟B細胞,休止期B細胞,活性化B細胞	B細胞性リンパ腫
CD138	形質細胞	多発性骨髄腫
細胞表面免疫グロブリン	成熟B細胞	B細胞性リンパ腫
細胞質内免疫グロブリン	形質細胞	多発性骨髄腫
T細胞系抗原		
CD3	成熟T細胞,胸腺細胞	T細胞性リンパ腫
CD5	成熟T細胞,胸腺細胞	ALL,T細胞性リンパ腫,マントル細胞リンパ腫,CLL
CD7	未熟T細胞,胸腺細胞,NK細胞	ALL,AML,T細胞性リンパ腫

(次頁に続く)

(表1続き)

T細胞系抗原		
CD1a	皮質胸腺細胞, Langerhans細胞	リンパ芽球性リンパ腫
骨髄系抗原	正常血液細胞での発現	代表的な造血器腫瘍
CD4	ヘルパー/インデューサーT細胞, 単球	ALL, T細胞性リンパ腫, リンパ芽球性リンパ腫, AML
CD8	細胞障害性/サプレッサーT細胞	ALL, T細胞性リンパ腫, リンパ芽球性リンパ腫
TdT	リンパ球前駆細胞, 胸腺細胞	ALL, リンパ芽球性リンパ腫
NK細胞系抗原		
CD56	NK細胞, T細胞	LGL, AML, 多発性骨髄腫
CD57	NK細胞, T細胞	LGL
その他		
CD25	活性化T・B細胞	ATL, HCL
CD38	白血球	多発性骨髄腫
CD45	白血球	造血器腫瘍全般
CD34	造血前駆細胞	AML, ALL

B細胞性腫瘍

腫瘍化に伴い，通常免疫グロブリン（Ig）の軽鎖はκ鎖またはλ鎖のいずれか一方になるので，κ/λ比を調べることによってB細胞のクローナリティ（腫瘍性）を判断することができる．κ/λ比の正常範囲は0.5〜3.0である．リンパ腫では細胞表面のIgを，骨髄腫では細胞質内のIgを解析する

5 腰椎穿刺

Ⅳ 主な検査法

準 備

- 腰椎単純X線写真で腰椎の形状を確認しておくとよい
- 患者の体位を決める．左下側臥位にて，腰が後方へ突き出るように背中を丸めてもらう．両膝を曲げて胸の方へ引きつける様に，手で抱えて保持させる．顎を引き，視線は臍をみるようにする．頭の下に枕を置き脊椎を床と平行にする．背面が床面に対し垂直になるよう肩の位置を調整する
- Jacoby線（両側腸骨稜の頭側端を結ぶ線．おおむね腰椎第4椎体を通る）を目印に，刺入点を決定する．第3-4腰椎棘突起間，あるいは第4-5間とする（図1）
- 術野を確保する．局所麻酔薬を準備し，髄腔内投与薬剤の調製を行う
- 圧測定棒に三方活栓を装着し，髄液が圧棒の方向へ進むよう調節する

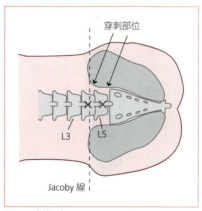

図1 刺入点

方法

- 患者の体位を再確認し，局所麻酔を行う．刺入部皮下を麻酔した後，背面に対し垂直に針を進めて深部組織を麻酔し，穿刺方向を確認する
- 内針（マンドリン）を装着したスパイナル針を両手で持ち，刺入する．基本は体軸方向にも左右方向にも垂直に針を進めることである．靱帯を経て硬膜を通過する際，プツッという感じを受ける（図2）．骨に当たる場合は，針先をいったん皮下まで戻し，やや頭側に向けて再び進めていく．いずれかの下肢に放散痛が走った場合は，神経根への接触を疑う．うまく行かない場合は椎間を変えるか，傍脊椎アプローチを試みる
- くも膜下腔に到達したらマンドリンを引き抜き，髄液のス

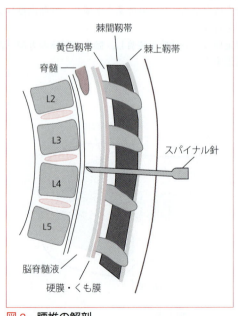

図2　腰椎の解剖

ムーズな流出を確認する
- スパイナル針に三方活栓を接続し,初圧を測定する(正常:60〜180 mmH$_2$O)
- 三方活栓の向きを変え,髄液をスピッツへ採取する.採液量は通常 3〜4 mL 程度.脳脊髄圧が正常の場合,採液量と髄腔内投与薬液量を同程度にするのが望ましい
- 終圧を測定する
- 薬剤の髄腔内投与をする場合:薬液入りの注射器をスパイナル針に接続し,ほんのわずかに注射器を引き,髄液の流出を確認した後,ゆっくり注入.薬液は比重が高いため,患者は下方に位置する下肢に灼熱感を訴えることが多い
- スパイナル針を抜去する
- 低髄圧症候群を防ぐため,枕をせず,1時間程度の仰臥位安静とする.飲水を励行する

検体の採取

- 採取した検体は,髄液一般性状,細菌培養や細胞診検体の他,サイトスピン標本を作製し,Wright-Giemsa 染色などにより検鏡する

6 染色体検査・FISH検査

基本的手技

- 血液疾患,特に造血器腫瘍では,しばしば腫瘍細胞に染色体異常が認められる.これらの染色体異常は疾患や病型に特異的なものが多く,予後とも関係することが知られている
- 骨髄血あるいは末梢血を短期間培養後に紡錘体形成阻害剤(コルセミドなど)を添加して,細胞分裂周期をM期で停止させる.このように処理した細胞のアルコール固定標本をGiemsa染色で染め分けて数や形態の異常を顕微鏡下で調べるG分染法が一般的であり,通常20個の分裂像を調べる
- 染色体検査は分裂細胞のみに適用可能なため,染色体(核型)異常を有する細胞の割合は病的細胞の割合を反映するとは限らない
- FISH検査は,染色体上の特定の遺伝子領域に相補的なプローブを用いてその遺伝子を蛍光標識する.したがって,特定の核型異常(相互転座や欠失など)を疑ってその有無を確認するために行う.細胞分裂を必要としないため,より多数(〜1,000)の細胞の解析が可能であり,病的細胞の割合を把握する上で染色体検査より感度が高い.また,通常結果判明まで2〜3週間要する染色体検査に比べて,3日程度と早い

検査のポイント

- 染色体検査は細胞遺伝学的異常の全体像を把握するために必要であり,FISH検査はピンポイントの異常を検出するのに優れている.診断時にはまず前者を実施し,異常判明後にFISH検査が可能な核型異常の場合これを追加するのが一般的である.ただし,臨床所見や血液学的所見から特

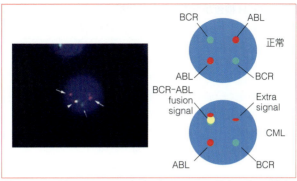

図1 FISH法による9;22転座（*BCR-ABL*遺伝子）の検出

定の疾患を疑う場合は同時にオーダーすることもある
- 診療上最も有用な細胞遺伝学的検査は，慢性骨髄性白血病（CML）および一部の急性リンパ性白血病（ALL）の診断目的でBCR-ABL融合シグナルの有無を末梢血で調べるFISH検査である．特に前者の場合は，チロシンキナーゼ阻害薬による治療初期の効果判定（細胞遺伝学的寛解）にも有用である（図1）
- 骨髄異形成症候群（MDS）ではIPSS/WPSSという予後予測システムが用いられるが，その評価には染色体検査による核型異常の確認が必須である
- 悪性リンパ腫の場合は，生検リンパ節を材料として細胞遺伝学的検査を実施する．ALL以外のリンパ系腫瘍では核型異常の種類が比較的限定されるため，診断時にFISH検査を行って病型診断を行うことが一般的である
- 異性間の同種造血幹細胞移植後のキメリズム解析にはY-染色体プローブを用いたFISH解析が有用であり，簡便かつ迅速に結果が得られる
- 表1に示す相互転座を中心とする核型異常は外注検査会社にFISH検査を依頼することが可能である

表1 FISH検査が可能な染色体異常

核型異常	遺伝子プローブ	対象疾患
t(9;22)(q34;q22)	BCR/ABL	CML, ALL
t(8;21)(q22;q22)	RUX1/RUNX1T1	AML (M2)
t(15;17)(q22;q12)	PML/RARA	AML (M3)
inv(16)(p13;q22)	CBFB	AML (M4Eo)
11q23転座	MLL (KMT2A)	AML, ALL
t(6;9)(p23;q34)	DEK/NUP214	AML
del(5q)	IRF1	MDS
−7		MDS, AML, CML急性転化 (BC)
+8		MDS, AML, CML-BC
del(9p21)	INK4A	非Hodgkinリンパ腫 (NHL)
del(17p13.1)	TP53	NHL, MM
12p13転座	TEL (ETV6)	AML, ALL
t(4;14)(p16;q32)	IgH/FGFR3	多発性骨髄腫 (MM)
t(8;14)(q24;q32)	IgH/MYC	ALL, NHL (Burkittリンパ腫：BL), MM
t(11;14)(q13;q32)	IgH/CCND1	NHL (マントル細胞リンパ腫：MCL), MM 慢性リンパ性白血病 (CLL)
t(14;16)(q32;q23)	IgH/MAF	MM
t(14;18)(q32;q21)	IgH/BCL2	NHL (濾胞性リンパ腫：FL)
t(11;18)(q21;q21)	API2/MALT1	NHL (MALTリンパ腫)
3q27転座	BCL6	NHL (びまん性大細胞リンパ腫：DLBCL)
2p23転座	ALK	NHL (未分化大細胞型リンパ腫)

Ⅳ 主な検査法

7 遺伝子診断

基本的手技

- 近年，造血器腫瘍の病型診断にとどまらず治療方針の決定，治療効果判定，微小残存病変（MRD）の評価など診療の様々な局面において遺伝子診断の重要性が増している
- 現在実診療で利用可能な遺伝子診断には，遺伝子断片をプローブとしてその遺伝子再構成（クローナリティ＝腫瘍性病変）の有無を確認する「サザンブロット法」と，個別に設計したプライマー・セットを用いて遺伝子の塩基配列を増幅する高感度の「ポリメラーゼ連鎖反応（PCR）法」の2つに大別される
- サザンブロット法は，免疫グロブリン（Ig）H/L鎖遺伝子ならびにT細胞抗原受容体（TCR）β/γ/δ鎖遺伝子の可変領域プローブによるリンパ系腫瘍の診断やEpstein-Barrウイルス（EBV），ヒトT細胞白血病ウイルス1型（HTLV-1）などのウイルスゲノムをプローブとするウイルス関連白血病・リンパ腫のクローナリティ診断に使用されているが，時間を要するだけでなく，検出感度が低く腫瘍病変の割合が10％前後ないとfalse-negativeになる．最近ではクローナリティ診断もPCR法に代替されつつある
- PCR法には，ゲノムDNAを直接増幅するDNA-PCR法とRNAをcDNAへ逆転写した後増幅するRT-PCR法がある．前者は，①比較的短い塩基配列の挿入や欠失などの構造変化や，②増幅産物の塩基配列決定による点突然変異の検出に用いられる．後者は，以上2つ以外に，③遺伝子発現の定性的ならびに定量的（qRT-PCR）解析，④融合遺伝子の検出など，応用範囲が広い
- FISH法で検出可能な転座型核型異常の多くは，DNA-PCR法あるいはRT-PCR法で融合遺伝子の存在を確認できる．したがって，疾患によってはFISH法を代替しうる

検査のポイント

- サザンブロット法による遺伝子再構成の遺伝子検査は保険適用があるが，PCR法による遺伝子検査には保険適用があるものとないものが混在しており，実診療においては注意が必要である

ⓐ 保険適用のある PCR 検査
- *BCR-ABL*，*RUNX1-RUNX1T1*，*PML-RARA* など融合遺伝子 mRNA の定性的 RT-PCR
- 各種白血病や骨髄異形成症候群（MDS）における *WT1* mRNA の qRT-PCR
- *BCR-ABL* mRNA の qRT-PCR（2015年4月保険収載）
- リンパ系腫瘍における抗原受容体遺伝子（*IgH*，*TCR*）の DNA-PCR
- 急性白血病における *FLT3-ITD* の DNA-PCR

ⓑ 保険適用のない PCR 検査
- 上記以外のほとんどの検査はこれに該当する

ⓒ 研究的遺伝子検査
- これは，次世代シークエンサーを用いて腫瘍のゲノム変異を網羅的に解析し，その結果を診断や治療に生かす「臨床シークエンス」の需要が非常に高まっている

遺伝子診断の臨床的意義

ⓐ 予後予測
- 例として最も知見が集積している AML について記載する（表1, 2）

ⓑ 治療効果のモニタリング
- CML におけるチロシンキナーゼ阻害薬（TKI）の治療効果に関しては，投与期間毎に *BCR-ABL* mRNA の発現量を国際標準値（IS 値：Major *BCR-ABL* mRNA コピー数/*ABL* mRNA コピー数の比を表す International Scale の略称）で評価し，その値に基づいて治療方針を検討する（「Ⅲ-1-B．慢性骨髄性白血病（慢性期から移行期・急性期まで）」の表3を参照）

表1 融合遺伝子

融合遺伝子	対応する染色体異常	臨床的意義
RUNX1-RUNX1T1	t(8;21)(q22;q22)	予後良好
PML-RARA	t(15;17)(q22;q12)	予後良好
CBFB-MYH11	inv(16)(p13;q22)	予後良好
MLLT3-KMT2A	t(9;11)(p22;q23)	
KMT2A-MLLT4	t(6;11)(q27;q23)	予後不良
DEK-NUP214	t(6;9)(p23;q34)	予後不良
RPN1-EVI1	inv(3)(q21q26.2)または t(3;3)(q21;q26.2)	予後不良

表2 変異遺伝子

変異遺伝子	検出頻度(%)	臨床的意義
NPM1	25〜35	60歳≧で正常核型・NPM1変異(+)・FLT3-ITD(−)は予後良好
CEBPA	6〜10	両アレル変異(+)は予後良好，家族性AMLと相関
RUNX1	5〜15	二次性AMLと相関，寛解導入療法抵抗性
FLT3-ITD	約20	予後不良，第一寛解での同種移植の適応
KIT	<5	t(8;21)の場合予後不良
NRAS	約15	Ara-C感受性
DNMT3A	18〜22	高齢ほど頻度増加，クローン性造血と相関
ASXL1	5〜17	二次性AMLと相関，予後比較的不良
IDH1／IDH2	7〜14／8〜19	$IDH1^{R132}$と$IDH2^{R172}$は予後不良，$IDH2^{R140}$は予後良好
TET2	7〜25	予後との相関は不明
KMT2A-PTD	5	やや予後不良だが独立した予後因子ではない
TP53	8	きわめて予後不良
WT1		発現量が予後と相関，早期の再発診断に有用

(Dohner H et al : N Engl J Med 373 : 1136-1152, 2015)

8 溶血の検査

ⓐ Coombs 試験（表1）

- 赤血球に反応する抗体（補体）を検出する検査．健常人ではいずれも陰性
- 直接 Coombs 試験：患者赤血球に結合している自己抗体（補体）を検出する．自己免疫性溶血性貧血（AIHA）ではほとんどの場合（95%）陽性であり，診断に必須
- 間接 Coombs 試験：患者血清中に存在する健常人赤血球に結合可能な抗体を検出する．大部分の AIHA 症例や不規則抗体が存在する場合で陽性となる．不規則抗体パターンを認めた場合は，抗原特異性をチェックする

ⓑ Ham 試験

- 酸性化した健常人血清中に患者赤血球を加え，溶血度を測定する．酸性化血清中では補体の赤血球への結合が増大するため，補体感受性が亢進した発作性夜間ヘモグロビン尿症（PNH）患者の赤血球は溶血を起こす
- PNH の検査ではショ糖溶血試験も行われるが，特異性はHam 試験のほうが高い

ⓒ 赤血球浸透圧抵抗試験

- 赤血球を低張溶液に入れると，細胞内に水分が流れ込み溶血する．本試験では様々な濃度の低張食塩水を準備して，

表1 代表的病態における直接・間接 Coombs 試験結果

	直接 Coombs 試験	間接 Coombs 試験
健常人	陰性	陰性
AIHA	ほとんどの症例で陽性 5%程度の症例で陰性（Coombs 陰性 AIHA）	陰性の場合もあるが，多くの症例で陽性
赤血球不規則抗体が存在	陰性	陽性

患者赤血球の溶血度を測定する．遺伝性球状赤血球症では浸透圧抵抗が減弱し，わずかな低張食塩水でも溶血が認められる．37℃で24時間静置した赤血球を用いると，より鋭敏に溶血を検出することができる

9 出血・凝固時間と凝固関連検査

血小板数

- 血小板数の測定．末梢血塗抹標本で血液像を確認し，血小板凝集による偽性血小板減少の有無や血小板サイズの異常，さらに，破砕赤血球などの情報を得る

出血時間

- 表1
- 耳朶を穿刺後に漏出する血液を30秒ごとに濾紙で吸い取り，止血するまでの時間を測定（Duke法）
- 検者の手技に依存するため再現性が乏しいことに注意
- 血小板数が低下している場合には実施しない

血小板機能検査

- 「Ⅲ-3-A．血小板機能異常症」の項を参照

プロトロンビン時間（prothrombin time：PT）

- 被検血漿に組織トロンボプラスチンとカルシウムを添加し，フィブリン析出時間を測定するものである．FⅦ，FX，FV，プロトロンビン，フィブリノゲンの凝固活性を総合的に評価する
- PT-INR（international normalized ratio）は，PT比のinternational sensitivity index（ISI）乗で算出．ワルファリンの治療指標として用いられる

    PT-INR＝（患者血漿PT／正常血漿PT$)^{ISI}$

活性化部分トロンボプラスチン時間（activated partial thromboplastin time：APTT）

- 被検血漿に，リン脂質とともにシリカやエラジン酸などの活性化剤（接触因子を十分に活性化させる試薬）を加えた

表1 出血・凝固時間および主な凝固線溶関連検査

検査項目	測定法	参考基準範囲
出血時間	Duke法	1〜3分
プロトロンビン時間（PT）	Quick一段法	正常血漿対照値±10% PT-INR：1.0
活性化部分トロンボプラスチン時間（APTT）	Langdell法	正常血漿対照値±25%
トロンボテスト	Owren法	70〜130%
血漿フィブリノゲン値	トロンビン時間法	200〜400 mg/dL
	免疫法	200〜400 mg/dL
第XIII因子	活性値：合成基質法	70〜140%
	抗原量：免疫法比濁法	70%以上
アンチトロンビン	活性値：合成基質法	80〜130%
	抗原量：免疫比濁法	23.5〜33.5 mg/dL
プロテインC	活性値：合成基質法	70〜150%
	抗原量：免疫比濁法	70〜150%
プロテインS	活性値：凝固時間法	65〜140%
	遊離型抗原量：ELISA法	70〜130%
	総抗原量：ELISA法	70〜140%
可溶性フィブリンモノマー複合体	免疫比濁法など	5μg/mL 未満[*1]
トロンビン・アンチトロンビン複合体（TAT）	ELISA法など	4 ng/mL 未満[*1]
プラスミン・α_2プラスミン複合体（PIC）	EIA法など	0.8μg/mL 未満[*1]
フィブリノゲン・フィブリン分解産物（FDP）	免疫比濁法など	5μg/mL 未満[*1]
D-ダイマー	免疫比濁法など	0.5μg/mL 未満[*1]

[*1]：測定キットにより基準範囲が異なる

（臨床検査法提要 改訂第34版, p353-445, 2015より引用，一部改変）

試薬を添加し，フィブリン析出時間を測定．FⅦ，およびFXⅢ以外の凝固因子活性を反映

PTおよびAPTT混和補正試験

- 図1
- PTやAPTTの延長がみられた場合➡患者血漿を正常プール血漿と比率を変えて混和，37℃で2時間附置した後に凝固時間を測定
- 欠乏型（凝固因子欠乏）と非欠乏型（凝固因子インヒビター，ループスアンチコアグラント）を大まかに鑑別

トロンボテスト（thrombo test：TT）

- 被検血漿に，リン脂質，組織トロンボプラスチン，ウシバ

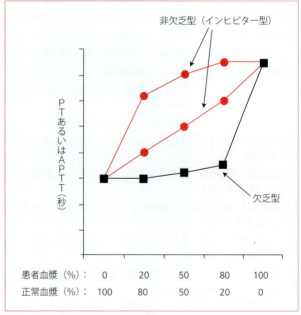

図1 PT，APTT混和補正試験

リウム吸着血漿（プロトロンビン，FⅦ，FⅨ，FX以外の供給源となる）とカルシウムを添加し，凝固時間を測定
- ビタミンK依存性凝固因子（プロトロンビン，FⅦ，FⅨ，FX）の活性を総合的に評価

血漿フィブリノゲン値

- 被検血漿に一定量のトロンビンとカルシウムを添加し凝固時間を測定するトロンビン時間法や，抗フィブリノゲン抗体を用いる免疫法により測定

第ⅩⅢ因子

- FⅩⅢ合成基質を用いた活性測定法と，FⅩⅢサブユニットAおよびB抗体を用いた抗原量測定法がある
- 止血後の再出血やwoozingなどの出血傾向，あるいは創傷治癒障害がみられる症例で，血小板数の減少，出血時間の延長，PTおよびAPTTの延長がみられない場合には，FⅩⅢの欠乏を疑う

凝固制御因子

- 先天性欠乏は，静脈血栓塞栓症など血栓症のリスクファクターとして重要．肝障害による産生障害やDICなどによる消費亢進により後天性に低下
- プロテインCおよびプロテインSはビタミンK依存性因子である

ⓐ アンチトロンビン

- 活性は，検体にヘパリンを添加しアンチトロンビン–ヘパリン複合体を作成し，一定量のトロンビンを加えた後に残存するトロンビン量を合成基質により測定．抗原量は特異抗体により免疫学的に測定

ⓑ プロテインC

- 蛇毒プロタックを添加し活性化されたプロテインCによる凝固時間の延長程度や特異的合成基質の分解量から活性を測定．免疫法により抗原量を測定

ⓒ プロテイン S

- 血中でプロテイン S として機能を有するものは，C4b 結合蛋白質に結合していない遊離型プロテイン S である
- 活性は，プロテイン S 除去血漿を用いた活性型プロテイン C の凝固時間延長作用により測定
- 遊離型および総抗原量は，特異抗体を用いた免疫法により測定

可溶性フィブリンモノマー複合体

- フィブリノゲンがトロンビンによる限定分解を受け生じるフィブリンモノマーは，相対的に過剰量に存在するフィブリノゲン分子と可溶性複合体を形成する．フィブリンモノマー-フィブリノゲン複合体を可溶性フィブリンモノマー複合体と称する
- 可溶性フィブリンモノマー複合体の存在は，生体内でトロンビンが生じた証拠を示すものであり，凝固反応の亢進病態を知る上での診断的意義が大きい

トロンビン-アンチトロンビン（TAT）複合体

- トロンビンとアンチトロンビンとがアシル結合したもので，トロンビン産生のよい指標．血中半減期がきわめて短いことから，凝固系活性化をリアルタイムで知るための有力な分子マーカーである

プラスミン-α_2プラスミンインヒビター複合体 (plasmin-α_2 plasmin inhibitor complex：PIC)

- 線溶系の活性化により生じたプラスミンが，α_2プラスミンインヒビター（α_2-PI）と複合体を形成したものである．プラスミン生成量を間接的に把握できる
- PIC の変動は線溶系活性化の重要な指標の１つである．TAT レベルを同時に検討することにより凝固線溶系の動態をより詳しく評価できる

フィブリノゲン・フィブリン分解産物 (fibrinogen and fibrin degradation products : FDP)

- 血清検体を用いて,フィブリノゲンもしくはFDP分画(DおよびE分画)に対するポリクローナル抗体をラテックス粒子に固相化したラテックス凝集法や免疫比濁法により測定
- フィブリノゲンと交差しない抗FDPモノクローナル抗体を用いた測定試薬では,血漿検体を用いた短時間での測定が可能

D-ダイマー

- FXIIIaにより架橋結合されたフィブリンのプラスミンによる分解産物の総称
- D-ダイマーは,フィブリン血栓の形成とプラスミンによる分解を反映し,FDPの多寡と比較することによりDICの病態をより詳細に把握できる

その他の分子マーカー

- PAI-1 ➡ t-PAの生理的な中和因子.感染症に併発するDICなどで著増し,線溶系を強く抑制,虚血性臓器障害を惹起する予後不良因子である.免疫比濁法により総PAI-1として測定(参考基準範囲 50 ng/mL 以下)
- e-XDP ➡ 白血球エラスターゼによるフィブリン血栓の分解産物の総称で,特異抗体により定量測定.感染症に伴うDICにおいて予後の指標の1つとなる(参考基準範囲 1 μg/mL 未満)

10 血液型と輸血関連検査

血液型

- 赤血球の血液型は，ABO血液型，Rh血液型，その他の血液型に分けられる
- 白血球に発現している抗原にヒト組織適合抗原（HLA）がある
- 血小板には，血小板特異抗原，ABO血液型抗原，HLAクラスI抗原が発現している

ABO血液型

- 赤血球に発現するA抗原とB抗原を調べる検査をオモテ検査，血清（血漿）中の抗A抗体と抗B抗体を調べる検査をウラ検査という（表1）．オモテ検査とウラ検査が一致した場合，ABO血液型を同定できる
- オモテ検査はスライド法（図1）を用いて，ウラ検査は試験管法を用いて検査する
- ABO血液型のオモテ検査とウラ検査が一致しない原因と

表1 ABO血液型

血液型	オモテ検査 抗A抗体	オモテ検査 抗B抗体	赤血球抗原	ウラ検査 A型赤血球	ウラ検査 B型赤血球	血清中抗体	遺伝子型
A	+	−	A, H	−	+	抗B抗体	A/A, A/O
B	−	+	B, H	+	−	抗A抗体	B/B, B/O
O	−	−	H	+	+	抗A抗体, 抗B抗体	O/O
AB	+	+	A, B, H	−	−	なし	A/B

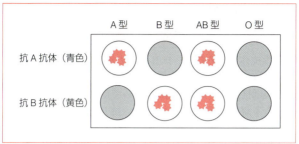

図1 オモテ検査

して，ABO血液型の亜型，白血病によるA, B抗原の減弱，高γ-グロブリン血症時の連銭形成などがある

Rh血液型

- Rh血液型はCEとDの2つの抗原系で構成されており，D抗原を持つものをRh陽性，持たないものをRh陰性という．日本人のRh陰性は約0.5%
- D抗原の亜型には，D抗原の構造異常によってD抗原の抗原決定基の一部を欠いているpartial Dと，D抗原が量的に減少したweak Dがある．ともに輸血には，Rh陰性の血液製剤を用いる

HLA

- 白血球の血液型として発見された．クラスⅠ抗原はすべての有核細胞と血小板に存在し，クラスⅡ抗原は，B細胞，活性化T細胞，単球，造血前駆細胞などに発現する
- 造血幹細胞移植では，クラスⅠ抗原のA座，B座，C座と，クラスⅡ抗原のDR座の計4座（8抗原）が重要とされている

輸血関連検査

- 輸血関連検査には，不規則抗体検査，直接・間接抗グロブリン試験，交差適合試験，抗Aおよび抗B抗体価検査，

抗血小板抗体検査などがある

不規則抗体検査

- 自然抗体である抗 A, 抗 B 以外の赤血球血液型抗原に対する抗体（不規則抗体）の有無を調べる検査である
- 不規則抗体は，妊娠や輸血によって産生される．よくみられる不規則抗体に，抗 D, 抗 E, 抗 Duffy, 抗 Lewis 抗体などがある
- 不規則抗体には，37℃で反応する IgG 型の温式抗体（抗 D, 抗 E など）と，低温で反応する IgM 型の冷式抗体（抗 Lewis[b] 抗体など）がある
- 患者が有する温式不規則抗体は，輸血された赤血球に結合すると溶血性の輸血副作用を起こす
- 患者が温式不規則抗体を有する場合，対応する抗原が陰性の赤血球液を輸血する

間接抗グロブリン試験

- 赤血球抗原に対する IgG 型の不規則抗体が，血清中に遊離の状態で存在しているかを確認する目的で行われる
- 不規則抗体検査として，また交差適合試験として行われる
- 直接抗グロブリン試験は，IgG 型の抗体（あるいは補体）が赤血球に結合しているかどうかを確認する目的で行われる．主に，自己免疫性溶血性貧血の診断に用いられる

交差適合試験（クロスマッチ）

- ABO 血液型の不適合を検出でき，かつ 37℃で反応する抗体を検出できる方法で交差適合試験を行う
- 主試験陽性の ABO 血液型不適合の赤血球液は，いかなる場合でも使用してはならない
- 主試験陰性で副試験陽性の ABO 血液型不適合の赤血球液は，緊急時の場合は許される

11 細菌・真菌培養検査

IV 主な検査法

- 抗菌薬の投与前に，感染症の診断を行うことを心掛ける
- 起炎菌を特定するための適切な検体を採取する
- 血液培養（最低2セット）
- 感染を疑う部位の検体（尿，喀痰，髄液，組織滲出液）のグラム染色，培養
- 結核やニューモシスチス肺炎，サイトメガロウイルス，ヘルペスウイルス属感染症では，抗体・抗原・PCR検査も併用する

血液培養

- 図1
- 重症感染症，敗血症や菌血症，発熱性好中球減少症を疑う場合では必ず行う
- 抗菌薬が投与される前に行う
- 悪寒や戦慄があるときに採取したほうがよいという明確なデータはない
- 必ず好気・嫌気を1セットとして2セット以上採取する．多くの菌血症は間欠的であるので10〜20分間隔をあけることが望ましい
- 採血ボトルの血液刺入部（ゴムの部分）を70％アルコールで消毒する
- 成人では1回のエピソードで各ボトルに7〜10 mL入れる（培地量の1/10以下）
- 静脈血と動脈血で検出率に差はない
- カテーテルやラインからの採血では偽陽性の確率が高くなるが，カテーテルやラインの感染症の可能性があれば1セットは採取
- 採取部位をイソジンで消毒し，乾燥を待つ．採取部位は前もって70％アルコールで消毒しておくことが望ましい

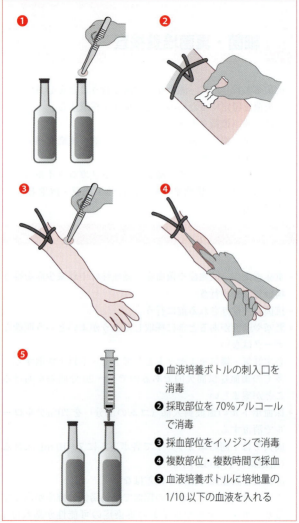

図1 血液培養の手順

- 陽性であった場合➡実際の菌血症かコンタミネーションかを臨床状況に応じて判断する．複数検体で同一菌が検出されれば本当の菌血症の可能性が高い

真菌培養

- カンジダ属やクリプトコッカス属，フサリウム属は血液培養陽性となりやすい
- アスペルギルス，ムコールは陽性になりにくい
- カンジダ血症以外の真菌血症は，一般血液培養ボトルでは確定診断が非常に困難
- 血液培養ボトルで，真菌・抗酸菌専用ボトルもあるので，積極的に疑う場合には使用
- 一般に細菌と比較して真菌の発育は遅く，同定に必要とされる胞子嚢の発育を待つ必要がある
- 真菌の培養同定には2〜3週間の日数が必要である
- 真菌感染症の診断には臨床状態を考慮した総合的判定が必要である
- 画像診断やガラクトマンナン抗原やβ-D-グルカン測定を併用して総合的に判断する
- ガラクトマンナン抗原：アスペルギルスの細胞壁成分．ELISAのキット（プラテリア）が感度に優れる．血液疾患ではカットオフ値を0.5〜0.7にすることが侵襲性肺アスペルギルス症の早期診断に役立つ
- β-D-グルカン：正式には $(1\rightarrow 3)$-β-D-グルカン．β-D-グルカンは真菌の主な細胞壁の構成成分で，血中濃度を測定することにより，カンジダ症やニューモシスチス肺炎の診断や治療経過を行う．初期の侵襲性肺アスペルギルス症やクリプトコッカス症では上昇しない．偽陽性や測定キットによるカットオフ値の違いに注意

12 ウイルス学的検査

- 血液科領域で使用頻度の高いサイトメガロウイルス（CMV）と Epstein-Barr ウイルス（EBV）について述べる
- 造血幹細胞移植後など液性免疫が障害されている場合には，抗体での評価は不能の場合がある．逆に，非感染例でも免疫グロブリン投与により IgG 抗体の陽性化や抗体価が上昇する場合もありうる

CMV

- 同種造血幹細胞移植後だけでなく，成人 T 細胞白血病/リンパ腫の患者やベンダムスチン使用後の患者などでも再活性化を生じることがある

ⓐ 血清学的検査

- 抗 IgM 抗体は感染から 2 週間以内に上昇し，数ヵ月間上昇しその後消失する．抗 IgG 抗体は感染 2～3 週間後から上昇し，その後も漸減しながら長期間持続する．既感染かどうかの確認には IgG 抗体を測定する
- IgG はペア血清で 4 倍以上の上昇を認めた場合，CMV 感染の急性期を示唆する

ⓑ CMV 抗原血症（C10/C11 法・C7-HRP 法）

- CMV pp65 抗原に対するモノクローナル抗体を用いて，ペルオキシダーゼ法により末梢血中の多核白血球をスライド上に固定して，CMV 抗原陽性細胞を目視にてカウントする方法
- 感度・特異度ともに高く，CMV 感染症の発症に先行して陽性化する．また定量性もありモニタリング，治療開始および効果判定に有用である．しかし，胃腸炎や網膜炎などでは感度が低い
- 末梢血中の好中球数が少ない場合には測定できない
- 同種造血幹細胞移植患者には，本検査法を用いた

Preemptive therapy が行われている．

c 病理組織学的検査
- 組織や細胞において巨細胞封入体を検出する．免疫組織染色法で CMV 抗原を検出，もしくは *in situ* hybridization 法で CMV-DNA を検出する

d PCR 法による CMV-DNA 定量検査（保険適用外）
- 血漿や血清などを用いて DNA を増幅して検出する方法
- 定量 PCR 法では，ウイルス量と病勢や治療効果との相関が認められる

e ウイルス分離・同定，ウイルス迅速同定（シェル・バイアル法）
- 尿や血液などの検体からヒト線維芽細胞を用いてウイルスを分離同定する方法．シェル・バイアル法は，線維芽細胞に重力を加えて接種効率を高め，モノクローナル抗体により感染細胞を迅速同定する方法である

EBV

a EBV 感染に関連する抗原と抗体
- EBV 初感染は EA IgG 抗体，VCA IgM 抗体が検出され，EBNA 抗体が出現する．再活性時には VCA IgM，EBNA1 抗体以外の抗体が上昇してくる

＜early antigen（EA）と virus capsid antigen（VCA）＞
- EBV が B リンパ球に初感染し増殖をする際，EA は DNA 合成を始める前に産生され，次いでウイルス構成蛋白の合成が始まり VCA が感染細胞膜に表出されてくる．VCA 抗体には，IgM，IgG，IgA 抗体が存在し，VCA IgM 抗体は初感染数ヵ月後まで陽性で，VCA IgG 抗体は急性期ペア血清で有意な上昇を認める．その後 VCA IgG 抗体は持続し，再活性化により抗体価は上昇する．VCA IgA 抗体は Burkitt リンパ腫，慢性活動性 EBV 感染症で上昇する．通常 EA 抗体価は 320 倍以下で，VCA 抗体価は 320～1,280 倍程度である

＜Epstein-Barr nuclear antigen（EBNA）＞
- EBV 感染後から EBNA は産生されているが，細胞膜表面

には発現されず，EBV特異的細胞傷害性T細胞が出現してから感染細胞が破壊されることで細胞内に発現されているEBNAに対する抗体が産生されるようになる．EBNA1抗体が初感染の回復期から陽性になり，持続的に検出される

❺ PCR法によるEBV-DNA定量検査（保険適用外）
- 慢性活動性EBV感染症などで，ウイルス量の推移は病勢や治療効果の判定に有用である

❻ EBV関連疾患
＜伝染性単核症（EBV急性感染症）＞
- EA抗体，VCA IgM抗体が一過性に上昇し，VCA IgG抗体が検出され，急性期にはEBNA抗体は陰性である．回復期から2～3週してEBNA抗体は遅れて陽転化する．急性期にVCA IgM抗体が陽性であれば診断価値は高い

＜慢性活動性EBV感染症＞
- EA IgG抗体160倍以上，VCA IgG抗体は640倍以上と高値を示し，VCA IgA抗体が持続する

文　献
1) 沖中敬二：サイトメガロウイルス抗体．内科 **111**：1434, 2013
2) 中山哲夫：ウイルス感染症　EBウイルス．日臨 **68**（増刊6）：319-321, 2010

13 超音波検査

- ここでは，血液疾患と関連の深い脾腫・体表リンパ節腫脹・深部静脈血栓症（DVT）について述べる

腹部超音波検査による脾腫の評価

- 探触子は 3.5〜5 MHz のコンベックス型探触子を用いることが多い．通常第 9 肋間からの走査で脾臓の最大長軸像が描出される．脾門部を通る最大長軸（a）とそれと直行する最大径（b）を乗じた値を spleen index（SI）とし，40 を超えるものを脾腫と判定することが多い（図 1）．ただし，性別・年齢に応じて判定を考慮する必要がある
- また，悪性リンパ腫の脾内病変は 1〜2 cm 大の低エコー腫瘤が多発することが多いため，内部エコーの観察も十分に行う

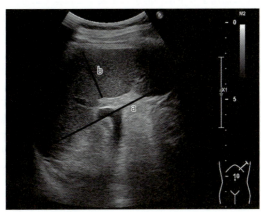

図 1 SI の計測

超音波検査による体表リンパ節腫脹の評価

- 体表領域では 7 MHz 以上の高周波リニア型探触子を用いることが多い
- 反応性リンパ節腫脹：炎症性リンパ節腫脹・血球貪食症候群によるリンパ節腫脹・壊死性リンパ節炎によるリンパ節腫脹がある．リンパ節の形態が扁平で縦横比（depth width ratio：D/W）が小さいリンパ節の中央にリンパ節門に相当する線状の高エコー構造物が描出されれば，反応性リンパ節腫脹である可能性が高い
- 悪性リンパ腫：リンパ節の形態が円形に近く（D/W が高い），一般的には内部エコーはきわめて低く囊胞との区別が必要であることが多い．リンパ節門に相当する線状高エコーは消失する．しかし症例によっては内部エコーが多彩なパターンを示すこともある

超音波検査による DVT の診断

- DVT は，血液疾患では播種性血管内凝固症候群・抗リン脂質抗体症候群・本態性血小板血症で問題になることが多い
- DVT は筋層より下部の静脈に形成する血栓であり，その多くは下肢静脈に生じる．静脈壁の異常・凝固亢進・血流の停滞によりきたすものであり，肺血栓塞栓症の原因として重要である
- 超音波検査による DVT の診断は熟練を要する．通常探触子は 7 MHz 以上の高周波リニア型探触子を用いるが，肥満などでリニア型探触子では観察が困難な場合は適宜コンベックス型探触子を用いる．B モードで静脈内腔に内部エコーが認められる場合・静脈を探触子で圧迫しても内腔の消失がみられない場合（正常静脈は圧迫により容易に内腔が消失する）は，同部位に静脈血栓を生じている可能性が高い

14 画像診断

Ⅳ 主な検査法

- 血液疾患における画像診断の主な役割は次の4つである
① 病変の進展範囲を把握し，精度の高い病期診断を行う
② 治療後の経過を追跡し，治療効果を判定する
③ 合併症を早期に診断する
④ 骨髄の造血状態を非侵襲的に評価する

1) CT

検査の特徴

- 人体の横断解剖を明確にでき，体表から触知できない病変の検出に有用である
- 肺病変の診断には最も有用な画像診断法である
- 骨病変や石灰化の検出に優れている
- 病変の質的診断や血管との関係を知るには造影 CT が必要である
- 短時間に全身のスキャンが可能になり，任意の断面像（multiplanar reformation：MPR）の表示も容易になった

臨床的役割

ⓐ 悪性リンパ腫
- 縦隔，後腹膜，腸間膜などのリンパ節腫大の検出に有用である
- 節外性リンパ腫の検出に優れ，質的診断にも重要な役割を果たす
- 不明の腫瘤性病変で，CT 所見からリンパ腫が疑われることも多い

ⓑ 白血病
- 白血病の診断に CT は直接有用ではない
- 化学療法後の合併症として起こる肺感染症の診断に CT は

不可欠である

ⓒ 多発性骨髄腫
- 骨皮質や海綿骨の小さな骨病変の検出が可能である
- 脊椎全体の矢状断像を得られるようになり，脊椎の骨病変を容易に検索できる

特徴的な画像所見

ⓐ 悪性リンパ腫
- リンパ節腫大は多発性で，一般に大きく，均一な内部構造を示すことが多い
- 大きな腫瘤でも壊死に乏しく，均等で軽度な造影効果を呈する．
- 腫瘤は柔らかく，血管や消化管を巻き込んでも，閉塞をきたさない
- 腸間膜では腫大したリンパ節が血管を前後から挟むような形を呈する（sandwich sign）（図 1）
- 肺 MALT リンパ腫では，腫瘍内に開存した気管支（air bronchogram）や血管（CT angiogram sign）が認められる

ⓑ 白血病
- 肺合併症で頻度が高い侵襲性アスペルギルス症では，CT halo sign や air crescent sign などの特徴的な所見を呈する

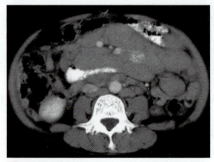

図 1　sandwich sign

ⓒ 多発性骨髄腫
- 脊椎，肋骨，骨盤骨などに円形の打抜き状の透亮像（punched-out lesion）が認められる

2) MRI

検査の特徴

- MRIの長所と短所を表1にまとめる
- T1強調像とT2強調像が撮像の基本である
- 主要な組織の信号強度を表2に示す
- T1強調像では腫瘍は低信号，脂肪組織は高信号を呈し，骨髄腫瘍の検出に有用である
- 骨髄腫瘍の診断には脂肪信号を抑制したSTIR像も有用

表1 MRIの長所と短所

長所
1) X線被曝のない非侵襲的な検査である．
2) 軟部組織を識別する能力に優れている．
3) 任意の断面を容易に撮像できる．
4) 血流情報が得られる．

短所
1) 撮像に時間がかかる．
2) 空間分解能に劣っている．
3) 骨や石灰化の診断に劣っている．
4) ペースメーカー装着患者は禁忌である．

表2 組織の信号強度

組　織	T1強調像	T2強調像
腫瘍，炎症	低信号	高信号
脂肪	高信号	等信号
水（脳脊髄液，漿液）	低信号	著明な高信号
線維組織，筋肉	低信号	低信号
骨，血管内腔	無信号	無信号

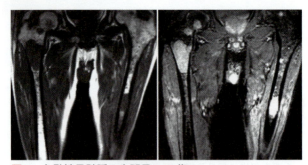

図2　多発性骨髄腫の大腿骨MRI像
腫瘍はT1強調像（左）で低信号，STIR像（右）で高信号を示す．

で，腫瘍は高信号を示す
- 脊髄・脊椎全体を矢状断像で描出でき，脊髄・脊椎疾患の評価に重要な画像診断法である

臨床的役割

- 造血髄と脂肪髄を明瞭に描出でき，骨髄の過形成や低形成を非侵襲的に評価できる
- 多発性骨髄腫などの骨髄腫瘍の検出に優れ，任意の断面で病変の進展範囲を正確に診断できる（図2）
- MRIの信号強度は非特異的で，質的診断に寄与することは少ない
- 経過中のMRI所見の変化は，治療効果判定や再発を早期診断する上で有用である
- 骨外進展を伴う脊椎病変において，脊髄圧迫の状態を容易に把握できる

3) 骨シンチグラフィ

検査の特徴

- 骨疾患では無機質の代謝が亢進しており，異常集積を示す
- 骨代謝の盛んな骨疾患の検出において，X線写真よりも鋭敏である

- 疾患特異性は低く，質的診断に関して X 線写真より劣る

臨床的役割

- 悪性腫瘍の骨転移の検出が第一の適応で，全身を検索でき，検出率が高い
- 多発性骨髄腫では集積を示さないことが多く，スクリーニングとして適当ではない
- 病的骨折を合併すると早期より異常集積を示し，骨折の有無を知るのに有用である

4) PET

検査の特徴

- 悪性腫瘍は糖代謝が盛んで，糖代謝を反映した ^{18}F-FDG（fluorodeoxy-glucose）を用いた PET が癌の診断に用いられる
- 正常組織，良性腫瘍，炎症性病変にも FDG は取り込まれ，悪性腫瘍に特異的ではなく，診断能には限界がある
- FDG の生理的集積部位

脳，筋肉（随意筋：眼筋，声門筋，横隔膜，四肢，頸部，肩部の筋肉，不随意筋：胃，腸管），心筋，扁桃，唾液腺，胸腺，乳腺，精巣，子宮，腎臓，尿管，膀胱，褐色脂肪

- 貧血や G-CSF 投与で骨髄機能が亢進すると，反応性に骨髄の集積が認められる
- 血糖値が高いと集積が低下する．
- 腫瘍の活動性の評価や治療効果判定の比較に，SUV（standardized uptake value）を用いた定量的評価が行われる
    - FDG の体内分布を半定量的に表す指標である．投与した FDG が均等に分布した場合 1 となる．以下の計算式で計算する

$$SUV = \frac{組織放射能（MBq/g）}{FDG 投与量（MBq）/体重（g）}$$

- PET と CT を一体化させた PET/CT 装置が普及し，集積

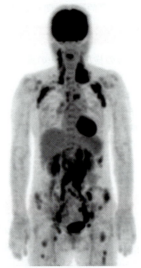

図3 悪性リンパ腫のPET像
頸部,鎖骨上窩,腋窩,腹部大動脈および腸骨動脈周囲にFDGの異常集積を認める.脳,心臓,腎盂,膀胱の集積は正常である.

部位の評価が容易になった

臨床的役割

- 悪性リンパ腫ではFDGが強く集積することが多く,全身を一度に検査でき,CTで指摘できない病変を検出可能である(図3).
- 悪性リンパ腫の病期診断,活動性の評価,治療効果判定,再発の診断において,FDG-PETは重要な役割を果たす
- びまん性大細胞型B細胞リンパ腫やHodgkinリンパ腫は高集積を示し,検出率が高い
- MALTリンパ腫や他の低悪性度のリンパ腫では集積が低く,偽陰性になることがある

V

主な治療法

V 主な治療法

1 造血器腫瘍に対するレジメン集

A 急性骨髄性白血病（AML）

寛解導入療法（JALSG AML201）

A群 （IDR＋Ara-C療法）		Day	1	2	3	4	5	6	7
イダマイシン（IDR）	12 mg/m^2	30 min div	↓	↓	↓				
キロサイド（Ara-C）	100 mg/m^2	24 hr div	↓	↓	↓	↓	↓	↓	↓
B群 （DNR＋Ara-C療法）		Day	1	2	3	4	5	6	7
ダウノマイシン（DNR）	50 mg/m^2	30 min div	↓	↓	↓	↓	↓		
キロサイド（Ara-C）	100 mg/m^2	24 hr div	↓	↓	↓	↓	↓	↓	↓

- 寛解導入療法としてA群あるいはB群を行う
- 第1コースで寛解に到達しない症例については，第2コースも同じ治療で行う
- 完全寛解に入った例は，地固め療法としてC群あるいはD群を行う

地固め療法（JALSG AML201）

C群 （Ara-C大量療法）		Day	1	2	3	4	5
キロサイド（Ara-C）	2 g/m^2×2	3 hr div	↓↓	↓↓	↓↓	↓↓	↓↓

- 地固め療法としてAra-C大量療法を3コース行う
- 原則的に，好中球が1,500/μL，白血球が3,000/μL，血小板が10万/μLを越えてから1週間経過後に次コースに入る

- Ara-C を 12 時間毎に投与
- 角結膜炎予防のためステロイド点眼薬を 1 日数回点眼
- 60 歳以上では Ara-C 1.5 g/m^2 への減量も考慮する

D 群第 1 コース		Day	1	2	3	4	5
ノバントロン（MIT）	7 mg/m^2	30 min div	↓	↓	↓		
キロサイド（Ara-C）	200 mg/m^2	24 hr div	↓	↓	↓	↓	↓
D 群第 2 コース							
ダウノマイシン（DNR）	50 mg/m^2	30 min div	↓	↓	↓		
キロサイド（Ara-C）	200 mg/m^2	24 hr div	↓	↓	↓	↓	↓

- 地固め第 2 コース終了後，血小板が 10 万/μL に回復次第，メトトレキサート（MTX）15 mg＋Ara-C 40 mg＋プレドニゾロン（PSL）10 mg の髄腔内注入を行う

D 群第 3 コース		Day	1	2	3	4	5
アクラシノン（ACR）	20 mg/m^2	30 min div	↓	↓	↓	↓	↓
キロサイド（Ara-C）	200 mg/m^2	24 hr div	↓	↓	↓	↓	↓

D 群第 4 コース (A-triple V 療法)		Day	1	2	3	4	5	6	7	8	9	10
キロサイド（Ara-C）	200 mg/m^2	24 hr div	↓	↓	↓	↓	↓					
ベプシド（VP-16）	100 mg/m^2	1 hr div	↓	↓	↓	↓	↓					
オンコビン（VCR）	0.8 mg/m^2	iv								↓		
フィルデシン（VDS）	2 mg/m^2	iv										↓

- 地固め療法として 4 コース（D 群第 1〜4 コース）を行う
- 原則的に，好中球が 1,500/μL，白血球が 3,000/μL，血小板が 10 万/μL を越えた時点で次コースに入る

サルベージ療法

HAM療法（変法）		Day	1	2	3	4
キロサイド (Ara-C)	2 g/m²×2	3 hr div	↓↓	↓↓	↓↓	↓↓
ノバントロン (MIT)	8〜10 mg/m²	30 min div			↓	↓

- 地固め療法C群（Ara-C大量療法）参照
- 高度な骨髄抑制が予想される

減量MEC療法（変法）		Day	1	2	3	4	5	6	7
ノバントロン (MIT)	8 mg/m²	30 min div	↓	↓	↓				
ベプシド (VP-16)	100 mg/m²	3 hr div	↓	↓	↓	↓			
キロサイド (Ara-C)	100 mg/m²	24 hr div	↓	↓	↓	↓	↓	↓	↓

CAG療法		Day	1	2	3	4	5	…	14
キロサイド (Ara-C)	10 mg/m²×2	sc	↓↓	↓↓	↓↓	↓↓	↓↓	…	↓↓
アクラシノン (ACR)	10〜14 mg/m²	30 min div	↓	↓	↓	↓			
G-CSF	200 μg/m²	sc	↓	↓	↓	↓	↓	…	↓

- Ara-Cを12時間毎に投与
- G-CSFはAra-Cの初回皮下注直前に開始し，最終皮下注の12時間前まで継続する
- 好中球が5,000/μL以上に増加した場合はG-CSFを減量・中止

ゲムツズマブオゾガマイシン		Day	1	…	15
マイロターグ (GO)	9 mg/m²	2 hr div	↓		↓

- infusion reactionの予防のため，抗ヒスタミン薬，解熱鎮痛薬，副腎皮質ステロイドの前投与を行う
- 静脈閉塞性肝疾患（VOD）を含む肝障害の発現に注意する

B 急性前骨髄球性白血病（APL）

寛解導入療法（JALSG APL204）

A群 （WBC＜3,000/μL＋APL＜1,000/μL）			Day1	2	⋯	
ベサノイド（ATRA）	45 mg/m²	分3 po	↓	↓	⋯	継続

B群（3,000≦ WBC＜10,000/μL or APL細胞≧1,000/μL）		Day	1	2	3	4	5	6	⋯	
ベサノイド （ATRA）	45 mg/m²	分3 po	↓	↓	↓	↓	↓	↓	⋯	継続
イダマイシン（IDR）	12 mg/m²	30 min div	↓	↓	↓					
キロサイド（Ara-C）	100 mg/m²	24 hr div	↓	↓	↓	↓	↓			

C群 （WBC≧1万/μL）		Day	1	2	3	4	5	6	7	8	⋯	
ベサノイド （ATRA）	45 mg/m²	分3 po	↓	↓	↓	↓	↓	↓	↓	↓	⋯	継続
イダマイシン（IDR）	12 mg/m²	30 min div	↓	↓	↓							
キロサイド（Ara-C）	100 mg/m²	24 hr div	↓	↓	↓	↓	↓	↓	↓			

- D群（途中 APL 細胞≧1,000/μL の時）➡
  - A群の場合：IDR 12 mg/m² 30 min div×3（day 1～3），Ara-C 100 mg/m² 24 hr div×7（day 1～7）を追加する
  - B群の場合：IDR 12 mg/m² 30 min div×1（day 1），Ara-C 100 mg/m² 24 hr div×2（day 1～2）を追加する
  - C群の場合：IDR 12 mg/m² 30 min div×1（day 1）を追加する
- 治療前の白血球数，APL 細胞数により A 群，B 群，C 群で治療を開始する

- 治療途中で APL 細胞が増加した場合は D 群の追加治療を行う
- ATRA を地固め第 1 コース開始前日まで連日投与する（最長 60 日まで）
- RA 症候群併発時は ATRA を休薬し，酸素療法，ステロイドパルス療法などを行う

地固め療法（JALSG APL204）

第1コース		Day	1	2	3	4	5
ノバントロン (MIT)	7 mg/m²	30 min div	↓	↓	↓		
キロサイド (Ara-C)	200 mg/m²	24 hr div	↓	↓	↓	↓	↓

第2コース		Day	1	2	3	4	5
ダウノマイシン (DNR)	50 mg/m²	30 min div	↓	↓	↓		
キロサイド (Ara-C)	200 mg/m²	24 hr div	↓	↓	↓	↓	↓

- 地固め第 2 コース終了後，血小板が 10 万 /μL に回復次第，MTX 15 mg + Ara-C 40 mg + PSL 10 mg の髄腔内注入を行う

第3コース		Day	1	2	3	4	5
イダマイシン (IDR)	12 mg/m²	30 min div	↓	↓	↓		
キロサイド (Ara-C)	140 mg/m²	24 hr div	↓	↓	↓	↓	↓

- 地固め療法として 3 コース（第 1〜3 コース）を行う
- 原則的に，好中球が 1,500/μL，白血球が 3,000/μL，血小板が 10 万 /μL を越えた時点で次コースに入る

維持療法(JALSG APL204)

		Day	1	2	...	14	...	3ヵ月
ベサノイド (ATRA)	45 mg/m²	分3 po	↓	↓	...	↓		

タミバロテン製剤		Day	1	2	...	14	...	3ヵ月
アムノレイク (Am80)	6 mg/m²	分2 po	↓	↓	...	↓	...	

- 地固め療法終了後,RT-PCRにてPML/RARα陰性例には,ATRAあるいはAm80による維持療法を行う
- 14日間経口投与し,以後2ヵ月半を休薬とする.3ヵ月間を1コースとし,2年間(計8コース)継続する
- Am80は初発APLには保険適用外である

サルベージ療法

三酸化ヒ素製剤		Day	1	2	...	
トリセノックス(ATO)	0.15 mg/kg	1~2 hr div	↓	↓		継続

- 急性血管反応(頻脈,めまい,潮紅)が出現する場合,投与を4時間に延長する
- 寛解が得られるまで投与する.最長60日間とする
- QT延長や完全房室ブロックなどの不整脈の合併に注意する
- QTc≧500 msecでは休薬する
- APL分化症候群併発時はATOを休薬し,酸素療法,ステロイドパルス療法などを行う

C 急性リンパ性白血病（ALL）

＜若年・思春期（15〜24歳）成人 ALL の治療（JALSG ALL202-U）＞

- 25〜64歳の成人 ALL の寛解導入療法については他書を参照されたい

寛解導入療法（第1〜5週）

	Day		1	7	8	9	10	14	15	22	29
オンコビン（VCR）	1.5 mg/m²	iv			↓				↓	↓	↓
ピノルビン（THP-ADR）	25 mg/m²	1 hr div			↓	↓					
エンドキサン（CPA）	1,200 mg/m²	1 hr div					↓				
ロイナーゼ（L-ASP）	6,000 U/m²	4 hr div or im							↓↓↓↓	↓↓↓	
デカドロン（DEX）	10 mg/m²	1 hr div					←——————→				
プレドニン（PSL）	60 mg/m² 40 mg/m²	po or div po	←——→				←——————————————→				
髄注		IT	↓		↓					↓	

- 初診時白血球数 50,000/μL 以上や臓器浸潤が著明な場合，第1週の PSL は少量より開始し漸増してもよい
- VCR の上限は 2 mg/body とする．L-ASP と併用する際は，L-ASP の 12〜24 時間前に投与する
- L-ASP を day 15, 17, 19, 21, 23, 25, 27, 29 に投与する．初回投与前に必ずプリックテストを行う．肝障害，膵炎，凝固因子（AT，Fib など）の低下，高血糖，アナフィラキシー，高アンモニア血症の合併に注意する
- PSL は day 28 まで投与し1週間で漸減中止する
- Day 1 に MTX 12 mg，Day 8, 22 に MTX 12 mg + Ara-C 30 mg + ソル・コーテフ 25 mg の髄腔内注入を行う

地固め療法（第6〜9週）

		Day	1	2	3	4	5	6	8	9	10	11	12	13	14
エンドキサン（CPA）	750 mg/m^2	1 hr div	↓						↓						
ピノルビン（THP-ADR）	25 mg/m^2	1 hr div	↓	↓											
キロサイド（Ara-C）	75 mg/m^2	1 hr div	↓	↓	↓	↓	↓	↓	↓	↓	↓	↓	↓	↓	↓
ロイケリン（6-MP）	50 mg/m^2	po	←――――――――――――――――――――――→												
髄注（MTX 12 mg＋Ara-C 30 mg＋ソル・コーテフ 25 mg）		IT	↓						↓						

- 好中球数が0となった時点でAra-Cを中止し，G-CSFを開始する
- 6-MPはアロシトール使用時に半量に減量する

中枢神経治療（第10〜11週）

		Day	1	2	3	4	8	9	10	11
メソトレキセート（MTX）	3 g/m^2	24 hr div	↓				↓			
ロイコボリン	15 mg/m^2	iv		↓	↓	↓		↓	↓	↓
髄注（MTX 12 mg＋Ara-C 30 mg＋ソル・コーテフ 25 mg）		IT		↓				↓		

- MTX投与時は十分な補液，メイロン，ダイアモックスの投与を行う．MTX投与開始42時間後から6時間毎にロイコボリンを6回投与する．MTX血中濃度は，投与開始後48時間，72時間は必ず測定する．48時間値＞1 μmol/L，72時間値＞0.1 μmol/L，重篤な骨髄抑制，遷延する悪心・嘔吐，乏尿・無尿，口内潰瘍を認める場合は，ロイコボリンの追加投与を行う

再寛解導入療法(第12〜15週)

		Day	1	3	5	8	10	12	14	15
オンコビン (VCR)	1.5 mg/m²	iv	↓			↓				↓
ピノルビン (THP-ADR)	25 mg/m²	1 hr div	↓			↓				
エンドキサン (CPA)	500 mg/m²	1 hr div	↓			↓				
ロイナーゼ (L-ASP)	6000 U/m²	im	↓	↓	↓	↓	↓	↓		
プレドニン (PSL)	40 mg/m²	po	←――――――――――――――→
髄注 (MTX 12 mg+Ara-C 30 mg+ソル・コーテフ 25 mg)		IT	↓							

- 寛解導入療法を参照

再地固め療法(第16〜19週)

- 地固め療法(第6〜9週)と同じ

維持療法(第20〜98週)

- コース(1)からコース(4)まで4サイクル,計16コース行う

(1)			Day	1	15	28	29
メソトレキセート (MTX)	150 mg/m²	iv		↓	↓		↓
ロイケリン (6-MP)	50 mg/m²	po		←――――――――→			
髄注 (MTX 12 mg+Ara-C 30 mg+ソル・コーテフ 25 mg)							↓

- 6-MPは,白血球数が2,000〜3,000/μLになるように調整する

(2)		Day	1	8	14	15
オンコビン（VCR）	1.5 mg/m²	iv	↓	↓		↓
エンドキサン（CPA）	600 mg/m²	1 hr div		↓		
ロイナーゼ（L-ASP）	10,000 U/m²	im	↓	↓		↓
プレドニン（PSL）	40 mg/m²	po	←——————→			

- VCR の上限は 2 mg/body とする．L-ASP と併用する際は，L-ASP の 12~24 時間前に投与する
- PSL は day14 まで投与し 1 週間で漸減中止する
- (3) 維持療法（1）と同じ

(4)		Day	1	8	14	15
オンコビン（VCR）	1.5 mg/m²	iv	↓	↓		↓
ピノルビン（THP-ADR）	25 mg/m²	1 hr div		↓		
ロイナーゼ（L-ASP）	10,000 U/m²	im	↓	↓		↓
プレドニン（PSL）	40 mg/m²	po	←——————→			

- 維持療法（2）参照

サルベージ療法

＜Hyper-CVAD/HD-MTX-Ara-C 療法＞

Hyper-CVAD 療法		Day	1	2	3	4	…	11	12	13	14	…	21
エンドキサン（CPA）	300 mg/m²×2	3 hr div	↓↓	↓↓	↓↓								
アドリアシン（DXR）	50 mg/m²	24 hr div				↓							
オンコビン（VCR）	2 mg/body	30 min div				↓		↓					
デカドロン（DEX）	40 mg	po or div	↓		↓	↓		↓	↓	↓	↓		

- CPA を 12 時間毎に投与

HD-MTX-Ara-C療法		Day	1	2	3	4	…	21
メソトレキセート (MTX)	1 g/m²	24 hr div	↓					
キロサイド (Ara-C)	2 g/m²×2	3 hr div		↓↓	↓↓			
ソル・メドロール (mPSL)	50 mg×2	iv	↓↓↓↓	↓↓				
ロイコボリン	15 mg	iv		↓	↓↓↓↓	↓↓↓		

- MTX は 200 mg/m² を 2 時間で，800 mg/m² を 24 時間で投与
- MTX 投与時は十分な補液，尿のアルカリ化を行う
- Ara-C を 12 時間毎に投与
- Ara-C 投与時は角結膜炎予防のためステロイド点眼薬を 1 日数回点眼
- ロイコボリン ➡ ALL 中枢神経治療（第 10～11 週）を参照（319 頁）
- 60 歳以上では Ara-C 1 g/m² に減量
- Hyper-CVAD 療法/HD-MTX-Ara-C 療法を 1 サイクルとして 6 週ごとに 4 サイクル繰り返す
- リスクに応じて中枢神経白血病予防（髄注）を行う

サルベージ療法（T-ALL の場合）

ネララビン		Day	1	2	3	4	5	…	21
アラノンジー	1,500 mg/m²	2 hr div	↓		↓		↓		

- 21 日間を 1 コースとして繰り返す
- 中枢神経障害の徴候が認められた場合，重篤化のおそれがあり，速やかに投与を中止する

D Ph陽性急性リンパ性白血病 (Ph+ALL)―

寛解導入療法

＜ダサチニブ＋HyperCVAD＞

			Day	1	2	3	4	11	12	13	14	21
エンドキサン (CPA)	300 mg/m²×2	3 hr div		↓↓	↓↓	↓↓						
アドリアシン (DXR)	50 mg/m²	24 hr div					↓					
オンコビン (VCR)	2 mg/body	30 min div					↓	↓				
デカドロン (DEX)	40 mg	po or div		↓	↓	↓	↓	↓	↓	↓	↓	
スプリセル	70〜100 mg ×1	po		←――――――――――――――――――→

＜ダサチニブ＋HD-MTX-Ara-C療法＞

			Day	1	2	3	4	14	21
メソトレキセート (MTX)	1 g/m²	24 hr div		↓					
キロサイド (Ara-C)	2 g/m²×2	3 hr div			↓↓	↓↓			
ロイコボリン	15 mg	iv			↓	↓↓↓↓	↓↓↓		
スプリセル	70〜100 mg ×1	po		←――――――――――――――→

- ALLサルベージ療法＜HyperCVAD/HD-MTX-Ara-C療法＞を参照

維持療法

		Day	1	2	3	4	5	…	28
オンコビン (VCR)	2 mg/body	iv	↓						
プレドニン (PSL)	200 mg/body	po	↓	↓	↓	↓	↓		
スプリセル	100 mg×1	po	←――――――――――――→						

- 1ヵ月毎に繰り返し2年間行う．2年間の維持療法後はスプリセルのみを継続する

E 骨髄異形成症候群 (MDS)

アザシチジン		Day	1	2	3	4	5	6	7	…	28
ビダーザ (AZA)	75 mg/m²	sc or div	↓	↓	↓	↓	↓	↓	↓		

- 7日間投与し3週間休薬．4週間を1サイクルとして繰り返す
- 出血傾向などで皮下投与が困難な場合，10分かけて点滴静注する

F Hodgkin リンパ腫 (HL)

初回治療

ABVD 療法			Day	1	…	15	…	28
アドリアシン (DXR)	25 mg/m²	30 min div		↓		↓		
ブレオ (BLM)	10 mg/m²	30 min div		↓		↓		
エクザール (VBL)	6 mg/m²	15 min div		↓		↓		
ダカルバジン (DTIC)	375 mg/m²	2 hr div		↓		↓		

- 4週毎に限局期の場合2～4コース（＋放射線療法），進行期の場合6～8コースを行う
- BLMによる肺毒性に注意する．また，発熱を防ぐため，ハイドロコーチゾン100 mgなどを使用する
- 血管痛を防ぐため，薬剤が血管外へ漏出しないよう注意
- DTIC は，光分解を避けるため，溶解後は遮光して投与す

る(光分解により発痛物質が産生され,血管痛が起こりやすくなる)

サルベージ療法

ブレンツキシマブベドチン		Day	1	…	21
アドセトリス	1.8 mg/kg	div	↓		

- 3週毎に繰り返す
- 肺毒性のリスクがあり BLM との併用禁忌である
- 末梢神経障害の出現時は,休薬・減量を行う
- アナフィラキシーや infusion reaction の発現に注意する

Mini-BEAM 変法		Day	1	2	3	4	5	6
サイメリン (MCNU)	60 mg/m²	1 hr div	↓					
ベプシド (VP-16)	75 mg/m²	1 hr div		↓	↓	↓	↓	
キロサイド (Ara-C)	100 mg/m² ×2	1 hr div		↓↓	↓↓	↓↓	↓↓	
アルケラン (MEL)	30 mg/m²	30 min div						↓

- 4週毎に繰り返す

G 非 Hodgkin リンパ腫（NHL）

初回治療

R-CHOP 療法		Day	1	2	3	4	5	6
リツキサン	375 mg/m²	div	↓					
エンドキサン (CPA)	750 mg/m²	2 hr div		↓				
アドリアシン (DXR)	50 mg/m²	30 min div		↓				
オンコビン (VCR)	1.4 mg/m²	15 min div		↓				
プレドニン (PSL)	100 mg	分2 po		↓	↓	↓	↓	↓

- 3週毎に，限局期の場合3コース（＋放射線療法），進行期の場合6〜8コース行う
- リツキサン初回投与は副作用をみながら30分毎に50 mg/hr ➡ 100 mg/hr ➡ 150 mg/hr（最大400 mg/hr）と注入速度を上げる．2回目以降は副作用が軽微であれば100 mg/hrから開始し，30分毎に100 mg/hrずつ上げて，最大400 mg/hrまで速度を上げることができる
- リツキサン投与30分前に抗ヒスタミン薬，解熱鎮痛薬の前投与を行う（例：ベナ30 mg/カロナール400 mg）
- VCRの上限は2 mgとする
- PSLの投与法は，40〜100 mg/m²もある
- 初回は入院で，2回目以降は外来で行う．外来ではリツキサン投与とCHOP療法初日分を同じ日に実施できる

サルベージ療法

DHAP 療法		Day	1	2	3	4
ランダ（CDDP）	100 mg/m²	24 hr div	↓			
キロサイド（Ara-C）	2 g/m²×2	3 hr div		↓↓		
デカドロン（DEX）	40 mg	15 min div	↓	↓	↓	↓

- 3〜4週毎に繰り返す
- CDDP投与時は十分な補液を行う
- Ara-Cを12時間毎に投与
- Ara-C投与時は角結膜炎予防のためステロイド点眼薬を1日数回点眼

ESHAP療法		Day	1	2	3	4	5
ベプシド（VP-16）	40 mg/m²	1 hr div	↓	↓	↓	↓	
ランダ（CDDP）	25 mg/m²	24 hr div	↓	↓	↓	↓	
キロサイド（Ara-C）	2 g/m²	3 hr div					↓
ソル・メドロール（mPSL）	500 mg	15 min div	↓	↓	↓	↓	

- 3〜4週毎に繰り返す
- CDDP投与時は十分な補液を行う
- Ara-C投与時は角結膜炎予防のためステロイド点眼薬を1日数回点眼

ICE療法（変法）		Day	1	2	3	4	5
イホマイド（IFM）	1,200 mg/m²	2hr div	↓	↓	↓	↓	↓
パラプラチン（CBDCA）	400 mg/m²	1hr div	↓				
ベプシド（VP-16）	100 mg/m²	2hr div	↓	↓	↓	↓	↓
ウロミテキサン（Mesna）	400 mg/m²×3	iv	↓↓↓	↓↓↓	↓↓↓	↓↓↓	↓↓↓

- 4週毎に繰り返す
- IFMによる出血性膀胱炎予防のためウロミテキサンをIFM投与時，4時間後，8時間後に投与する

DeVIC療法		Day	1	2	3
イホマイド（IFM）	1,500 mg/m²	2 hr div	↓	↓	↓
パラプラチン（CBDCA）	300 mg/m²	1 hr div	↓		
ベプシド（VP-16）	100 mg/m²	2 hr div	↓	↓	↓
デカドロン（DEX）	40 mg	1 hr div	↓	↓	↓
ウロミテキサン（Mesna）	300 mg/m²×3	iv	↓↓↓	↓↓↓	↓↓↓

- 3週毎に繰り返す

- IFMによる出血性膀胱炎予防のためウロミテキサンをIFM投与時，4時間後，8時間後に投与
- 70歳以上では各薬剤を25%減量

GDP療法			Day	1	2	3	4	…	8
ジェムザール（GEM）	1,000 mg/m²	30 min div		↓					↓
デカドロン（DEX）	40 mg	po		↓	↓	↓	↓		
ランダ（CDDP）	75 mg/m²	1hr div		↓					

- 3週間毎に繰り返す
- CDDP投与時は，十分な補液やマンニットールの使用にて腎障害を予防する

B-R療法		Day	1	2
リツキサン	375 mg/m²	div	↓	
トレアキシン	90 mg/m²	1 hr div	↓	↓

- 4週毎に繰り返す
- リツキサンの投与速度，前投与についてはR-CHOP療法（326頁）参照

SMILE療法			Day	1	2	3	4
メソトレキセート（MTX）	2 g/m²	6hr div		↓			
イホマイド（IFO）	1,500 mg/m²	3hr div			↓	↓	↓
デカドロン（DEX）	40 mg	po			↓	↓	↓
ベプシド（VP-16）	100 mg/m²	2hr div			↓	↓	↓
ロイナーゼ（L-ASP）	6,000 U/m²	4hr div					↓↓↓↓↓↓↓↓
ロイコボリン	15 mg×4	iv or po		←――――→			
ウロミテキサン（Mesna）	300 mg/m²×3	iv		←――――→			
G-CSF		sc					――→

- 28日毎に2コース行う
- MTX投与終了24時間後からロイコボリン15 mgの静注あるいは経口投与を1日4回行う
- IFOによる出血性膀胱炎を予防するためウロミテキサンを

1日3回投与する
- L-ASP を day 8, 10, 12, 14, 16, 18, 20 に投与する
- day 6 から G-CSF を開始し白血球が 5,000/μL を超えるまで継続する

H 成人T細胞白血病/リンパ腫（ATL）

初回治療

＜VCAP-AMP-VECP療法（mLSG15療法）＞

VCAP		Day	1	…	8	…	15	16	17	…	28
オンコビン（VCR）	1 mg/m²	iv	↓								
エンドキサン（CPA）	350 mg/m²	div	↓									
アドリアシン（DXR）	40 mg/m²	div	↓									
プレドニン（PSL）	40 mg/m²	po	↓									

- VCRの上限は2 mgとする
- 好中球が500/μL以上に回復してからAMPを開始する

AMP		Day	1	…	8	…	15	16	17	…	28
アドリアシン（DXR）	30 mg/m²	div			↓						
サイメリン（MCNU）	60 mg/m²	div			↓						
プレドニン（PSL）	40 mg/m²	po			↓						

- 好中球が500/μL以上に回復してからVECPを開始する

VECP		Day	1	…	8	…	15	16	17	…	28
フィルデシン（VDS）	2.4 mg/m²	iv					↓				
ベプシド（VP-16）	100 mg/m²	div					↓	↓	↓		
パラプラチン（CBDCA）	250 mg/m²	div					↓				
プレドニン（PSL）	40 mg/m²	po					↓	↓	↓		

- CBDCAはCCrに応じて減量する
- 好中球数が1,000/μL以上に回復してからVCAPを開始する
- 4週毎に6コース行う
- 1, 3, 5コースのVECP後の回復期にはMTX 15 mg＋

Ara-C 40 mg + PSL 10 mg の髄腔内注入を行う
- 好中球数が 1,000/μL 未満の場合，治療日およびその前日以外は連日 G-CSF の投与を行う
- モガムリズマブを VCAP-AMP-VECP 療法と併用する場合，2 週間間隔で 8 回点滴静注する

サルベージ療法

モガムリズマブ		Day	1	8	15	21	28	35	42	48
ポテリジオ（MOG）	1 mg/kg	2 hr div	↓	↓	↓	↓	↓	↓	↓	↓

- 1 週間間隔で 8 回点滴静注する
- Infusion reaction の予防のため，抗ヒスタミン薬，解熱鎮痛薬，副腎皮質ステロイドの前投与を行う
- 中毒性表皮壊死融解症（TEN），Stevens-Johnson 症候群などの重度の皮膚障害の発現に注意する

I 慢性リンパ性白血病 (CLL)

初回治療

FCR 療法		Day	1	2	3	…	28
リツキサン*	375 mg/m²	div	↓				
フルダラ（FLU）	25 mg/m²	30 min div	↓	↓	↓		
エンドキサン（CPA）	250 mg/m²	1 hr div	↓	↓	↓		

- 4 週毎に 6 コース行う
- 1 コース目は FLU，CPA の前日にリツキサンを投与
- リツキサンの投与速度，前投与については R-CHOP 療法（326 頁）参照
- *は保険適用外である

J 多発性骨髄腫（MM）

BD 療法		Day	1	4	8	9	11	12	…	21
ベルケイド（BOR）	1.3 mg/m²	sc or div	↓	↓	↓		↓			
レナデックス（DEX）	40 mg	po	←→			←→				

- 3 週毎に繰り返す
- BOR 投与前に，胸部 X 線や CT にて肺病変の有無を確認する
- 末梢神経障害を認めた場合，BOR を休薬し，回復後減量をして再開する
- BOR 投与例では，帯状疱疹予防にアシクロビル 200 mg/日を内服する

VCD 療法		Day	1	4	8	11	15	…	21
ベルケイド（BOR）	1.3 mg/m²	sc or div	↓	↓	↓	↓			
エンドキサン（CPA）	500 mg/m²	po	↓		↓		↓		
レナデックス（DEX）	40 mg	po	↓		↓		↓		

- 3 週毎に繰り返す

PAD 療法		Day	1	4	8	9	11	12	17	20	…	28
ベルケイド（BOR）	1.3 mg/m²	sc or div	↓	↓	↓		↓					
アドリアシン（ADR）	9 mg/m²	div	←→									
レナデックス（DEX）	40 mg	po	←→		←→			←→				

- 4 週毎に繰り返す

1. 造血器腫瘍に対するレジメン集

VTD療法		Day	1	4	8	9	11	12	…	21 or 28
ベルケイド（BOR）	1.3 mg/m²	sc or div	↓	↓	↓		↓			
サレド（THAL）	100〜200 mg	po	←―――――――――――――――→							
レナデックス（DEX）	40 mg	po	←――→		←――→					

- 3〜4週毎に繰り返す

VRD療法		Day	1	4	8	11	14	15	…	21
ベルケイド（BOR）	1.3 mg/m²	sc or div	↓	↓	↓	↓				
レブラミド（LEN）	25 mg	po	←―――――――――――→							
レナデックス（DEX）	40 mg	po	↓		↓			↓		

- 3週毎に繰り返す
- THALは未治療例に対しては保険適用外である
- THAL，LENは催奇形性があり妊婦には禁忌である．投与症例には避妊を徹底させる．安全管理手順（TERMS，RevMate）に従って投与する
- THAL，LENには深部静脈血栓症のリスクがあり，アスピリン100 mg/日の併用を行う
- THALによる末梢神経出現時は，休薬，症状改善後減量にて投与を再開する
- RELの好中球減少や血小板減少を認めた場合，休薬や減量，G-CSFの使用にて対応する
- RELの長期投与および抗腫瘍薬との併用例では，二次癌の発症に注意する

Ld療法		Day	1	8	15	21	22	…	28
レブラミド（LEN）	25 mg	po	←――――――→						
レナデックス（DEX）	40 mg	po	↓	↓	↓		↓		

- 4週毎に繰り返す

MP療法		Day	1	4	⋯	28 or 42
アルケラン (MEL)	6〜9 mg/m² or 0.2〜0.25 mg/kg	po	←→			
プレドニン (PSL)	40〜60 mg/m² or 1〜2 mg/kg	po	←→			

- 4〜6週毎に繰り返す

MPB療法			Day	1	4	8	15	22	⋯	35
アルケラン (MEL)	9 mg/m²	po		←→						
プレドニン (PSL)	60 mg/m²	po		←→						
ベルケイド (BOR)	1.3 mg/m²	sc or div		↓		↓	↓	↓		

- 5週毎に繰り返す

MPL療法			Day	1	4	⋯	21	⋯	28
アルケラン (MEL)	0.18 mg/kg	po		←→					
プレドニン (PSL)	2 mg/kg	po		←→					
レブラミド (LEN)	10 mg	po		←――――→					

- 4週毎に繰り返す

MPT療法			Day	1	4	⋯	42
アルケラン (MEL)	0.25 mg/kg	po		←→			
プレドニン (PSL)	2 mg/kg	po		←→			
サレド (THAL)	100〜200 mg	po		←――――→			

- 6週毎に繰り返す

V 主な治療法

2 血友病・後天性血友病に対する止血療法

1) 血友病
- 欠損する濃縮凝固因子製剤の投与による欠損因子の補充が基本である（表1）
- 製剤投与方法は出血時に対するオンデマンドの止血療法と定期補充療法に分けられる
- 大抵の出血は自己注射，または外来での対応が可能
- 入院の適応：頭蓋内出血，消化管出血，気道出血，腸腰筋出血，交通外傷など
- 繰り返す関節内出血に伴う血友病性関節障害の予防も重要である
- 関節内出血を予防するために定期補充療法を小児期から導入する
- インヒビター保有患者では出血コントロールにはバイパス製剤が適応となる（「Ⅲ-3-C. 血友病」を参照）
- 長期作用型製剤が臨床の場で使用可能となってきている

インヒビターのない血友病治療の実際

- 止血療法では，出血症状に対する目標凝固因子レベルを確認し（表2, 3），以下の式から製剤投与量を決定する

ⓐ 出血時の治療
＜ボーラス投与＞

F Ⅷ製剤投与量 = 体重(kg) × 目標ピークレベル(%) × 0.5
F Ⅸ製剤投与量 = 体重(kg) × 目標ピークレベル(%) × 0.75 − 1

＜持続投与＞

製剤輸注速度(単位/kg/hr) = クリアランス$^\#$(mL/kg/hr) × 目標因子レベル(%)

$^\#$ F Ⅷ：2.4〜3.4，血漿由来 F Ⅸ：3.8〜5.1，組み換え F Ⅸ：7.5〜9.1

表1　現在使用可能な凝固因子製剤

	製品名	特　徴
FVIII製剤	アドベイト	遺伝子組換え全長 FVIII製剤
	コージネイト FS	
	コバールトリイ	
	ノボエイト	Bドメイン欠損型 FVIII製剤，遺伝子組換え
	クロスエイト	ヒト血漿由来，モノクロ抗体精製
	イロクテイト	Fc融合にて半減期延長
	アディノベイト	PEG阻害にて半減期延長
	コンコエイト-HT	ヒト血漿由来，VWFを含む
	コンファクトF	
FIX製剤	ベネフィクス	遺伝子組み換え製剤
	リスクビス	
	ノバクトM	ヒト血漿由来，モノクロ抗体精製
	クリスマシンM	
	PPSB-HT「ニチヤク」	ヒト血漿由来，他のビタミンK依存性凝固因子を含む
	オルプロリクス	Fc融合にて半減期延長，遺伝子組換え製剤
バイパス製剤	ファイバ	ヒト血漿由来，他のビタミンK依存性凝固因子前駆体，およびその活性体
	ノボセブン	遺伝子組み換え活性型 FVII因子
	バイクロット	ヒト血漿由来活性型 FVII因子とFX因子複合製剤（1：10）

[100％を維持したい時はFVIII：4 U/kg/hr，血漿由来FIX：5 U/kg/hr，遺伝子組み換えFIX：8 U/kg/hrの輸注速度を用いることが多い）（要　試験投与）]

＜デスモプレシン静注療法＞

- 軽症，中等症血友病Aに対してデスモプレシン注（DDAVP）を0.2〜0.4μg/kgを緩徐に静脈投与，重症例

表2 急性出血の補充療法
(日本血栓止血学会:インヒビターのない血友病患者に対する止血治療ガイドライン2013年改訂版を抜粋)

出血部位	目標ピーク因子レベル	追加輸注の仕方	備考
1) 関節内出血 軽度 重度	20～40% 40～80%	原則初回のみ. ピーク因子レベルを40%以上にするよう12～24時間毎に出血症状消失まで	急性期は局所の安静保持を心掛ける. 外傷性の関節内出血もこの投与法に準じて行う.
2) 筋肉内出血 (腸腰筋以外)	関節内出血に準ずる		急性期は局所の安静保持を心掛ける.
3) 腸腰筋出血	80%以上	以後トラフ因子レベルを30%以上に保つように出血症状消失まで.	原則入院治療として安静を保つ.
4) 口腔内出血	20～40%	原則1回のみ. 止血困難であれば, ピーク因子レベルを20%以上にするよう12～24時間おきに出血症状消失まで.	トラネキサム酸1回15～25 mg/kgを1日3～4回内服か1回10 mg/kgを1回3～4回の静注を併用してもよい. なお, 舌や舌小体, 口唇小体, 口蓋裂傷などの柔らかい食事を心掛け, 入院加療を考慮する.
舌や舌小体, 口唇小体, 口蓋裂傷	40～60%	ピーク因子レベルを40%以上にするよう12～24時間おきに3～7日間.	

(次頁に続く)

(表2続き)

出血部位	目標ピーク因子レベル	追加輸注の仕方	備考
5) 消化管出血*	80%以上	トラフ因子レベルを40%以上に保つよう に12〜24時間おきに。止血しても3〜7日間継続。	消化管壁内出血に対してもこの方法に準じる。関節手術に準じて持続輸注を選択してもよい。入院にて行い、原因の検索を行う。
6) 閉塞のおそれのある気道出血*	消化管出血に準じて行う。		入院にて行う。
7) 皮下出血 ※大きな血腫や頸部、顔面	原則不要 20〜40%	症状に応じて12〜24時間おきに1〜3日間。	気道圧迫の恐れがある場合は気道出血の補充療法に準じ、入院加療を考慮する。
8) 鼻出血 ※止血困難時	原則不要 20〜40%	症状に応じて12〜24時間おきに1〜3日間。	局所処置とトラネキサム酸1回15〜25 mg/kgを1日3〜4回 内服 か1回10 mg/kgを1日3〜4回の静注を優先する。
9) 肉眼的血尿 ※止血困難時	原則不要 40〜60%	症状に応じて12〜24時間おきに1〜3日間。	安静臥床と多めの水分摂取（あるいは補液）を行い、原因検索を行う。トラネキサム酸の使用は禁忌.

10) 頭蓋内出血*	100%以上	トラフ因子レベルを50%以上保つように少なくとも7日間継続する。	入院治療とする。持続輸注が望ましい。
11) 乳幼児の頭部打撲	50〜100%	速やかに1回輸注し、必要に応じてCTスキャンを行う。	CTスキャン検査で頭蓋内出血が否定された場合でも2日間は注意深く観察を行う。乳幼児の頭蓋内出血の初期は典型的な症状を呈することが少ないので注意を要する。
12) 骨折*	100%以上	トラフ因子レベルを50%以上保つように少なくとも7日間継続する。	関節手術に準じて持続輸注を選択してもよい。上下肢の骨折では血腫によるコンパートメント症候群の発症に留意する。
13) 外傷:ごく軽微な切創 ※それ以外*	口腔内出血、皮下出血、鼻出血の補充療法に準じる。 骨折の補充療法に準じる。		軽微な外傷以外は入院治療とする。
14) コンパートメント症候群*	関節内出血(重度)に準じて行う。		整形外科紹介が必要。

*専門医のいる施設、または専門医に相談の上で対応できる施設への入院が望ましい

表3 手術・処置における補充療法
(日本血栓止血学会：インヒビターのない血友病患者に対する止血治療ガイドライン 2013年改訂版を抜粋)

手術・処置	目標ピーク因子レベル	追加輸注の仕方	備考
1) 歯科治療			
抜歯や切開を伴わない場合	原則不要．止血困難であれば 20～40%	止血困難であれば、12～12時間おきに出血症状消失まで．	トラネキサム酸1回15～25 mg/kgを1日3～4回内服か1日20 mg/kgを1日3～4回の静注のみ5～10日間．または補充療法に併用する．局所または全身的な抗線溶療法は推奨されれる．
抜歯，または切開を伴う場合	50～80%	処置直後に1回のみ．経過に応じてピーク因子レベルを20～30%以上になるよう1～3日間．	
2) 理学療法前	20～40%	実施前に1回のみ．定期補充療法を行っている場合には，輸注日を理学療法の日になるべく合わせる．	関節手術後の場合は，原則的に連日となる．
3) 各種処置・小手術			内視鏡的硬化療法の場合は，手術に準ずる．

4) 関節手術	100%以上	トラフ因子レベルを80%以上に保つよう に5〜10日間. その後は2) 理学療法前に 準ずる	持続輸注を原則とする.
5) 開腹・開胸（心 血管以外）・開頭な どの全身麻酔下手術	100%以上	トラフ因子レベルを80%以上に保つよう に5〜10日間. 以後はトラフ因子レベル を30%以上に保つよう3〜5日間または全 抜糸まで.	持続輸注を原則とする.
6) 開心・大動脈な どの手術	100%以上	トラフ因子レベルを50%以上に保つよう に5〜10日間. 以後はトラフ因子レベル を30%以上に保つよう3〜5日間または全 抜糸まで.	人工心肺使用時は必ず術中にモニタリング を行い, 必要に応じてボーラスで追加輸注 を行う*.

*文献によるとボーラス輸注でのエビデンスレベルが高いが, 最近持続輸注でのエビデンスも蓄積されており, どちらを選択してもよい. トラネキサム酸の使用は不溶性の血腫を形成する可能性があるため胸部外科手術のときは禁忌としている文献もあれば, 有害事象なく使用できた例もある.

には無効

＜抗線溶薬＞

- 歯科治療や軽度の出血にトラネキサム酸 15〜25 mg/kg，1日2〜3回の投与を行う．尿路出血時には尿路閉塞の恐れがあり禁忌

❺ 定期補充療法

- 定期補充療法は，血友病Aでは20〜50単位/kgを週に3回（または隔日），血友病Bでは血漿由来FIX製剤20〜50単位/kgを週に2回が一般的である（ベネフィクスなら40〜80単位/kg）
- Fc結合により半減期を延長させたオルプロリクス（FIX-Fc），イロクテイト（FVIII-Fc）が保険適用となり，定期補充療法の回数を減じることも可能

インヒビター保有血友病治療の実際

- インヒビター力価により治療アルゴリズムが異なる（図1）
- ハイレスポンダーにはバイパス製剤（活性型FVII製剤，活性型プロトロンビン複合体製剤，あるいは新規FX因子複合製剤）を用いる
- 血友病Bのインヒビター症例で，FIX投与によりアナフィラキシーやネフローゼを引き起こす場合はノボセブンが第一選択である
- バイパス製剤の治療効果のモニタリングができないことが問題である
- ファイバがインヒビター保有患者に対する定期補充療法も保険適用となった

❶ インヒビター発生時のバイパス製剤投与法

ノボセブンHI注　90〜120μg/kg静注（止血が得られるまで2〜3時間毎，重症度に合わせて適宜変更）
ファイバ注　50〜100単位/kg 1日2回（重症度に合わせて適宜変更）

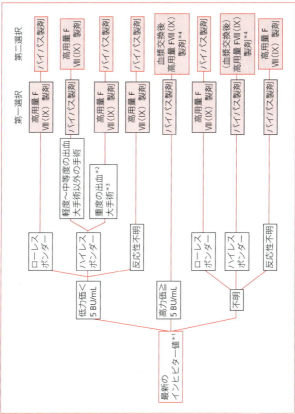

図1 インヒビター保有血友病患者に対する治療製剤選択のアルゴリズム

*¹ 少なくとも最近数ヵ月以内のインヒビター値を指すが、重度の出血や手術時では直近のインヒビター値が必要である.
*² 重度の出血とは致死的な出血もしくは後遺症を残す可能性のある重篤な関節や筋肉内出血を指す.
*³ 大手術とは生命にかかわる手術およびそれ以外でも出血量が多く止血困難が予想される手術を指す.
*⁴ 5〜10 BU/mL のインヒビターでは血漿交換を行わなくても、理論的には高用量の FⅧ（Ⅸ）製剤による中和が可能である.

（日本血栓止血学会：インヒビター保有先天性血友病患者に対する止血治療ガイドライン 2013 年改訂版を改変）

> バイクロット注:60〜120μg/kg静注,2〜6分かけて緩徐に

❺ 定期補充療法
> ファイバ注　70〜100単位/kgを1日おき

2) 後天性血友病
- バイパス製剤による止血療法,および抗体産生抑制のための免疫抑制療法が治療の主軸である
- 高齢者が多く,免疫抑制による感染症の合併が生命予後・QOLに問題となる
- 自己免疫性疾患や悪性腫瘍などの基礎疾患の存在に注意する
- 妊娠・分娩に合併したものはインヒビターが自然消失する例もある

❹ 止血療法
- 先天性血友病のバイパス製剤投与法に準ずる

❺ 免疫抑制療法
- プレドニゾロン1 mg/kg/日で開始し,3〜6週後インヒビター力価を測定しながら漸減
- 上記で効果不十分な場合はシクロホスファミド(エンドキサン)50〜100 mg/日の併用,リツキシマブの投与も考慮(両者とも保険適用外)

3 中心静脈カテーテル

適応

- 血管傷害性薬剤を投与する場合（抗腫瘍薬，カテコラミンなど）
- 高カロリー輸液を実施する場合
- 末梢血管の確保が困難な場合
- 血液透析・血漿交換を行う場合

穿刺部位

- 内頸静脈（図1），鎖骨下静脈，大腿静脈 ➡ エコーガイド下での中心静脈穿刺を行う
- 尺側または橈側皮静脈 ➡ peripherally inserted central catheter（PICC）を使用する（図2）

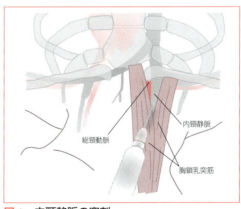

図1 内頸静脈の穿刺

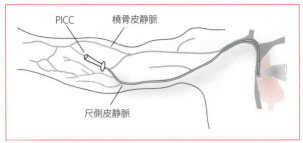

図2 PICCの挿入

合併症

- 早期：動脈穿刺，血腫，気胸，心タンポナーデ，空気塞栓，神経損傷
- 長期：カテーテル関連血流感染（CRBSI），カテーテル閉塞・破断，静脈炎

確認事項

- 出血傾向，血算，凝固能，内服薬，気胸や血栓症の既往歴，麻酔アレルギー
- 目的，手技の手順，合併症などについて説明し同意書に署名をもらう

手技（Seldinger法）

- 帽子，マスク，滅菌ガウン，滅菌手袋を着用し，広い穴あき覆布を使用（高度バリアプレコーション）
- 消毒，局所麻酔後，試験穿刺にて静脈の位置，深さを確認
- 本穿刺後，内套を抜いて外套からの血液の逆流を確認する
- 外套にガイドワイヤーを挿入し外套を抜去する
- ダイレーターにて穿刺部位を広げ，ガイドワイヤーに沿ってカテーテルを挿入する
- 血液の逆流を確認後，カテーテルを固定する
- 時間がかかる場合は術者を交代する
- 外来治療を行う場合や合併症を減らす目的で，CVポート

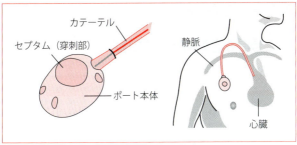

図3 CVポート

(図3)と呼ばれる薬を注入するポート本体とカテーテルを,皮下(胸部,上腕,腹部など)に埋め込むこともある

4 発熱性好中球減少症

発熱性好中球減少症（FN）の定義

- 好中球数が 500/μL 未満，または 48 時間以内に 500/μL 未満に減少すると予測される状態で，腋窩温 37.5℃ 以上（口腔内温 38℃ 以上）の発熱
- 原因の多くは細菌・真菌などによる感染症 ➡ 適切な抗菌薬投与が行われないと重篤化し，致死的（48 時間以内に適切な抗菌薬が投与されないと，大腸菌で 30%，緑膿菌で 70% の死亡率）
- 感染症以外の発熱の原因は，腫瘍熱，薬剤熱，輸血副作用，同種移植後の免疫反応など
- 感染臓器，病原体が同定されるのは 20～30% 程度（documented infection），発熱が唯一の症状であることがしばしば（unexplained fever）

FN の初期評価

- 重症化のリスク評価：MASCC スコア（表1），予測され

表1 MASCC スコア

	スコア
臨床症状がない，あるいは軽度	5
血圧低下なし（収縮期血圧＞90 mmHg）	5
慢性閉塞性肺疾患なし	4
固形腫瘍または真菌感染症の既往のない血液腫瘍	4
補液を必要とする脱水症状なし	3
中等度の臨床症状	3
外来管理中の発熱	3
年齢が 60 歳未満	2

・スコアの最大は 26 点（臨床症状のなしあるいは軽度と中等度は同時に加算しない）．
・21 点以上：低リスク，21 点未満：高リスク．

る好中球減少期間，肝・腎機能，PS
- 患者の状態や臓器機能の評価：バイタルチェック，問診，診察，血算・白血球分画，腎機能や肝機能などを含む血液検査
- 同定される頻度は多くないが，感染臓器や病原体の検索に努めることは重要：血液培養（2セット以上），感染が疑われる部位の培養の採取，特に呼吸器症状・徴候がみられる場合には胸部X線の撮影，患者の状態や症状に応じてCT検査

FNの初期治療

ⓐ 治療のターゲット

- 好中球減少の最初の1週間では原因の多くが細菌感染症（大腸菌，緑膿菌などのグラム陰性桿菌，コアグラーゼ陰性ブドウ球菌，レンサ球菌，黄色ブドウ球菌などのグラム陽性菌）
- 近年，フルオロキノロン系抗菌薬の予防内服が広まったこと，粘膜障害の強く出る化学療法が増加したことなどにより，グラム陽性菌の割合が増加

ⓑ FNに対する治療

- 抗緑膿菌作用を有する抗菌薬を速やかに開始
- 発熱がなくてもバイタルの変動などの重症感染症の徴候がみられる場合もあるため，発熱の定義を満たさない場合でも総合的に抗菌薬の経験的治療の適応を検討
- 低リスク患者（外来化学療法中で，予測される好中球減少期間が短く，発熱以外に感染徴候がなく，全身状態や臓器機能は良好）➡外来での経口抗菌薬治療が選択肢（表2）
- 外来での経口抗菌薬治療が可能な一部の症例を除き，FN初期治療の原則は経静脈的な抗菌薬治療，抗緑膿菌作用のあるβラクタム系抗菌薬を原則として単剤で使用（表2）
- 初期治療としてアミノグリコシド併用を考慮する状況：肺炎，グラム陰性菌の敗血症，耐性菌の可能性が高い場合など
- 初期治療としてバンコマイシンなど抗MRSA薬併用を考慮する状況：カテーテル関連血流感染を疑う場合，MRSA

表2 FNに対する抗菌薬治療

経口抗菌薬 (低リスク患者)	• シプロフロキサシン(CPFX)＊＋アモキシシリン・クラブランサン(AMPC/CVA)(エビデンスレベルが高い) • レボフロキサシン(LVFX)＊(日常診療で使用されている)
静注抗菌薬	日本でFNに対する保険適用を有する薬剤 • セフェピム(CFPM) • メロペネム(MEPM) • タゾバクタム・ピペラシリン(TAZ/PIPC) 保険適用はないがエビデンスの集積のある抗菌薬あるいは日常診療で使用されている薬剤 • セフタジジム(CAZ) • セフピロム(CPR) • セフォゾプラン(CZOP) • イミペネム・シラスタチン(IPM/CS) • ドリペネム(DRPM) • パニペネム・ベタミプロン(PAPM/BP)

＊キノロン系抗菌薬を予防内服している場合には治療で用いることは不可.便秘対策などでマグネシウム製剤を内服している場合には,経口キノロン系抗菌薬の吸収が阻害されるため,2時間以上内服時間をずらす.

などのコロナイゼーション,皮膚軟部組織感染症,粘膜障害が強い場合,肺炎,血行動態が不安定な場合など
- 広域抗菌薬開始後3～4日ごとに治療効果を判定し,検査の追加,治療の変更・追加の必要性を検討
- 治療期間:同定された感染症があれば,その治療期間に従う(例えば,菌血症であれば14日間),発熱のみであれば解熱が得られ,かつ好中球数が500/μL以上に回復するまで
- FNの経験的治療については,「II-3.血液疾患における発熱」の図1,および「VI-9.抗菌薬」の表1も参照

広域抗菌薬不応性のFN

- FNに対する初期治療で解熱までの期間の中央値は高リスク患者5日,低リスク患者2日

- 血行動態不安定，全身状態悪化する場合には，耐性グラム陰性菌，耐性グラム陽性菌，嫌気性菌などの感染症を考慮 ➡初期治療がセファロスポリン系薬剤単剤の場合にはカルバペネムへの変更，また，アミノグリコシド，フルオロキノロン，抗MRSA薬の追加を検討
- 広域抗菌薬開始後4〜7日経過しても持続するFN，あるいはいったん解熱後の再発熱では，菌交代として出現する真菌感染症の可能性を考慮（急性白血病に対する化学療法や造血幹細胞移植など，合計で7日以上の好中球減少期間が予測される高リスク患者を想定）
- 主要な真菌感染症：アスペルギルス（主に肺感染症，副鼻腔炎），カンジダ（主に血流感染症，肝脾膿瘍）
- 新興真菌感染症：ムーコル（主に肺感染症，副鼻腔炎），トリコスポロン（主に血流感染症，全身の播種性病変），フサリウム（主に副鼻腔炎，眼内炎，全身の播種性病変）
- 真菌感染症の精査：血液培養，腹部エコー（肝脾膿瘍の精査），副鼻腔・胸部のCT，真菌の血清マーカー［β-D-グルカン（βDG），アスペルギルスガラクトマンナン抗原（GM）］
- 広域抗菌薬不応性発熱に対しては抗真菌薬の経験的治療あるいは早期治療戦略をとる（患者背景や施設ごとの真菌感染症の発症状況，検査へのアクセスなどを考慮して選択）
  - 経験的治療：広域抗菌薬不応FNがみられた時点で抗真菌薬を開始
  - 早期治療：画像や血清マーカー（βDG，GM）などで真菌症を示唆する所見を認めた場合にのみ抗真菌薬の投与を開始
- 抗真菌薬の予防投与をしていない場合は，抗真菌薬の経験的治療を開始
- フルコナゾール（FLCZ）でのカンジダ予防を受けている場合：抗糸状菌薬での経験的治療/早期治療を検討［リポソーマルアムホテリシンB（L-AMB），カスポファンギン（CPFG），ミカファンギン（MCFG），ボリコナゾール（VRCZ），イトラコナゾール（ITCZ）］
- 抗糸状菌薬を予防投与中では，状況に応じて抗真菌薬の

変更を検討（交叉耐性の可能性を考えて他のクラスの抗糸状菌薬へ）

FN の予防

ⓐ 細菌感染症予防
- 高リスク群（好中球減少期間が 7 日以上続く化学療法，造血幹細胞移植）：フルオロキノロン系抗菌薬の予防内服を考慮
- フルオロキノロン耐性菌の増加が懸念されるため，治療的な抗菌薬開始後や好中球回復後は投与を速やかに終了
- フルオロキノロン耐性についてのサーベイランスを行い，耐性菌の割合が増加する場合にはフルオロキノロン予防内服の戦略を再検討
- グラム陽性菌に対する予防的抗菌薬の投与は一般に推奨されない

ⓑ 真菌感染症予防
- 高リスク群：HEPA フィルターを装備した防護環境（いわゆる無菌室）での管理，抗真菌薬の予防投与を検討
- FLCZ によるカンジダ症予防の有用性が古くから確立
- 防護環境での管理により，経気道的に感染するアスペルギルス症の発症を抑制
- アスペルギルス症のリスクの高い患者，頻度の高い施設では，抗糸状菌薬の予防投与を検討：ITCZ，造血幹細胞移植での MCFG，VRCZ

ⓒ G-CSF の使用
- FN 発症リスクが高い症例で G-CSF の予防的な使用が FN の発症，感染症関連を含む早期死亡を抑制
- 最初の化学療法からの予防的な G-CSF 投与（一次予防）：予測される FN 発症の確率が 20％以上の化学療法において積極的に検討，10〜20％の化学療法で症例ごとに検討
  - FN 発症の確率が 20％以上の化学療法の例：急性リンパ性白血病の寛解導入療法，ESHAP 療法，HyperCVAD 療法
  - FN 発症の確率が 10〜20％の化学療法の例：R-CHOP 療法，R-GDP 療法

5 輸血療法

輸血療法の考え方

- 輸血療法は，不足した血液成分によって生じた病状を改善させるために行う補充療法である
- 血液製剤は，ヒトから採血された血液を原料として製造された医薬品であるので，製造に限りがあること，血液製剤自身に特有の危険性を有していることを留意する

輸血療法にかかわる法制度

- 図1
- 血液製剤は，輸血用血液製剤（狭義の血液製剤）と血漿分画製剤（アルブミンなど）に分けられる
- 「安全な血液製剤の安定供給の確保等に関する法律」（血液法）から，医療関係者は血液製剤を適正使用する義務がある
- 薬機法により，血液製剤は特定生物由来製品に指定され，使用の際の説明と同意，使用記録の20年間保存，感染症など生命に重篤な影響がある場合の厚生労働大臣への報告

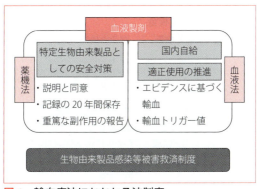

図1　輸血療法にかかわる法制度

が義務づけられている
- 血液製剤を適正使用したにもかかわらず健康被害が生じた場合,「生物由来製品感染等被害救済制度」から各種の救済措置を受けることができる

輸血療法にかかわる必須事項

- 輸血を行う前には,必ず輸血同意書をとる.同意書には,輸血療法の一般的内容に加え,HIV検査を含む輸血前後感染症検査,輸血前検体の保管,輸血の記録の保管,遡及調査,被害救済制度などが含まれる
- 血漿分画製剤を使う前にも,必ず同意書をとる
- 輸血同意書の有効期間は,一連の輸血につきおおむね1週間有効.再生不良性貧血,白血病などで継続輸血が必要な場合は,この限りではない.血液疾患の治療で入院する場合,その都度輸血同意書をとることが必要である
- 輸血前に,B型肝炎検査(HBs抗原,HBs抗体,HBc抗体),C型肝炎検査(HCV抗体,HCVコア抗原),HIV感染検査(HIV抗体)の6項目を検査する.輸血後3ヵ月を目処に,輸血前の検査結果によって,必要な検査を行う(表1).継続輸血を行っている場合の輸血前後感染症検査については,施設内での取り決めに従う
- 初回輸血前,血清または血漿約2 mLを-20℃以下で2年

表1 輸血前後感染症検査

	輸血前検査	輸血後検査(3ヵ月後が目処)
B型肝炎	HBs抗原	核酸増幅検査(NAT) (輸血前検査の結果がいずれも陰性の場合)
	HBs抗体	
	HBc抗体	
C型肝炎	HCV抗体	HCVコア抗原検査 (輸血前検査で両者が陰性またはHCV抗体陽性かつHCVコア抗原陰性の場合)
	HCVコア抗原	
HIV感染	HIV抗体	HIV抗体 (輸血前検査の結果が陰性の場合)

間を目安に保管する
- 輸血によって生じた副作用は，軽重を問わず，全例院内の輸血部門などに報告する．必要に応じて，日本赤十字血液センターに連絡し，輸血副作用の原因調査を依頼する

血液製剤の適正使用

- 血液製剤の使用指針改訂版（平成28年6月一部改正）に従い，適正輸血を行う
- 赤血球液，濃厚血小板，新鮮凍結血漿，アルブミン製剤の投与に当たっては，投与前の検査値（トリガー値）（表2）と患者の状態で輸血の可否を判断する

血液製剤の投与量

- 算出式1
  赤血球液輸血後の予測上昇Hb値(g/dL)
  ＝投与Hb量(g)/循環血液量(dL)

表2 輸血開始時のトリガー値

赤血球液
急性出血：循環血液量（体重kg×70 mL）の15〜20％以上の出血
慢性貧血：Hb≦7 g/dL

濃厚血小板
造血器腫瘍：Plt≦1〜2万/μL
再生不良性貧血，MDS：Plt≦0.5万/μL
外科手術：Plt≦5万/μL
DIC：Plt≦5万/μL

新鮮凍結血漿
DIC：PT INR≧2.0，またはAPTT基準値≧2倍，またはフィブリノゲン≦100 mg/dL
TTP：血漿交換療法として

アルブミン製剤
急性：Alb≦3.0 g/dL かつ低アルブミン血症の病態
慢性：Alb≦2.5 g/dL かつ低アルブミン血症の病態

- 循環血液量は70 mL/kg．赤血球液-LR-2の1袋（2単位）には，約53 gのHbが含まれている．50 kgの患者（循環血液量35 dL）にこの製剤を1袋輸血すると，Hbは約1.5 g/dL増加する
- 算出式2

  濃厚血小板輸血後の予測血小板増加数（/μL）
  ＝［輸血血小板総数/（循環血液量(mL)×10^3）］×2/3
- 濃厚血小板-LR-10の1袋（10単位）には，$2.0×10^{11}$個以上の血小板が含まれている．50 kgの患者にこの製剤を1袋輸血すると，血小板数は約4万/μL増加する
- 血小板数増加の評価：補正血小板増加数（corrected count increment：CCI）により行う

  CCI（/μL）＝［輸血後の血小板増加数（/μL）×体表面積（m^2）］/輸血した血小板の総数（×10^{11}）
- 血小板輸血約1時間後のCCIは7,500/μL以上，翌朝と24時間後のCCIは4,500/μL以上であるので，これを下回る場合血小板輸血不応状態と判断する
- 新鮮凍結血漿輸血後の凝固因子の血中レベルを20～30％増加させるには，循環血漿量（40 mL/kg）の20～30％（8～12 mL/kg）の新鮮凍結血漿が必要である
- アルブミン製剤の必要投与量：

  必要投与量(g)＝期待上昇濃度(g/dL)×循環血漿量(dL)×2.5，循環血漿量0.4 dL/kg

輸血の実施手順

- 医療従事者2人で声を出し，血液バッグと交差適合試験適合票を読み合わせ確認し署名する
- 放射線照射済みを確認（新鮮凍結血漿を除く）する
- 血液バッグの外観（変色，凝集塊など）を確認する
- 患者のリストバンドの情報，血液バッグの血液型，交差適合試験適合票の一致を確認する
- 輸血前バイタルチェックに続き，輸血開始5分間は患者状態を観察，15分後患者状態を観察，輸血終了時患者状態を確認する

- 輸血の速度は，最初の10〜15分は1 mL/分，異常なければ15分後は5 mL/分に上げる

輸血副作用と対策

- 重篤な輸血副作用の症状と発症時間との関係を示した表（表3）から診断を進める
- 最近では輸血後GVHDの報告はない
- TRALIとTACOについては「Ⅰ-F. 輸血関連性急性肺障害」を参照
- 急性溶血性副作用の主な原因は，交差適合試験の主試験陽性となるABO不適合輸血である．血管内溶血が起こるため，集学的治療が必要
- 遅延性溶血性は，二次免疫応答により増加したIgG型の不規則抗体による血管外溶血である
- 日常診療でしばしば遭遇するのは，蕁麻疹などの軽症のアレルギー反応と非溶血性発熱反応である．前者に対しては，抗ヒスタミン薬［ポララミン1A（5 mg/1 mL）］やヒドロコルチゾン［ハイドロコートン1A（100 mg/2 mL）］，または両者を投与する．繰り返す場合，輸血前にこれらの薬剤の単独または両者を投与する．非溶血性発熱反応に対しては，ヒドロコルチゾン［ハイドロコートン1A（100 mg/2 mL）］を投与する
- 重いアレギー反応を起こす場合や繰り返しアレギー反応を起こす場合は，輸血部門で洗浄血小板を作成し投与するか，日本赤十字血液センターの洗浄血小板（2016年9月発売予定）
- 血小板輸血不応の場合，原因を検索する．抗HLA抗体が原因の場合，HLA適合血小板を輸血する．HLA適合血小板では，HLA適合が優先されるので，ABO血液型不適合となる場合があることに留意する

表3 症状、発症時間と輸血副作用との関係

	重症のアレルギー反応	輸血関連急性肺障害(TRALI)	輸血関連循環過負担(TACO)	輸血後GVHD	急性溶血性	遅延性溶血性	細菌感染症
発症時間の目安(輸血開始後)	24時間以内	6時間以内	6時間以内	1~6週間	24時間以内	1~28日以内	4時間以内
1) 発熱		■		■	■	■	■■
2) 悪寒・戦慄							■
3) 熱感・ほてり							
4) 掻痒感・かゆみ	■						
5) 発赤・顔面紅潮	■						
6) 発疹・蕁麻疹	■						
7) 呼吸困難	■	■■	■				
8) 嘔気・嘔吐							
9) 胸痛・腹痛・腰背部痛							
10) 頭痛・頭重感							

診断名(疑い)

5. 輸血療法

11) 血圧低下					
12) 血圧上昇					
13) 動悸・頻脈					
14) 血管痛					
15) 意識障害					
16) 赤褐色尿（血色素尿）					

1〜16の項目を元に、輸血副作用を鑑別する。淡い反色はしばしば認められる症状、濃い反色はその副作用に必須の症状である。
[輸血副作用対応ガイド (version 1.0 2011.01.31) より、一部改変]

V章 ● 主な治療法

6 造血幹細胞移植

A 対象疾患と適応の考え方

1) 造血幹細胞移植の適応の考え方

- 造血幹細胞移植（特に同種移植）は，強い合併症と，移植関連死亡と，長期的な QOL の低下のリスクと引き替えにして，原疾患の根治の確率を高めようという（あるいは生存期間を延長しようという）治療法であり，その適応は慎重に検討しなければならない
- 一度でも再発を生じた急性白血病については化学療法のみで根治する可能性はきわめて低いので，適切なドナーがいれば同種移植を行うことによって根治の可能性を求めることができる
- 非寛解期の急性白血病に対する同種移植後の長期生存率は 20% 未満であり，多くの患者は強い副作用に苦しんだあげくに合併症あるいは原疾患によって命を失ってしまう
- 化学療法で完全寛解が得られた第一寛解期の患者は，化学療法のみでの根治の可能性があるため，移植適応の判断はより困難である
- 移植適応の判断のために，自家移植については通常の化学療法との無作為割付比較試験，同種移植については HLA 適合同胞ドナーがいる患者を同種移植群に割り付け，ドナーがいない患者を自家移植群や化学療法群に無作為に割り付けるというデザイン（genetic randomization）の臨床試験が行われてきた
- しかし，その他の様々な状況も含めて，絶対的な移植適応という判断ができる場面はむしろ少なく，長期的な QOL などの要素も含めて，患者や患者家族と十分な情報を共有しながら移植の是非を考えていくということが重要である

2）疾患各論

急性骨髄性白血病（AML）

ⓐ 予後予測因子
- AMLの予後予測因子として最も重要なのは染色体核型である

ⓑ 第一寛解期における造血幹細胞移植の適応
- 第一寛解期のAMLは，染色体による予後予測で中間群あるいは予後不良群は，HLA適合同胞あるはHLA適合非血縁ドナーがいる場合は同種移植によって生存率の改善が期待できる
- 将来的には染色体正常核型群を *FLT3*，*NPM* などの遺伝子異常に基づいてさらに細かく分類するべきであろう

ⓒ 再発後の治療
- 一度でも再発を経験した症例は通常の化学療法や自家移植で治癒する確率はきわめて低く，同種移植の適応と考えてよいが，非寛解期AMLは移植成績も不良である

急性前骨髄球性白血病（APL）

＜造血幹細胞移植の適応＞
- 第一寛解期の造血幹細胞移植は行われず，再発後の第二寛解期が造血幹細胞移植の適応となる
- 微小残存病変が陰性の第二寛解期は自家移植を，陽性の場合は同種移植を検討する

急性リンパ性白血病（ALL）

ⓐ 予後予測因子
- ALLの予後因子として，年齢，初診時白血球数（＞30,000/μL），予後不良の染色体異常［フィラデルフィア染色体，t(4;11)，複雑核型など］，寛解到達までの期間（＞4週間）などが報告されている

ⓑ 第一寛解期における造血幹細胞移植の適応
- 予後不良因子を有する症例に対しては第一寛解期での同種移植が推奨される

- 近年のデータでは標準リスク群患者においても第一寛解期移植を検討すべきであるが,小児プロトコールを耐容できている標準リスク群患者は化学療法だけでの経過観察も考えられる

ⓒ 第二寛解期以降の ALL に対する移植
- 第二寛解期の ALL は同種移植の適応となる
- 非寛解 ALL は同種移植を行っても長期無病生存は 10〜20%にすぎない

骨髄異形成症候群(MDS)

ⓐ 予後予測因子
- MDS の予後予測分類として最も広く用いられてきたのは骨髄中の芽球,染色体分析,血球減少に基づいて分類する International Prognostic Scoring System(IPSS)である
- 近年,WHO 分類,輸血依存性などを時間依存性変数として含めた新しい予後予測(WPSS)や改訂 IPSS(IPSS-R)が提唱されている

ⓑ 造血幹細胞移植の適応
- 臨床決断分析の結果,IPSS Low あるいは Int-1 では,待機的に AML に進展する直前に移植を行うほうが,診断時にすぐに移植を行うよりもより長い生存期間が期待できることが示された
- Int-2 あるいは High においては診断直後に移植を行うことによって,最も長い生存期間が期待できるとされている

慢性骨髄性白血病(CML)

ⓐ 予後予測因子
- CML の予後予測モデルとして Sokal スコアなどが用いられてきたが,チロシンキナーゼ阻害薬(TKI)の投与後の治療反応性が最も正確な予後予測因子である

ⓑ 初発慢性期の造血幹細胞移植の適応
- 初発の慢性期 CML 患者に対してはまずは薬物治療を優先すべきである
- 第二世代 TKI を含む十分な薬物療法を行っても細胞遺伝

学的効果が得られない患者（特に T315I 変異を有する症例）に対しては同種造血幹細胞移植を検討する

c 移行期，急性転化期における移植成績
- 移行期，急性転化後の予後は不良であり，移植を考慮する必要がある
- 日本造血細胞移植学会が公表している CML の急性転化期移植の長期生存率は 20% 前後である

びまん性大細胞型 B 細胞リンパ腫を中心とする急速進行型非 Hodgkin リンパ腫

a 予後予測因子
- びまん性大細胞型 B 細胞リンパ腫（DLBCL）を中心とする急速進行型非 Hodgkin リンパ腫の予後予測モデルとして International Prognostic Index（IPI）が広く用いられているが，リツキシマブ導入後の改訂 IPI も提唱されている

b 第一寛解期の造血幹細胞移植の適応
- 無作為割付比較試験の結果から第一寛解期の自家移植の有用性は明確ではなく，現時点では日常診療として第一寛解期の造血幹細胞移植は推奨されない

c 化学療法感受性再発に対する自家移植の適応
- 再発に対して救援化学療法によって治療効果が得られた群（化学療法感受性再発）に対しては自家造血幹細胞移植が標準治療として行われている

d 同種移植の適応
- 同種移植は移植関連死亡が多いが，自家移植後再発例や化学療法抵抗性症例に対して一部の症例で長期生存が得られている

濾胞性リンパ腫を中心とする緩徐進行型非 Hodgkin リンパ腫

a 予後予測因子
- 緩徐進行型非 Hodgkin リンパ腫の代表的疾患である濾胞性リンパ腫に特化した予後予測モデル（FLIPI）が提唱されている

ⓑ 第一寛解期の造血幹細胞移植の適応
- 濾胞性リンパ腫の第一寛解期における自家移植は推奨されない

ⓒ 再発あるいは治療抵抗性例に対する自家移植の適応
- 再発濾胞性リンパ腫に対する自家移植と通常化学療法の比較試験では,無増悪生存率,全生存率ともに自家移植群が有意に優れていた
- しかし,リツキシマブやベンダムスチンの導入によって非移植群の生存率の改善が期待されるため,自家移植の実施は慎重に判断すべきである

ⓓ 同種移植
- 同種移植は移植関連死亡率が高く,治療抵抗性症例のみを対象として主にミニ移植が試みられている

Hodgkinリンパ腫

ⓐ 予後予測因子
- 限局期Hodgkinリンパ腫はB症状,血沈,病変リンパ節領域数などに基づく様々な予後予測モデルが報告されている
- 進行期Hodgkinリンパ腫については,血清Alb,ヘモグロビン,性別,年齢,ステージ,白血球数,リンパ球数の7因子を用いた予後予測モデルが広く用いられている

ⓑ Hodgkinリンパ腫に対する自家移植の適応
- 第一寛解期は造血幹細胞移植の適応とはならない
- 初回治療抵抗例や再発例が自家移植の適応となる

ⓒ Hodgkinリンパ腫に対する同種移植
- Hodgkinリンパ腫に対する同種移植は,自家移植での根治が期待できないような化学療法抵抗性の進行期症例や自家移植後の再発に限定される

多発性骨髄腫

ⓐ 予後予測因子
- Durie and Salmon分類やβ_2MGとAlbの組み合わせによるInternational Scoring Systemが広く用いられてきた

- 近年は染色体異常などの因子も重要視されている

❺ 初発症例に対する造血幹細胞移植の適応
- 自家移植と化学療法の比較では無増悪生存率は改善するものの,全生存率の改善は認められなかった
- しかし,自家移植によってQOLの改善が期待できるので,65歳(あるいは70歳)未満の初発症候性骨髄腫に対して標準治療として行われている

❻ 多発性骨髄腫に対する同種移植
- 多発性骨髄腫に対する同種移植は移植関連死亡率が高く,自家移植の後にミニ移植を行う臨床試験が実施されているが,現時点では多発性骨髄腫に対する初期治療における同種移植の位置づけは明らかになっていない

B ドナー・幹細胞選択

- ドナーは血縁者あるいは骨髄バンクを介した非血縁者，臍帯血バンクを介した非血縁臍帯血が選択可能である．また血縁者，非血縁者ともに幹細胞は骨髄および末梢血幹細胞が利用可能である．各ドナー・幹細胞の特徴を以下に述べる

HLA適合同胞・血縁者

- ドナーの第一選択はHLA適合同胞である．同胞以外でもHLA適合の血縁者が存在すれば優先的に選択可能である
- HLA適合同胞・血縁者のスクリーニングにはHLA-A, -B, -DRB1座のHLA検査を行う．スクリーニングには抗原検査のみでもよいが，HLA抗原適合アリル不適合の血縁者が存在するため，可能な限りアリル検査を施行する
- HLA適合同胞間移植において，骨髄あるいは末梢血幹細胞のいずれの幹細胞を選択するかは，ドナーの希望を最優先として，感染症の合併など，早期生着が望まれる状況や移植片対宿主病（GVHD）の発症リスクなども考慮し，総合的に判断する
- 日本におけるHLA適合同胞間骨髄移植と末梢血幹細胞移植の比較においては，骨髄移植群は急性GVHDおよび慢性GVHDの発症頻度が有意に低かった．一方，好中球生着は末梢血幹細胞移植群で有意に早かった．生存率はスタンダードリスク群において骨髄移植群のほうが有意に高かったが，調整できないような施設や患者背景のバイアスの存在も考えられ，単純な比較は難しい

非血縁骨髄・末梢血幹細胞ドナー

- HLA適合血縁者が見出せず，また待機的移植が可能な場合は，骨髄バンクに登録し，HLA-A, -B, -C, -DRB1座8アリル適合非血縁者のコーディネートを開始する
- 8アリル適合非血縁者間骨髄移植の移植成績はHLA適合同胞間移植とほぼ同等である

- 高齢ドナー，女性から男性への移植などがドナー要因におけるGVHD発症リスクとして挙げられている．可能な範囲で避ける
- HLA-A, -B, -C, -DRB1座8アリル適合非血縁者が見出せない場合は，HLA-A, -B, -C, -DRB1座1アリル不適合非血縁者の検索を行う
- 従来はHLA-DRB1座1アリル不適合非血縁者が8アリル適合非血縁者の次に安全なドナーとして選択可能とされてきたが，最近では各HLA座のアリル不適合の生存率に与える影響にはほとんど差がないことが示されており，HLA-DRB1座1アリル不適合非血縁ドナー候補がいない場合は，HLA-A, -B, -C座1アリル不適合非血縁者の検索を進める
- HLA-C座1抗原不適合はHLA-C座1アリル不適合とほぼ同等と考えてよい．HLA-DRB1座1抗原不適合もHLA-DRB1座1アリル不適合とほぼ同等と考えられている．HLA-A, -B座の抗原不適合とアリル不適合の差は海外ではないとされているが，日本ではHLA-A/-B座の抗原不適合移植がほとんど行われておらず評価はできていない
- HLA不適合の組み合わせのなかで，重症GVHDのリスクとなるハイリスクミスマッチが存在するが，近年の移植においては，1アリル不適合のなかではその影響は明らかではない．しかし，2アリル不適合ドナーを選択する場合にはハイリスクミスマッチはGVHDのリスクとなるため避けるべきである
- HVG方向のみ1アリル不適合非血縁者は8アリル適合非血縁者とGVHDの発症頻度に有意差はない．GVH方向のみ，あるいはHVG方向のみ1アリル不適合非血縁者は8アリル適合非血縁者を用いた移植と全生存率に有意差を認めない．したがってGVH方向のみ，あるいはHVG方向のみ1アリル不適合非血縁ドナー候補が存在する場合には，双方向1アリル不適合非血縁者より優先的に選択してもよい

- ドナーコーディネート期間に約5ヵ月要するため,再発する可能性が高い場合は,早期に移植可能であるHLA不適合血縁者,臍帯血の使用を検討する
- 日本では骨髄バンクドナーからの末梢血幹細胞の提供は2011年からはじまったところであり,移植成績に関してはまだ不明である

HLA不適合血縁者

- HLA-A, -B, -DRB1座GVH方向HLA1抗原不適合血縁者は8アリル適合非血縁者よりも成績は劣るものの,すぐに利用可能なよいドナー候補である
- GVH方向HLA1抗原不適合血縁者は臍帯血移植の成績とほぼ同等である.臍帯血移植と比較し生着は速やかである一方,GVHDのリスクが高い
- ただしHLA-B座1抗原不適合血縁者からの移植は臍帯血移植と比較し,有意に非再発死亡率が高く生存率が低い.連鎖不平衡であるHLA-C座不適合を伴うためと考えられている.HLA-B座1抗原不適合が存在する場合には注意が必要である
- 低用量抗胸腺細胞グロブリン(ATG)の使用などGVHD予防法の強化により,GVHDの発症頻度が低下し成績が改善する可能性がある
- GVH方向HLA1抗原不適合血縁者は同胞間で約8%,親子間で約13%に見出されるため,親子間のHLA検索も重要である
- GVH方向HLA2抗原以上不適合血縁者からの移植においては,重篤なGVHDの発症リスクが非常に高いため,GVHD予防法を強化する必要がある.ATG,ステロイド,アレムツズマブ,移植後シクロホスファミドを用いる方法などが開発されている.臨床試験の枠内で行うのが望ましい
- 患者のHLA抗体スクリーニングを行い,ドナーのHLA-A, -B, -C, -DRB1座に対するHLA抗体の有無を確認する.高力価のドナー特異的HLA抗体が存在する場合

はドナーとして適格ではない

臍帯血

- HLA-A, -B, -DRB1 座 2 抗原以内不適合臍帯血が選択可能である
- 有核細胞数 2.0×10^7/kg 以上の臍帯血を選択する
- 16 歳未満の臍帯血移植においては，HLA 不適合数に応じて死亡リスクは高くなる
- 成人臍帯血移植においては，HLA 不適合抗原数や不適合座，不適合方向は成績に影響を及ぼさない
- 非血縁者間骨髄移植と比較し，生着不全や移植後早期治療関連合併症のリスクが高い一方，慢性 GVHD のリスクは低い
- 患者の HLA 抗体スクリーニングを行い，HLA 抗体が存在する場合は，その対応抗原を持つ臍帯血は避ける
- 日本におけるアリル適合度の意義はまだ明らかではない

ドナー選択の優先順位

- ドナー選択における優先順位を，待機的移植が可能な場合と，早期の移植が必要な場合に分けて示す（表 1）
- 各移植施設で得意とする移植が異なるため，特に第三選択以降に関しては，施設により順位が前後する可能性がある

表1 ドナー選択の優先順位

	待機的移植が可能	早期の移植が必要
第一選択	HLA適合同胞・血縁者	HLA適合同胞・血縁者
第二選択	HLA8アリル適合非血縁者	GVH方向HLA1抗原不適合血縁者
第三選択	GVH方向HLA1抗原不適合血縁者 HLA1アリル不適合非血縁者 HLA-DR1抗原不適合非血縁者	HLA2抗原以内不適合臍帯血 GVH方向HLA2〜3抗原不適合血縁者
第四選択	HLA2抗原以内不適合臍帯血 GVH方向HLA2〜3抗原不適合血縁者 HLA2アリル不適合非血縁者	

注）HLA不適合数に関しては，血縁者あるいは臍帯血ではHLA-A, -B, -DRB1座，非血縁者ではHLA-A, -B, -C, -DRB1座における不適合数をカウントしている．

C 移植前処置

移植前処置の基本

ⓐ 自家移植の場合
- 移植前処置として大量化学療法を行い，疾患の根治や長期的なコントロールを目指す
- 用量を増やしても骨髄以外の重要臓器への毒性が出づらく，増量した分抗腫瘍効果が高まる薬剤が前処置に用いられる
- 自家移植そのものには，疾患に対する治療効果はない

ⓑ 同種移植の場合
- 移植前処置の役割として，残存腫瘍量をできるだけ減らすということだけでなく，レシピエントの正常造血（特にリンパ球）を抑制して拒絶を予防する必要がある
- 移植前処置に用いられる薬剤は，抗腫瘍効果の強さだけでなく，リンパ球の抑制効果も考慮される
- 全身放射線照射（TBI）はリンパ球の抑制効果が高いこともあって，同種移植の前処置にしばしば組み込まれる
- 通常の移植前処置（骨髄破壊的前処置）に耐えられない高齢者（50～55歳以上）や主要臓器に障害のある患者，造血幹細胞移植の既往のある患者に対しては，前処置の強度を弱めたミニ移植が行われる
- ミニ移植における移植前処置の目的はドナー造血細胞の生着であり，生着した細胞による抗腫瘍効果を利用して治癒を目指していく

自家移植前処置の実際

- 表1
- 自家移植が多く行われている疾患は悪性リンパ腫と多発性骨髄腫である
- 悪性リンパ腫の自家移植前処置として明らかな優位性が示されたものはない．BEAM療法が有名だが，日本ではカルムスチンが未承認であるため，代わりにラニムスチンが

表1 自家移植の前処置

悪性リンパ腫に対する前処置

MEAM（M-BEAM）

ラニムスチン	300 mg/m²/day	Ⅳ in 1 hour	day -6
エトポシド	200 mg/m²/day	Ⅳ in 3 hours	day -5,-4,-3,-2
シタラビン	200 mg/m²×2/day	Ⅳ in 3 hours	day -5,-4,-3,-2
メルファラン（Mel）	140 mg/m²/day	Ⅳ in 15〜20 min	day -1

多発性骨髄腫に対する前処置

大量Mel療法

Mel	100 mg/m²/day	Ⅳ in 15〜20 min	day -2,-1

用いられることが多い
- 多発性骨髄腫に対しては大量メルファラン（Mel）療法が用いられることが多い

同種移植前処置の実際

ⓐ 骨髄破壊的前処置（表2-a）

- 代表的な骨髄破壊的前処置としては，大量シクロホスファミド（CY）にTBIを10〜12 Gy加えるか，もしくはTBIの代わりにブスルファン（BU）を加えるかということになる
- メタ解析などでTBIレジメンの優位性が示されていたが，BUの投与経路が経口から経静脈となったことで移植成績が向上し，骨髄性腫瘍に対しては非TBIレジメンで同等以上の成績が得られるようになってきている
- 若年女性では卵巣機能への影響を考え，BUは避けるという選択肢もある（卵巣遮蔽を併用したTBIを行う）

ⓑ ミニ移植における前処置（表2-b）

- レシピエント細胞による拒絶を防いでドナー細胞の生着を導く必要があるため，免疫抑制力が強い薬剤を移植前処置に使用する必要がある．フルダラビン（Flu）がしばしば用いられる

表2 同種移植の前処置

a. 骨髄破壊的前処置

CY/TBI

全身放射線照射（TBI）	2 Gy×2/day		day -7, -6, -5
シクロホスファミド（CY）	60 mg/kg/day	Ⅳ in 3 hours	day -3, -2

BU/CY

ブスルファン（BU）[†]	0.8 mg/kg×4/day	Ⅳ in 2 hours	day -7, -6, -5, -4
CY	60 mg/kg/day	Ⅳ in 3 hours	day -3, -2

b. ミニ移植における前処置

Flu/CY

フルダラビン（Flu）	25 mg/m²/day	Ⅳ in 30 min	day -5, -4, -3, -2, -1
CY	60 mg/kg/day	Ⅳ in 3 hours	day -7, -6

Flu/BU

Flu	30 mg/m²/day	Ⅳ in 30 mim	day -8, -7, -6, -5, -4, -3
BU [†]	0.8 mg/kg×4/day	Ⅳ in 2 hours	day -6, -5, -4, -3
TBI*	2 Gy×1/day		day -1

*TBIはHLA不適合移植施行時のみ追加する

Flu/Mel

Flu	25 mg/m²/day	Ⅳ in 30 min	day -7, -6, -5, -4, -3
Mel	140 mg/m²/day	Ⅳ in 15〜20 min	day -2

c. 再生不良性貧血に対する前処置

Flu/CY/ATG

Flu	30 mg/m²/day	Ⅳ in 30 min	day -6, -5, -4, -3
CY	25 mg/kg/day	Ⅳ in 3 hours	day -6, -5, -4, -3

（次頁に続く）

(表2続き)

c. 再生不良性貧血に対する前処置

サイモグロブリン	1.25 mg/kg/day	Ⅳ in 6 hours	day -4, -3
TBI*	2 Gy/day		day -1
	* TBI は非血縁者間移植，HLA 不適合移植施行時のみ追加する		

†日本ではまだ承認されていないが，BU は 3.2 mg/kg×1/day Ⅳ in 3 hours も可能

- Flu に CY，BU，Mel などを組み合わせた前処置を行うことが多い．ドナーとレシピエントで HLA の不一致がある場合では，2〜4 Gy の TBI を拒絶予防に追加する場合もある

❸ 再生不良性貧血に対する前処置（表2-c）

- 再生不良性貧血ではドナー細胞拒絶の頻度が高いことが知られている
- 非腫瘍性疾患であるため，移植前処置の目的はレシピエントの免疫力を抑制して，拒絶を防ぐこととなる
- 免疫抑制効果の高い CY と抗ヒト胸腺細胞免疫グロブリン（ATG）を組み合わせた前処置が用いられてきたが，移植前に輸血歴が多い再生不良性貧血患者では高用量 CY による心毒性が問題となることも多いため，CY を減量してその分 Flu を使用するレジメンもある

移植前処置の注意すべき毒性と予防対策

❸ 一般的な副作用

- 嘔気：$5-HT_3$ 受容体選択的拮抗薬の予防投与
- 粘膜障害：口腔粘膜障害は高度となることが多い．リドカインを含む嗽液などで痛みをとりつつ口腔内の衛生をできるだけ保つ．疼痛コントロールに塩酸モルヒネの持続静注を必要とすることも多い．下痢も高頻度に出現する．止痢剤で対応する

ⓑ TBI
- 放射線宿酔:制吐薬の予防投与
- 頭痛:鎮痛薬に加えてグリセオールの使用
- 唾液腺腫脹・疼痛:鎮痛薬,局所冷却

ⓒ CY
- 出血性膀胱炎:大量補液(2〜3 mL/m² 程度),メスナの使用(400〜800 mg×3,CY 開始時,4・8 時間後)
- 心毒性:心電図モニター,尿量・体重管理
- 低ナトリウム血症:輸液の平均ナトリウム濃度を 70〜90 mEq/L 程度に維持する
- 肝障害:イトラコナゾール,ボリコナゾールの併用で頻度が上がるため,併用を避ける

ⓓ BU
- 痙攣:抗痙攣薬の内服(例:バルプロ酸 600 mg×3,開始 2 日前〜終了後 24 時間まで)
- 肝中心静脈閉塞症(VOD):経静脈投与となって血中濃度が安定しやすくなり,出現頻度が減っている

ⓔ Flu
- 精神神経障害:CCr<70 mL/分では減量が必要.CCr<30 mL/分では禁忌とされている

ⓕ Mel
- 腎毒性:十分な補液

ⓖ ATG
- 輸注反応(infusion reaction):アセトアミノフェン 500 mg,d-マレイン酸クロルフェニラミン 5 mg,メチルプレドニゾロン 1 mg/kg などを前投薬に用い,その後も発熱や皮疹に合わせてヒドロコルチゾンなどを投与する
- 血小板減少:あらかじめ血小板値を 5 万/μL 程度以上の高めに保つ

D GVHD の予防と治療

- 急性 GVHD は同種移植後早期にみられる皮疹，黄疸，下痢を特徴とする症候群である．100 日以内に発症する古典的と，100 日以降に発症する非典型的（持続型，再燃型，遅発型）に分類される（表1）
- 慢性 GVHD は同種移植後の晩期合併症の 1 つで，皮膚，眼，口腔，肺，肝臓，骨格筋などの複数臓器に病変がみられる．発症時期は問わない．急性 GVHD の所見を欠く古典的と，急性 GVHD の所見が混在する重複型に分類される

GVHD の予防法「Ⅵ-5. 免疫抑制薬（ATG を含む）も参照」

- 標準的な予防法は，カルシニューリン阻害薬［シクロスポリン（CSA）あるいはタクロリムス（TAC）］とメトトレキセート（MTX）の併用である

a カルシニューリン阻害薬

- CSA と TAC の比較では，適正な深度に調整すれば GVHD 予防効果も有害事象も同等であった
- CSA は 2 分割点滴静注か 24 時間持続点滴静注で，TAC は 24 時間持続点滴静注で投与を行う（詳細は「Ⅵ-5. 免疫抑制薬（ATG を含む）」を参照）
- CSA や TAC は，急性 GVHD がなければ，day 50 前後から週に 5〜10％減量をして，移植後 6 ヵ月程度で中止する．

表1 GVHD の分類

分類	亜分類	発症時期	急性 GVHD 症状	慢性 GVHD 症状
急性 GVHD	古典的	100 日以内	あり	なし
	持続型，再燃型，遅発型	100 日以降	あり	なし
慢性 GVHD	亜分類	規定なし	なし	あり
	重複型	規定なし	あり	あり

(Biol Blood Marrow Transplant 11：945-956, 2005)

末梢血幹細胞移植（PBSCT），HLA 不適合移植，GVHD 発症例などではより慎重な減量を行う

ⓑ MTX
- 原法では，day 1, 3, 6, 11 に 15-10-10-10 mg/m^2 にて投与する．他に，10-7-7-7 mg/m^2，10-7-7-0 mg/m^2，5-5-5-0 mg/m^2 などの投与法も行われている（詳細は「Ⅵ-5. 免疫抑制薬（ATG を含む）」を参照）
- PBSCT では day 11 の MTX 投与の有用性が示されている

ⓒ 抗胸腺細胞グロブリン（ATG）
- 急性 GVHD の発症に関与するドナー T 細胞を体内で除去する目的で投与する
- ATG 投与により重症急性 GVHD は減少するが，急性 GVHD の発症率，再発死亡，全生存に差は認められていない
- ウイルス感染（CMV），移植後リンパ増殖性疾患，原疾患の再発のリスクが生じる

ⓓ 移植後大量シクロホスファミド投与
- 移植後同種抗原により活性化されたドナー T 細胞を除去する目的で行う
- 主に，HLA 半合致移植の GVHD 予防法として臨床研究が行われている

急性 GVHD の治療

ⓐ 治療適応
- 急性 GVHD の診断は，皮膚，肝臓，消化管の 1 臓器に障害を認め，他疾患が否定されることで診断される．鑑別が困難な場合は可能な限り病理診断を試みる
- 診断後，各臓器の重症度（stage）から全体の重症度（grade）を決める（表2）
- 原則として，grade Ⅱ 以上が治療の対象となる
- grade Ⅰ でも予防が不十分，重症化が予想される，急速に増悪する症例は治療開始を，grade Ⅱ でも皮膚や消化管に限局して状態が安定している症例は経過観察を考慮する

表2 急性GVHDの重症度分類

stageの定義

stage	皮膚 皮疹（%）	肝臓 総ビリルビン（mg/dL）	消化管 下痢（mL/day）
1	<25	2〜3	500〜1,000 または持続する嘔気
2	25〜50	3〜6	1,000〜1,500
3	>50	6〜15	>1,500
4	全身性紅皮症（水疱形成）	>15	高度の腹痛，腸閉塞

gradeの定義

grade	皮膚 stage		肝臓 stage		消化管 stage
Ⅰ	1〜2		0		0
Ⅱ	3	or	1	or	1
Ⅲ	—		2〜3		2〜4
Ⅳ	4	or	4	or	—

(Bone Marrow Transplant 15：825-828, 1995)

ⓑ 一次治療

- 標準治療は副腎皮質ステロイドの全身投与である
- 鉱質コルチコイド作用が弱いメチルプレドニゾロン（mPSL）を2 mg/kgで開始する
- 軽症例ではmPSL 0.5〜1 mg/kgにて開始する場合もある
- 予防として投与されていたカルシニューリン阻害薬は継続する
- 治療開始5日の時点で改善が認められれば，ステロイドは1〜2週間後から減量を開始し，5〜7日毎に10%程度の減量の目安で3ヵ月間程度投与を行う
- ステロイドの減量は，GVHDの重症度および改善程度，HLAの適合度なども考慮する
- ステロイドの減量を期待して，皮膚GVHDへのステロイ

ド外用,消化管 GVHD へのベクロメタゾン(未承認),肝臓 GVHD へのウルソデオキシコール酸などの局所療法も行われる

❸ 二次治療

- 治療開始 3 日以降の悪化,治療開始 5 日目時点で不変の場合,ステロイド抵抗性と判断し,二次治療の適応となる
- 有用性が示されている二次治療薬はなく,ステロイドパルス療法(mPSL 500〜1,000 mg/日 3 日間),ATG,ミコフェノール酸(MMF),抗腫瘍壊死因子(TNF)阻害薬,体外循環式光化学療法(ECP),間葉系幹細胞などが用いられている(ATG 以外は保険適用外あるいは未承認)

慢性 GVHD の治療

❶ 治療適応

- 慢性 GVHD に特徴的な徴候を認める場合や,比較的特徴的な徴候を認め生検や他の検査で GVHD が確認された場合,慢性 GVHD と診断される
- 慢性 GVHD の重症度が中等症または重症の場合には全身治療の適応である(表 3)
- 軽症でもハイリスク徴候を 1 つでも認める場合は全身治療を考慮する
- ハイリスク徴候:慢性 GVHD 発症時に血小板数 10 万/μL 未満,急性 GVHD から慢性 GVHD に直接移行した場合(progressive onset),血清総ビリルビン値>2 mg/dL

❷ 全身治療

- 標準治療はプレドニゾロン(PSL)1 mg/kg/日の投与である
- PSL の早期減量や PSL による合併症軽減のためカルシニューリン阻害薬を併用する.
- PSL 1 mg/kg/日を 2 週間投与し改善がみられれば,4〜6 週間かけて 1 mg/kg/day の隔日投与にまで減量する.1 mg/kg/日の隔日投与を数ヵ月継続し,症状が安定していれば,緩徐な減量を開始し,約 10 ヵ月かけて中止をする

表3 慢性GVHDの重症度分類

	スコア0	スコア1	スコア2	スコア3
PS	無症状（ECOG 0, KPS 100%）	軽度の症状があり，肉体労働は制限を受けるが，歩行，軽労働や坐業はできる（ECOG 1, KPS 80〜90%）	歩行や身の回りのことはできるが，ときに少し介助がいることもある．日中の50%以上は起居している（ECOG 2, KPS 60〜70%）	身の回りのある程度のことはできるが，しばしば介助が必要であり，日中の50%以上は就床している（ECOG 3〜4, KPS＜60%）
皮膚	無症状	＜体表面積の18%，硬化病変なし	体表面積の19〜50%あるいは浅在性硬化病変（つまみあげられる）	＞体表面積の50%あるいは深在性硬化病変（つまみあげられない）
口腔	無症状	軽症，経口摂取に影響なし	中等症，経口摂取が軽度障害される	重症，経口摂取が高度に障害される
眼	無症状	軽度dry eye, 日常生活に支障なし（点眼1日3回まで），無症状の角結膜炎	中等度dry eye, 日常生活に軽度支障あり（点眼1日4回以上），視力障害なし	高度dry eye, 日常生活に高度支障あり，眼症状のため労働不可，視力障害あり
消化管	無症状	嚥下困難，食欲低下，嘔気，嘔吐，腹痛，下痢，5%以上の体重減少を伴わない	5〜15%の体重減少を伴う消化器症状	15%以上の体重減少を伴う消化器症状あるいは食道拡張

（次頁に続く）

(表3続き)

肝	無症状	Bil, ALP, AST, ALTの正常上限の2倍以内の上昇	Bil>3 mg/dLあるいは他の酵素の正常上限の2〜5倍の上昇	Bil, 他の酵素の正常上限の5倍以上の上昇
肺	無症状 FEV_1>80% or lung function score (LFS)=2	階段昇降時息切れ FEV_1:60〜79% or LFS:3〜5	歩行時息切れ FEV_1:40〜59% or LFS:6〜9	安静時息切れ FEV_1<39% or LFS:10〜12
関節・筋膜	無症状	日常生活に影響しない軽度の拘縮, 可動制限	日常生活に支障のある拘縮, 可動制限, 筋膜炎による紅斑	日常生活に高度支障をきたす拘縮, 可動制限(靴紐結び, ボタンがけ, 着衣など不能)
性器	無症状	内診で軽度異常あるが軽度不快程度で性交痛なし	内診で中等度異常あり, 不快あり	内診で高度異常あり, 内診不応, 性交痛あり

重症度分類
- 軽　症　スコア1以下の1〜2臓器の病変(肺を除く)
- 中等症　スコア2以下の1臓器以上の病変で, 臨床症状を伴うが重篤な障害はない
  スコア1以下の3臓器以上の病変
  スコア1の肺病変
- 重　症　スコア3の臓器病変, あるいはスコア2の肺病変

(Biol Blood Marrow Transplant 11:945-956, 2005)

- 全身治療を開始した場合, 1〜2年間の免疫抑制薬継続が必要である

c 二次治療

- 以下の場合，二次治療の適応である
  - PSL 1 mg/kg/day を 2 週間投与しても増悪する場合
  - 4〜8 週間 PSL 0.5 mg/kg/day 以上を継続しても改善しない場合
  - 症状再燃のため PSL 0.5 mg/kg/day 未満に減量をできない場合
- 二次治療薬として，MMF，ECP，リツキシマブ，サリドマイド，イマチニブ，MTX などが用いられる (保険適応外あるいは未承認)

d 局所療法・支持療法

- 皮膚：ステロイド外用剤，カルシニューリン阻害薬外用剤，PUVA 療法，日光曝露を避ける，伸展運動・マッサージ，リハビリテーション
- 口腔：口腔ケア，ステロイド外用薬，ステロイド含嗽水，鎮痛外用薬
- 眼：人工涙液点眼，シクロスポリン点眼
- 消化管：膵酵素補充，栄養指導
- 肺：ステロイド吸入，気管支拡張薬，呼吸器リハビリテーション
- 筋・骨格：理学療法，ビスホスホネート製剤

E 移植後の感染管理

移植後早期（day 0〜生着）の感染管理

ⓐ 移植後早期の感染症の特徴
- 感染症の主なリスクは，遷延する高度の好中球減少，皮膚・粘膜の障害や中心静脈ライン挿入によるバリアの破綻（図1）
- 感染症の原因となりやすい病原体は，口腔内や腸管，皮膚に存在する細菌や真菌
- フルオロキノロン薬の予防投与が広く行われるようになり，起炎菌ではグラム陰性菌の割合が減少，コアグラーゼ陰性ブドウ球菌，連鎖球菌などのグラム陽性菌が増加
- 真菌では，消化管に存在するカンジダによる感染症に対する対策が必要
- 好中球減少期間が長期（10〜14日以上）にわたるとアスペルギルス症のリスクも増加
- ウイルスでは，単純ヘルペスウイルス（HSV）感染症対策が必要
- 特に臍帯血移植では，ヒトヘルペスウイルス6型（HHV-6）による脳炎にも注意

ⓑ 移植後早期の感染対策
- 細菌感染症予防，真菌感染症予防 ➡「V-4. 発熱性好中球減少症（FN）」の項を参照
- 真菌症のモニタリングとして，血清マーカー［β-D-グルカン（βDG），アスペルギルスガラクトマンナン抗原（GM）］を定期チェック
- 発熱を認めた場合にはFNに準じて対処，口腔粘膜や腸管の粘膜障害をきたすことが多く，一般化学療法よりも嫌気性菌，グラム陽性菌に対するケアが必要
- 広域抗菌薬不応性FNが持続する場合は，菌交代として発症する真菌症を考慮し，血液培養の他，真菌の血清マーカー（βDG，GM），CTでの精査，抗真菌薬の経験的治療/早期治療の治療戦略（「V-4. 発熱性好中球減少症

（FN）」の項を参照）
- HSV感染症予防にはアシクロビル（ACV）
- HHV-6脳炎の治療はガンシクロビルまたはホスカルネット（生着前では骨髄毒性のあるガンシクロビルは使いにくい）

移植後中期（生着～day 100）・後期（day 101～）の感染管理

ⓐ 移植後中期・後期の感染症の特徴
- 同種移植後では好中球生着後も細胞性免疫，液性免疫の低下が持続（正常化するのは早くて移植後1～2年）（図1）
- 移植片対宿主病（GVHD）やステロイド投与で顕著な細胞性免疫・液性免疫障害

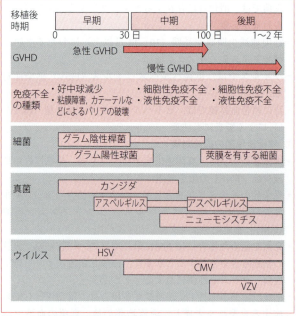

図1 同種造血幹細胞移植後の感染症リスクと日和見感染症
(Tomblyn M et al: Biol Blood Marrow Transplant 15：1143-1238, 2009 から引用改変)

- 細胞性免疫の障害は，侵襲性アスペルギルス症，ニューモシスチス肺炎，サイトメガロウイルス（CMV）再活性化，水痘帯状疱疹ウイルス（VZV）の再活性化のリスク
- T細胞除去，HLA不適合移植では，Epstein-Barrウイルス関連リンパ増殖性疾患（EBV-LPD）に注意
- ウイルス性出血性膀胱炎の代表的な原因はアデノウイルス，BKウイルス
- 慢性GVHDの発症，ステロイド治療など，液性免疫が障害された状態では莢膜を有する細菌（肺炎球菌，髄膜炎菌，インフルエンザ桿菌）が容易に重篤化

❺ 移植後中期・後期の感染対策

- ステロイド投与下では無熱での菌血症に注意（PSL 0.5 mg/kg相当以上のステロイド投与中は監視血液培養を検討）
- 好中球生着後も抗真菌薬の予防投与は一定期間継続，例えば免疫抑制薬終了まで
- GVHD発症例，ステロイド投与例では抗糸状菌薬の予防投与を検討
- ニューモシスチス肺炎予防：ST合剤，難しい場合はペンタミジン吸入，アトバコン
- CMVの先制治療：好中球生着後，CMVアンチゲネミアをモニタリングし，閾値を超えた時点で抗ウイルス薬（ガンシクロビル，バルガンシクロビル，ホスカルネット）を開始
- 移植前のHBc抗体あるいはHBs抗体陽性，HBV-DNA陰性の既往B型肝炎ウイルス感染では再活性化のモニタリング
- VZVに対しては移植後中長期的な予防投与を考慮，例えば移植後1年以上経過かつ免疫抑制薬が終了するまでACVを1日200 mg内服
- 移植後中期におけるIgG＜400 mg/dLの低ガンマグロブリン血症では，ガンマグロブリンを補充
- 移植後後期での慢性GVHD症例，特に低ガンマグロブリン血症を伴う場合には肺炎球菌感染症の発症予防目的でペ

ニシリン系などの抗菌薬予防投与を検討

代表的な感染症・各論

ⓐ 侵襲性アスペルギルス症
- 組織学的診断での確定診断（Proven diagnosis）を得ることは難しいことが多く，臨床所見（胸部 CT による肺結節影など），菌学的所見（血清マーカーも含む）による疑い例（Probable diagnosis），前者のみの可能性例（Possible diagnosis），状況に応じて非特異的な所見でも治療を開始
- 第一選択はボリコナゾール（VRCZ），代替薬としてリポソーマルアムホテリシン B（L-AMB）

ⓑ カンジダ血症
- 初期治療（菌種判明前）の第一選択は，エキノキャンディン［ミカファンギン（MCFG），カスポファンギン（CPFG）］，L-AMB
- 眼内炎の有無をチェック（好中球回復期にもチェック）
- 治療期間は，血培陰性化から最低 2 週間
- 血管内留置カテーテルは可能な限り抜去

ⓒ サイトメガロウイルス（CMV）
- 先制治療戦略の導入などにより，移植後 100 日以降の遅発 CMV 感染症が増加
- アンチゲネミアに基づく先制治療が有用
- CMV 感染症として，網膜炎，間質性肺炎，胃腸炎，肝炎など，網膜炎，胃腸炎などではアンチゲネミア陰性例あり
- 治療はガンシクロビル，バルガンシクロビル，ホスカルネット
- ガンシクロビル，バルガンシクロビルによる骨髄抑制，ホスカルネットによる腎障害などの副作用に注意

ⓓ 帯状疱疹（VZV）
- VZV 再活性化による帯状疱疹は，移植後 3〜12 ヵ月の期間に多くみられる合併症
- 細胞性免疫の低下により，播種性帯状疱疹や肺炎，髄膜脳炎，肝炎などの内臓合併症などのリスクが上昇
- 播種性 VZV 感染症が原因不明の腹痛・腰背部痛で発症す

ることあり
- 限局した病変ではバラシクロビル経口投与が選択肢，播種性 VZV では ACV 点滴静注

予防接種

- 予防接種開始で考慮する二大因子は移植後月数と慢性 GVHD および免疫抑制薬使用の有無
- 不活化ワクチン（インフルエンザなど）は移植後 6〜12 ヵ月経過して慢性 GVHD の増悪がなければ，弱毒化生ワクチン（ムンプス，麻疹，風疹，水痘など）は移植後 24 ヵ月経過して慢性 GVHD がなく免疫抑制薬の投与がなければ接種可能
- 予防接種を考慮する 2 年後を目処にムンプス，麻疹，風疹，水痘などの血清学的検査を実施

F 移植後の非感染性合併症 (GVHD を除く)

早期合併症

ⓐ 生着不全 (graft failure)
- 概念：移植したドナー由来の幹細胞がうまく増殖しない状態
  - 一次生着不全：移植後一度も造血回復がない状態（通常 day 28〜42 までに評価）
  - 二次生着不全：生着後に造血能が低下し，好中球数 500/μL 以下になる状態
- 頻度：2.5〜10％，HLA 一致血縁者間骨髄移植では 1％未満，臍帯血移植では 10〜30％
- リスクファクター：HLA 不一致，少ない移植細胞数（総細胞数・CD34 陽性細胞数），非血縁ドナー，ABO 不一致移植，移植ソース［臍帯血移植（CBT）・T 細胞除去移植］，骨髄非破壊的前処置，非悪性疾患，ウイルス感染症・敗血症の合併など
- 治療：一次生着不全に対しては，再移植（CBT，血縁ドナー）が必要なことが多い．二次生着不全に対しては，原因検索（血球貪食症候群，薬剤，感染症など）を行い，原因の除去あるいは G-CSF 増量などの対応を行うが，不応な場合は再移植も検討

ⓑ 生着症候群 (engraftment syndrome)
- 概念：生着前からみられる発熱・皮疹・体重増加をきたす症候群で，高サイトカイン血症による臓器障害．重篤な場合は，低酸素血症を伴う
- 診断：Spitzer の基準（表1）が用いられる．突然の CRP 上昇を伴う場合もある
- 頻度：おおむね 10％
- 治療：生着とともに改善することもあるが，ときにステロイド介入を要する

表1 生着症候群の診断基準（Spitzer の基準）

生着から 96 時間以内に発症し，大項目 3 つないし大項目 2 つと小項目 1 つ以上を満たす	
大項目	①非感染性の発熱（≧38.3℃） ②体表面積 25%以上の非薬剤性皮疹 ③低酸素血症を伴う非心原性肺水腫
小項目	①総ビリルビン値 2 mg/dL 以上 　あるいは　トランスアミナーゼ値の前値より 2 倍以上の増加 ②血清クレアチニンの前値より 2 倍以上の増加 ③2.5%以上の体重増加 ④原因不明の一過性脳症

表2 SOS の診断基準

modified Seattle criteria	移植後 20 日以内に下記の所見のうち 2 つ以上 ①総ビリルビン値 2 mg/dL 以上 ②右上腹部痛を伴う肝腫大 ③腹水（2%以上の体重増加）
Baltimore criteria	移植後 21 日以前の総ビリルビン値 2 mg/dL 以上と，下記の所見のうち 2 つ以上 ①有痛性肝腫大 ②腹水 ③5%以上の体重増加

● 類洞閉塞症候群（sinusoidal obstruction syndrome：SOS）

- 概念：黄疸・有痛性肝腫大・体重増加・腹水を特徴とする症候群で，前処置などによる肝臓の類洞内皮障害・閉塞によって生じる病態と考えられている．おおむね移植後 40 日以内に発症し，時に致死的である
- 診断：modified Seattle, Baltimore の診断基準（表2）があるが，これらの診断基準では重症化しないと診断できない欠点がある．体重増加や輸血不応性血小板減少が出現した際には SOS を鑑別すべきであり，破砕赤血球の出現に

も注意する．画像検査では，疾患非特異的ではあるが胆嚢壁肥厚や肝腫大・腹水などが認められる
- 頻度：おおむね10%
- リスクファクター：進行期症例・高齢・肝放線照射歴・ブスルファンやゲムツズマブ オゾガマイシンの使用・DLco（一酸化炭素拡散能）低下・AST上昇を伴う肝障害・黄体ホルモン剤の使用など
- 予防：ウルソデオキシコール酸内服，低分子ヘパリン持続静注が用いられる
- 治療：新鮮凍結血漿やアンチトロンビン製剤による補充療法．利尿薬などによる体液バランス管理がなされるが，確立された治療法はない．デフィブロタイドや遺伝子組み換えトロンボモジュリン（保険適用外）が有効との報告もある

ⓓ びまん性肺胞出血（diffuse alveolar hemorrhage：DAH）

- 概念：前処置や生着などに伴い肺胞と毛細血管の間の基底膜の破綻が生じて起こる肺胞出血であり，しばしば致死的である
- 診断：（移植後2〜3週間以内に）頻呼吸，呼吸苦，低酸素血症を呈するが，血痰を伴うことはまれとされる．症状は急速な経過（2〜3日以内）で進行し，胸部X線像では中・下肺野に浸潤影を認める
- 頻度：おおむね1〜2%
- リスクファクター：自家移植の既往，腎機能障害，血小板減少，フルダラビン併用前処置など
- 治療：ステロイド治療が奏効する例も報告されているが，多くは難治性である

ⓔ 移植関連血栓性微小血管障害（transplantation associated thrombotic microangiopathy：TA-TMA）

- 概念：急激な貧血と血小板減少が破砕赤血球を伴い出現し，重症例では腎障害や中枢神経症状・虚血性腸炎を呈する．薬剤による血管内皮障害によって生じる細動脈血小板

表3 TA-TMA の診断基準

BMT-CTN 右記の4項目 を満たす	①破砕赤血球の出現（2個以上/HPF） ②施設基準以上の血清 LDH 値の上昇 ③原因不明の腎障害または中枢神経障害 ④直接・間接 Coombs 陰性
IWG 右記の5項目 を満たす	①破砕赤血球（4%以上） ②血小板減少（5万/μL 以下ないし前値の50%以上の減少） ③血清 LDH 値の急激な上昇 ④ヘモグロビン値の低下または赤血球輸血量の増加 ⑤血清ハプトグロビン値の低下

血栓症と考えられている
- 診断：診断基準は BMT-CTN と IWG によるもの（表3）などがある
- 頻度：おおむね7%
- リスクファクター：感染症，GVHD，カルシニューリン阻害薬の使用など
- 治療：免疫抑制薬の変更・減量．トリガーとなった感染症や GVHD の治療．新鮮凍結血漿やアンチトロンビン製剤の投与などがなされるが，確立された治療法はない．血漿交換の有効性は限定的．デフィブロタイドやリツキシマブ，遺伝子組み換えトロンボモジュリン（保険適用外）が有効との報告もある

❻ 可逆性後頭葉白室脳症（posterior reversible encephalopathy syndrome：PRES）

- 概念：頭痛・視覚障害・痙攣・見当識障害・意識障害などを特徴とする脳症で，椎骨脳底動脈領域の血管原性浮腫によると考えられている
- 診断：頭部 MRI 検査を施行し，可能な限り髄液検査で中枢感染症や薬剤性障害を否定する必要がある
- リスクファクター：全身放射線照射（TBI）・カルシニューリン阻害薬・腎障害・低マグネシウム血症・ステロイド使

用・高血圧など
- 治療：血圧管理・電解質補正・カルシニューリン阻害薬の中止

晩期合併症

ⓐ 非感染性呼吸器合併症
- 移植後90日以降に発症する非感染性呼吸器合併症は総じて late onset non-infectious pulmonary complication（LONIPC）と呼ばれ，idiopathic pneumonia syndrome（IPS），特発性器質化肺炎（COP），閉塞性細気管支炎（BO）など様々な病型をとる
- 概念：高線量TBIや前処置に関連した臓器障害として発症する例の他，GVHDと関連した免疫学的機序で発症する例もある．IPSは両肺野にびまん性浸潤影を伴い肺炎症状を呈する拘束性障害であり，原因として感染症を否定したものを指す．COPは拘束性障害を呈する間質性肺炎であり，両肺野に斑状浸潤影を認め，経過とともに陰影が移動しうる．BOは閉塞性障害を呈し，細気管支上皮の障害とそれによる細気管支の完全閉塞をきたす疾患である．臨床的にそれぞれの鑑別は困難な場合が多い
- 頻度：LONIPCで10〜20%（IPSは10%程度，COPは1〜7%，BOは2〜14%）
- 治療：ステロイドを用いるが難治例やステロイド依存性の病型もある．ときに吸入ステロイドや吸入長時間作用型気管支拡張薬やアジスロマイシン投与などが試みられることもある．重症難治症例には肺移植を考慮する

ⓑ 慢性腎臓病（chronic kidney disease：CKD）
- 概念：移植後長期生存例のなかに，GFR 60 mL/min以下に至るCKDの合併が知られている．通常移植後6〜12ヵ月後に発現し始めることが多い
- 頻度：おおむね20%
- 診断：血圧測定と尿検査・血液検査・腹部超音波検査を定期的に行う
- リスクファクター：移植時高齢・骨髄腫症例・白金化合物

曝露歴・急性および慢性 GVHD・腎放射線照射歴・薬剤（カルシニューリン阻害薬・抗菌薬）など

ⓒ 白内障
- 放射線照射の 3〜4 年後に発症し，ステロイド長期投与症例は 10 年以内に約半数が発症する．1 年に 1 度は眼底検査・専門医診察が勧められる．自覚症状が強い場合は眼内レンズ挿入などを要する

ⓓ 二次発癌
- 移植後 1〜5 ヵ月に好発する移植後リンパ増殖性疾患（PTLD）があり，移植後の細胞性免疫低下による EB ウイルスの再活性化が原因である．肉腫および乳癌・甲状腺癌は照射関連の二次癌として発症する．この他の二次発癌として，長期生存例に口腔・咽頭・皮膚の扁平上皮癌が発症することが知られており，慢性 GVHD がリスクファクターとなっている

ⓔ 晩期神経障害
- TBI や髄注に関連した白質脳症が晩期に発症することがある．末梢神経障害もカルシニューリン阻害薬や化学療法の影響で出現しうる．この他，CIDP（慢性炎症性脱髄性多発根ニューロパチー）などの末梢神経障害が出現することが知られており，GVHD との関連が示唆されている

ⓕ 内分泌障害
- 移植後 2〜3 年経ち，甲状腺機能低下の発症リスクが上昇する．TBI・頸部を含む放射線照射歴がある場合が高リスクとなる．卵巣機能低下・不妊もしばしば問題となり，ブスルファンや TBI はその原因となる

ⓖ 骨・関節合併症
- 移植後 1 年以降に大腿骨頭壊死や骨粗鬆症が発症しうる．TBI 治療歴やステロイドの長期使用および性腺機能低下などはその原因となる

7 放射線治療

適応となる疾患

- 悪性リンパ腫（Hodgkin リンパ腫：HL，非 Hodgkin リンパ腫：NHL），骨髄腫，白血病など

放射線治療の意義

- 悪性リンパ腫の早期症例：化学療法との組み合わせで根治が期待できる
- 悪性リンパ腫の完全寛解後：再発予防目的として行われる
- 悪性リンパ腫，骨髄腫，白血病など化学療法不応の局所病変：症状緩和に有効
- 白血病，悪性リンパ腫，再生不良性貧血，骨髄異形成症候群（MDS）などに対する骨髄移植前の全身照射

悪性リンパ腫に対する放射線治療照射野のガイドラインが変化

- かつて，HL に対しては，マントル照射や逆 Y 字照射といった Extended field を用いた治療が行われていた
- 化学療法の進歩や，大照射野による晩期有害事象（二次癌，心血管障害の発生）などによって，低線量かつ小照射野での放射線治療が標準となった
- 国際リンパ腫放射線腫瘍グループ（International Lymphoma Radiation Oncology Group）によって，Involved field radiation therapy から，さらに縮小した Involved site radiation therapy（ISRT）が採用され，HL および NHL に対しても標準治療法となりつつある
- ISRT とは，化療前の腫瘍やリンパ節存在領域（造影 CT や MR, PET-CT など）から肺，骨，筋肉，腎臓など病変外の正常組織を除いたものを肉眼的腫瘍体積（gross tumor volume：GTV）とし，GTV にマージンをつけて臨床的標的体積（clinical target volume：CTV），さらに

CTV に set-up マージン，他をつけて計画的標的体積（planning target volume：PTV）とする放射線治療である．縦隔病変の場合には，肺障害を少なくするための設定に注意が必要である

放射線治療による有害事象とその対策

- 放射線の種類，1 回線量，照射部位と照射野の大きさ，総線量，化学療法の種類などによって，有害事象は大きな影響を受ける

ⓐ 早期有害事象（照射より 90 日以内に発症）

- 照射部位により，粘膜炎，皮膚炎，脱毛，嘔気，下痢，放射線肺臓炎など
- 化学療法後の照射は有害事象の重症化や遷延をきたすことがある
- 免疫低下状態での照射，特に白血球数が 2,000/μL や好中球数が 500/μL 以下の場合には，照射を休止したほうが安全である
- ブレオマイシンや G-CSF 併用例で，放射線肺臓炎のリスクが上昇する報告があるので，肺野への照射と併用することは避けるべきである
- 放射線治療後に化療が追加されると，リコール現象（照射部の有害事象の再燃）が起きることがある

ⓑ 晩期有害事象（照射より 90 日以降に発症）

- 頸部照射では唾液腺障害や味覚障害，甲状腺機能低下症（ホルモン補充が必要）などがみられる．その他，心血管障害，不妊，二次発癌など
- 骨壊死は，ビスホスホネート製剤併用例で報告されている
- 治療終了後数年～10 年以降の発症をみることもあり，治療後長期間にわたる経過観察が必要である

悪性リンパ腫（NCCN Guidelines 2014/2015 に準拠）

ⓐ Hodgkin リンパ腫
＜化学療法併用の場合＞
① non-bulky disease（Stage Ⅰ～Ⅱ）

- ABVDで治療した後には，1回2Gyで20〜30Gy（Ⅰ〜ⅡA期で，血沈50未満，節外浸潤なし，1〜2リンパ節のみの場合には，20Gy/15回でも良いとされる）
- Stanford Vによって治療した後では，30Gy/15回
- Stage ⅠB〜ⅡB期には，30Gy/15回

② bulky disease site（全stage）
- 30〜36Gy/15〜18回

＜放射線治療単独の場合＞
- nodular lymphocyte predominant HL（NLPHL）以外はまれである
- 腫瘍進展部位には，30〜36Gy/15〜18回
- NLPHLでは，主に30Gy/15回
- 予防リンパ節領域には，25〜30Gy/15回

❺ 非Hodgkinリンパ腫
- 限局したCLL/SLL（small lymphocytic lymphoma）：24〜30Gy/12〜15回
- 濾胞性リンパ腫：24〜30Gy/12〜15回
- marginal zone（辺縁帯）リンパ腫
  - 胃：30Gy/20回（1回線量1.5Gyでないと，急性反応が強い）
  - その他の節外の部位：24〜30Gy/12〜15回
  - リンパ節のmarginal zone lymphoma：24〜30Gy/12〜15回
- 初期のマントル細胞リンパ腫：30〜36Gy/15〜18回
- 上述の疾患群に対して，2Gy×2回の小線量照射が症状緩和や局所制御に有効なことがある
- びまん性大細胞型リンパ腫（diffuse large cell lymphoma：DLBCL）や末梢性T細胞リンパ種（peripheral T-cell lymphoma）
  - 化学療法で完全寛解となった場合の地固め：30〜36Gy/15〜18回
  - 化学療法で部分寛解となった場合の追加照射：40〜50Gy/20〜25回
  - 化学療法に不応性もしくは，化学療法不適例：45〜55Gy/22〜28回

- 幹細胞移植前後のサルベージ照射：30〜40 Gy/15〜20 回
- 高悪性度や進行期のもので，強力な化学療法後の残存病変・巨大腫瘤形成例に，30〜55 Gy 程度の照射を行うことがある

節外性リンパ腫

ⓐ 皮膚T細胞リンパ腫（菌状息肉腫）
- 皮膚病変に対して局所・全身に電子線照射を施行する
- 局所：マージン 2 cm 程度で，腫瘍の深さに応じたエネルギーの電子線使用．24〜36 Gy/12〜18 回
- 全身：total skin electron irradiation（Stanford 法），Long SSD 法で前，右前，左前，後，右後，左後からの6門照射（1日3門ずつ交互）．上半身と下半身に分けて，1 Gy/日，30〜36 Gy/30〜36 回/約 9 週間

ⓑ 節外性 NK/T 細胞リンパ腫，鼻型
- 上咽頭副鼻腔タイプのものには，50 Gy 以上の総線量が必要である

ⓒ 中枢神経原発悪性リンパ腫
- DLBCL が多い
- 従来は，全脳照射 40 Gy ➡ 病変部に 15〜20 Gy のブースト治療がなされたが，生存率の大きな向上は得られなかった
- メトトレキサート大量療法（HD-MTX）後に，全脳照射 30〜30.6 Gy/15〜17 回＋局所ブースト 6〜15 Gy 程度が併用されることが多い
- HD-MTX に全脳照射を併用すると，認知機能低下に結びつくことが多いので，完全寛解例に対しては，全脳照射 36 Gy/20 回がよいとする報告もある

骨髄腫

- 緩和的な放射線治療が多い：溶骨性病変の疼痛緩和，腫瘤形成による神経圧迫症状の軽減，圧迫骨折の予防など
- 孤立性形質細胞腫や髄外性形質細胞腫：40〜50 Gy/20〜25 回が必要

- 骨病変の疼痛緩和：20 Gy/10 回/2 週で十分とされるが，より短期の 20 Gy/5 回や 8 Gy/1 回の緩和照射も有効
- 骨折予防・脊髄圧迫症状の軽減：30〜36 Gy/15〜18 回が標準的

白血病

a 全身照射

- 骨髄移植前の前処置として，全身照射（total body irradiation：TBI）が行われる．その目的は，腫瘍細胞の死滅と移植による拒絶反応の予防
- 間質性肺炎の頻度を少なくするために肺補正が必要
- TBI 標準プロトコール：2 Gy×2 回，治療間隔 4.5〜6 時間/日×3 日，総線量 12 Gy
- 10 MV X 線左右対向二門，線量率 6〜10 cGy/分で治療されることが多い

b Chloroma（緑色腫，granulocytic sarcoma, myeloblastoma ともいわれる）

- 通常は AML の髄外腫瘍，白血病以外でもみられ，放射線感受性は非常に良好
- 6 Gy/1 回〜15 Gy/10 回が多い，最大 30 Gy/10 回で十分とされている

8 合併症などがある場合の基本的考え方

Ⅴ 主な治療法

A 肝障害（hepatotoxicity）と化学療法

総論

- 多くの抗腫瘍薬は肝臓で代謝を受け不活化される．したがって肝障害のある患者では毒性が増加し減量が必要になる
- γ-GTP と ALT は肝障害以外で上昇することはまれ．ALP と AST は肝障害以外でも上昇する
- ビリルビンの上昇は肝不全の徴候である

各薬剤の特徴

- 表1
- 胆汁排泄型薬剤：アントラサイクリン系薬とビンカアルカロイドとエトポシドである．減量が必要
- アルキル化薬［シクロホスファミド（CPA），ダカルバジン］：比較的肝毒性は少ない
- 代謝拮抗薬［メトトレキサート（MTX）など］：多彩な肝障害を呈する．減量が必要になる
- アントラサイクリン系薬：単独での肝障害はまれであるが，多剤併用あるいは放射線との併用で VOD が起こる．減量が必要
- シスプラチン，カルボプラチン：通常投与量で脂肪肝と胆汁うっ滞を呈するが，一過性で軽度である
- L-アスパラギナーゼ（L-ASP）：肝の脂肪変性と膵炎が有名．高用量で肝障害の頻度が増える
- リツキシマブ，チロシンキナーゼ阻害薬：肝障害，黄疸，肝不全が報告されている

表1 肝障害と化学療法薬の一般的減量基準

薬剤	肝障害時の推奨減量基準
アレムツズマブ	データなし
亜ヒ酸	減量の必要なし
L-アスパラギナーゼ	減量の必要なし
アザシチジン	減量の必要なし
ベンダムスチン	軽度肝障害では慎重投与 中等度肝障害では投与しない（GOT or GPT 2.5～10×ULN and T-bil＞1.5×ULN） 重度肝障害では投与しない（T-bil＞3×ULN）
ブレオマイシン	減量の必要なし
ボスチニブ	軽度，中等度，重度の肝障害で200 mg/dayに減量
ブスルファン	減量の必要なし
carfilzomib	データなし
カルボプラチン	減量の必要なし
カルムスチン	減量の必要なし
シスプラチン	減量の必要なし
クラドリビン	減量の必要なし
シクロホスファミド	T-bil 3.0～5.0 mg/dL or GOT＞180 mg/dL　25%減量 T-bil＞5.0 mg/dL　投与しない
シタラビン	正式な減量基準なし
ダカルバジン	減量の必要なし
ダサチニブ	正式な減量基準なし 主に肝で代謝されるため肝障害では慎重投与
ダウノルビシン	T-bil 1.5～3.0 mg/dL　25%減量 T-bil＞3.0 mg/dL　50%減量 T-bil＞5.0 mg/dL　投与しない
decitabine	データなし

（次頁に続く）

（表1続き）

ドキソルビシン	T-bil 1.5〜3.0 mg/dL　50%減量 T-bil 3.1〜5.0 mg/dL　75%減量 T-bil＞5.0 mg/dL　投与しない
ドキソルビシンリポソーム	T-bil 1.5〜3.0 mg/dL　50%減量 T-bil 3.1〜5.0 mg/dL　75%減量 T-bil＞5.0 mg/dL　投与しない
エトポシド	T-bil 1.5〜3.0 mg/dL or GOT 60〜180 mg/dL　50%減量 T-bil＞3.0 mg/dL or GOT＞180 mg/dL　投与しない
フルダラビン	減量の必要なし
ゲムシタビン	減量の必要なし
ヒドロキシウレア	減量の必要なし
ibrutinib	減量が必要と思われるが正式な推奨基準なし
イダルビシン	T-bil 1.5〜3.0 mg/dL or GOT 60〜180 mg/dL　25%減量 T-bil 3.0〜5.0 mg/dL or GOT＞180 mg/dL　50%減量 T-bil＞5.0 mg/dL　投与しない
イホスファミド	減量の必要なし
イマチニブ	T-bil 1.5 or GOT＞2.5×ULN　400 mg ➡ 300 mg, 600 mg ➡ 400 mg T-bil＞3.0 mg/dL or GOT＞5×ULN　投与しない
レナリドミド	正式な減量基準なし
メルファラン	減量の必要なし
メルカプトプリン	減量の必要なし
メトトレキサート	T-bil 3.1〜5.0 mg/dL or GOT＞180 mg/dL　25%減量 T-bil＞5.0 mg/dL　投与しない
ミトキサントロン	T-bil＞3.0 mg/dL では減量が必要と思われるが正式な減量基準なし
ネララビン	データなし

（次頁に続く）

(表1続き)

ニロチニブ	T-bil 1.5〜3.0×ULN or GOT/GPT 2.5〜5.0×ULN ➡ T-bil＜1.5×ULN に回復するまで休薬 ➡ 300 mg 1日2回で再開 T-bil＞3.0×ULN or GOT/GPT＞5.0×ULN ➡ T-bil＜1.5×ULN and GOT/GPT＜2.5×ULN に回復まで休薬 ➡ 400 mg 1日1回で再開
ポマリドマイド	T-bil＞2.0 mg/dL and GOT/GPT＞3×ULN 投与しない
ポナチニブ	GOT/GPT＞3×ULN　1日30 mg 経口投与に減量 GOT/GPT＞3×ULN and T-bil＞2×ULN and ALP＜2×ULN 投与しない
プロカルバジン	減量が必要と思われるが正式な推奨基準なし
リツキシマブ	減量の必要なし
サリドマイド	データなし
ビンブラスチン	T-bil＜1.5 mg/dL and GOT＜60 mg/dL　減量の必要なし T-bil 1.5〜3.0 mg/dL and GOT 60〜180 mg/dL　50％減量 T-bil＞3.0 mg/dL or GOT＞180 mg/dL　投与しない
ビンクリスチン	T-bil＜1.5 mg/dL and GOT＜60 mg/dL　減量の必要なし T-bil 1.5〜3.0 mg/dL and GOT 60〜180 mg/dL　50％減量 T-bil＞3.0 mg/dL or GOT＞180 mg/dL　投与しない
ボリノスタット	データなし

ULN：upper limit of normal
(Cancer chemotherapy drug manual 2015 より抜粋)

肝静脈閉塞症（VOD），類洞閉塞症候群（SOS）

- 同種造血幹細胞移植後早期の合併症．黄疸，有痛性肝腫大，体重増加，浮腫傾向が臨床的特徴である
- 死亡率は約 30％と高い．頻度は 10〜25％と報告されている．もともと肝障害のある患者，肝への照射，ゲムツズマブ オゾガマイシンの使用などがリスクファクターである
- ヘパリンやウルソデオキシコール酸で対照的に治療されるが効果は証明されていない．有効な予防薬としてデフィブロタイドが注目されているが日本での導入予定はない

B 免疫抑制・化学療法により発症するB型肝炎対策ガイドライン

背景

- 50歳以上の日本人では約25％にHBV感染歴があると推定されており，HBV感染歴があると肝細胞に*HBV*遺伝子が組み込まれウイルスが存続する
- このような人が化学療法や免疫抑制療法を受けるとHBVが再増殖しB型肝炎の再活性化が起こることがある
- 免疫抑制・化学療法を実施するすべての患者で，HBV再活性化は見逃してはならない重大な問題である
- リツキシマブ併用化学療法が登場し，HBs抗原陽性キャリアばかりでなくHBs抗原陰性の既往感染者［HBc抗体（＋）and/or HBs抗体（＋）］からのHBV再活性化が増加している
- HBs抗原（－）例からのHBV再活性化は「*de novo* B型肝炎」と呼ばれ，劇症化率が高く予後不良である
- HBV再活性化は造血幹細胞移植，R-CHOP療法ばかりでなく副腎皮質ステロイド，MTX，フルダラビン，インフリキシマブ，トシリズマブ単独療法でも確認されている
- HBV再活性化の予防にはHBV-DNAの毎月測定による早期発見が有効である
- ガイドラインに沿って対応すると肝炎発症をほぼ完全に予防可能である（図1）

対策

- HBs抗原陰性例も全例HBc抗体とHBs抗体検査でスクリーニングする．どちらかが陽性の場合はHBV-DNAをモニターし，陽転化した時点で抗ウイルス薬を投与する
- 化学療法，免疫抑制療法，造血幹細胞移植の対象患者は全例，治療開始前にHBs抗原とHBc抗体とHBs抗体をスクリーニングする
- HBs抗原（＋）の場合はHBe抗原，HBe抗体，HBV-DNA定量を行い，肝臓専門医にコンサルトする（キャリ

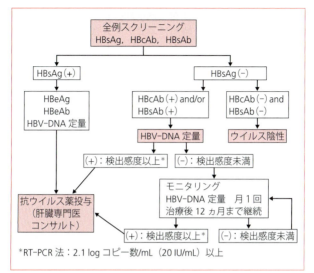

図1 免疫抑制・化学療法により発症するB型肝炎対策ガイドライン
(日本肝臓学会編:B型肝炎治療ガイドライン第2.2版, p66, 2016を改変)

アではなく慢性肝炎,肝硬変の可能性がある)
- HBs抗原(+)は再活性化のリスクが高い.必ず抗ウイルス薬の予防投与を行う
- HBs抗原(−)でHBc抗体かHBs抗体が陽性の場合(既感染者)➡ HBV-DNA定量を行う.陽性の場合,肝臓専門医に紹介し抗ウイルス薬の予防投与を行う
- HBV-DNAが陰性➡予防投与は行わず治療を開始し,毎月HBV-DNAをモニタリング.陽転化(RT-PCR法で2.1 logコピー数/mL以上)したら直ちに抗ウイルス薬を投与
- 特に危険と思われるのはR-CHOP療法と同種造血幹細胞移植である

投与法と中止時期

- 抗ウイルス薬はエンテカビルが推奨される

> バラクルード0.5 mg　1日1回食間投与

- 抗ウイルス薬の中止時期にエビデンスはないが，治療後12ヵ月は継続する
- 抗ウイルス薬予防投与終了後のHBV再活性化例の報告もあり，投与終了後も1年間は慎重な経過観察を要する
- B型肝炎ウイルスと比較するとC型肝炎ウイルスの再活性化はきわめてまれであり，抗ウイルス薬の予防投与法は未確立である

C 腎機能障害

- 腎機能を正しく評価するとともに，腎機能障害の鑑別を行い，腎機能の改善を図ることが第一である
- その次に，腎機能に応じた抗腫瘍薬や抗菌薬投与量の調整が必要である

腎不全の鑑別

- まず腎機能障害の原因精査を行う
- 腹部エコーにより慢性腎不全や腎後性腎不全の鑑別を行う
- ナトリウム排泄分画（FENa）などを用いて腎前性腎不全と腎性腎不全の鑑別を行う
- 鑑別にしたがい腎不全の治療を行う

急性腎不全の鑑別

ⓐ 腎前性
- 脱水，循環不全

ⓑ 腎 性
- 薬剤性（抗腫瘍薬，抗菌薬，抗真菌薬，抗ウイルス薬，免疫抑制薬など）
- 腫瘍崩壊症候群
- 腫瘍浸潤
- 多発性骨髄腫（Bence Jones 蛋白）
- 血栓性微小循環不全（TTP，HUS，DIC）

ⓒ 腎後性
- 尿管閉塞（腫瘍による圧排，出血性膀胱炎）

腎機能評価方法

- 腎機能評価のゴールドスタンダードは，蓄尿によるクレアチニンクレアランス（CCr）の実測値測定である

    $CCr(mL/min/1.73\ m^2)$
    $= [UCr(mg/dL) \times 1\ 日尿量(mL) \times 1.73] / [SCr(mg/dL) \times 1,440(min) \times BSA]$
    UCr：尿 Cr 濃度，SCr：血清 Cr 濃度，BSA（体表面積）

- 蓄尿が不正確になることもあるため，より正確に測定するためには2～3回測定し平均値を出すのがよい
- 簡便性のため Cockcroft-Gault 式により CCr を推定することが多い
- Cockcroft-Gault 式は体表面積（BSA）未補正の値であることに注意が必要である

    男性：CCr(mL/min)
    $= [(140 - 年齢) \times 体重(kg)] / (72 \times SCr(mg/dL))$
    女性：CCr(mL/min)
    $= [(140 - 年齢) \times 体重(kg) \times 0.85] / (72 \times SCr(mg/dL))$
    SCr：血清 Cr 濃度

- CCr を体表面積で補正するためには，1.73/BSA を乗する
- CCr は GFR より約30％高い
- クレアチニン値を用いた GFR の推定には，日本人用に作成された次の計算式を用いる

    男性：eGFRcre(mL/min/1.73 m^2)
    $= 194 \times SCr(mg/dL)^{-1.094} \times 年齢^{-0.287}$
    女性：eGFRcre(mL/min/1.73 m^2)
    $= 194 \times SCr(mg/dL)^{-1.094} \times 年齢^{-0.287} \times 0.739$
    SCr：血清 Cr 濃度

- 上記の GFR 推算式では体表面積が1.73 m^2 の標準的な体型に補正した場合の GFR（mL/min/1.73 m^2）が算出される
- ただし，長期臥床などにより筋肉量が低下している場合は，クレアチニン値が低くなるため，eGFRcre は実際の GFR より過剰評価されることに注意が必要である
- シスタチン C は筋肉量に影響を受けないため，血清シスタチン C 測定による GFR の推定は有用である．保険上，3ヵ月に1回の測定が可能である

    男性：eGFRcys(mL/min/1.73 m^2)
    $= [104 \times ScysC(mg/L)^{-1.019} \times 0.996^{年齢}] - 8$
    女性：eGFRcys(mL/min/1.73 m^2)
    $= [104 \times ScysC(mg/L)^{-1.019} \times 0.996^{年齢} \times 0.929] - 8$
    ScysC：血清シスタチン C 濃度

カルボプラチン投与量

- カルボプラチン投与量は，体表面積は利用せず，Calvertの式に基づいて GFR から投与量を計算する．カルボプラチンはほとんどが腎臓から排泄されるため，目標とする血中濃度曲線下面積（AUC）と GFR から計算することが可能である

  カルボプラチン投与量(mg)
  ＝目標 AUC×(GFR(mL/min)＋25)

- 上記の式に代入する GFR は体表面積による補正は不要である．前述の CCr は体表面積補正してあるため，その値に BSA/1.73 を乗じて計算する必要がある
- Cockcroft-Gault 式による CCr を用いる場合は補正せずそのまま使用すればよい
- 腎機能障害がある場合，抗腫瘍薬や抗菌薬の投与量を減量する必要がある（表1）．また十分な補液を行う必要がある

表1 腎障害時における抗腫瘍薬の投与量

	CCr (mL/min)		
	＞50	10〜50	＜10
エトポシド	○	25％減	50％減
シクロホスファミド	○	25％減	50％減
ヒドロキシウレア	○	50％減	80％減
	＞60	30〜60	＜30
イホスファミド	○	20％減（CCr 46〜60） 25％減（CCr 31〜45）	30％減
L-アスパラギナーゼ	○	×	×
シスプラチン	○	50％減	×
ダウノルビシン	（Cre＞3 mg/dLで50％減量）		
フルダラビン	国内添付文書に規定あり		×
プロカルバジン	○	○	×
ブレオマイシン	○	25％減（CCr 10〜60）	50％減 （CCr＜10）
ベンダムスチン	○	○（CCr＞40）	×（CCr＜40）
メトトレキサート	○	50％減	×
レブラミド	○ （10 mg）	5 mg	5 mg 隔日
	○ （25 mg）	10 mg（15 mgまで）	15 mg 隔日

・公式な推奨はないものの減量が必要である薬剤：亜ヒ酸，クラドリビン，シタラビン，ダカルバジン，ネララビン，メルカプトプリン，メルファラン
・減量不要である薬剤：イダルビシン，イマチニブ，インターフェロン，ゲムシタビン，ダサチニブ，ドキソルビシン，ニロチニブ，ビンクリスチン，ビンブラスチン，ブスルファン，ボリノスタット，ミトキサントロン，リツキシマブ（ボルテゾミブ，サリドマイドは公式な推奨はないがおそらく減量不要）

（Physicians' Cancer Chemotherapy Drug Manual 2014 の記載内容を中心とし，国内添付文書を参照した）

🅳 心肺疾患

- 血液疾患治療時には，患者や治療のリスクに応じて心電図，胸部 X 線以外に心エコー検査，ホルター心電図，胸部 CT 検査，動脈血ガス分析などが適宜行われる．リスク評価には既往歴だけでなく，喫煙歴や家族歴，輸血歴なども重要である
- 虚血性心疾患の既往などで抗血小板薬を使用している患者では，原疾患や化学療法時の骨髄抑制により血小板減少が生じた場合，出血のリスクが上昇するため，治療開始前に休薬が可能かどうかの検討が必要である

心機能評価法

- BNP や NT-proBNP が心不全の診断や治療の指標として用いられている
- 心筋特異性が高く，トロポニン T やトロポニン I も有用である
- 心電図，胸部 X 線，心エコー検査，ホルター心電図など

呼吸機能検査

- 血液疾患患者では貧血を認めることも多く，拡散能の評価には注意が必要である．貧血により DL_{CO} の低下が認められ，およそヘモグロビン（Hb）1 g/dL の低下に対し，5〜7％低下する．男性，女性の Hb 基準値をそれぞれ 14.6 g/dL，13.4 g/dL と仮定して，DL_{CO} 測定値を DL(M)，補正値を DL(C) で表すと下記の補正式となる
  男性：DL(C)=DL(M)×(10.22+Hb)/(1.7×Hb)
  女性：DL(C)=DL(M)×(9.38+Hb)/(1.7×Hb)

輸血や補液に関する注意点

- 心肺機能低下例には，貧血に対する赤血球輸血の閾値を下げる（例えば Hb 8 g/dL を目標に）ことも検討される．また，化学療法時の補液なども過剰とならないように留意すべきである

- 輸血関連循環過負荷（transfusion associated circulatory overload：TACO）
  - 輸血によって生じた心不全による肺水腫
  - 高齢者や，心不全の既往があると発症リスクが高い
  - 予防のために，より遅い速度での輸血の投与が考慮される

頻回の輸血による鉄過剰による心筋障害

- 心筋障害は初期には拡張障害として現れ，その後収縮能低下が顕在化し，心エコー上左室駆出率が低下する．不整脈にも留意が必要である
- 鉄過剰症による心不全発症のリスクファクターは血清フェリチン 1,800 ng/mL 以上とされている
- MRI が心筋鉄量の定量検査として有用であり，心不全の予後予測に役立つことが示されている

化学療法薬による心血管系毒性

- 下記のような副作用が知られており，特に基礎疾患のある症例への使用は十分な検討が必要である．症例によっては，使用の断念や代替治療も考慮すべきである
- 治療開始前に低カリウム血症や低マグネシウム血症などの電解質異常の補正を行い，不整脈発症のリスクを軽減する．治療中は心電図モニターの使用などを検討する

ⓐ アントラサイクリン系薬剤（表 1）

- 投与中から数週間以内に発生する急性毒性には，不整脈や心不全，心膜心筋炎，伝導障害などがある
- 慢性毒性として，総投与量に応じて心筋障害による心不全の発症が増加する．ドキソルビシン（DXR）総投与量が 400 mg/m² 以上で 0.14〜5％，550 mg/m² 以上で 7〜26％，700 mg/m² 以上で 18〜48％の症例で心不全を発症すると報告されている．低下した心機能の回復は困難であり，特に総投与量の多い症例では，定期的に心エコー検査などを行い，心機能の低下がみられた場合には中止を検討する
- 慢性心毒性のリスクファクター：高齢，小児，胸部縦隔放射線照射の既往，高血圧，喫煙歴，心血管系疾患の既往・

表1 アントラサイクリン系薬剤に伴う心毒性の検査上の変化

検査法	所見
BNP	心不全時に上昇
トロポニンT	心筋傷害時に上昇
胸部X線	心拡大，肺うっ血
心電図	不整脈，QRSの低電位化，QTc延長，ST-T変化
ホルター心電図	ST-T変化，不整脈
心エコー	左室駆出率

(田村和夫：医のあゆみ 250：194-199, 2014)

表2 アントラサイクリン系薬剤の心毒性限界総投与量

薬剤	限界総投与量	DXR換算
ドキソルビシン（DXR）	500 mg/m^2	1
ダウノルビシン	25 mg/kg	×3/4
エピルビシン	900 mg/m^2	×1/2
ピラルビシン	950 mg/m^2	×1/2
ミトキサントロン	160 mg/m^2	×3

(田村和夫：医のあゆみ 250：194-199, 2014)

合併，心毒性を有する他剤との併用など
- その他のアントラサイクリン系薬も同様に注意が必要で，表2を参考に総投与量をDXRの投与量に換算して心毒性の発現を予想する

❺ その他の薬剤
- シクロホスファミドによる不整脈や心不全
- シスプラチンによる心房細動などの不整脈
- ダサチニブ，ニロチニブによるQT延長
- サリドマイド，レナリドミドによる血栓塞栓症
- メルファランによる発作性心房細動など

放射線治療による心血管系毒性

- 胸部照射後の遠隔期における冠動脈病変，虚血性心疾患，心膜炎など

- リスクファクターとして，全放射線量，放射線治療と心毒性を持つ化学療法薬との併用，若年，高血圧，喫煙歴などがいわれている

文 献

1) 小荒井晃：呼吸機能検査 拡散．呼吸 30：358-364, 2011
2) 志賀太郎：がん治療における心血管系の副作用．医のあゆみ 250：181-188, 2014

E 糖尿病

- 血液疾患の治療に際してはステロイド（表1）を使用する場合も多く，耐糖能の評価は重要である．また，血液疾患の合併や治療の副作用により易感染性を示す患者も多く，感染管理の面からも血糖コントロールは重要である

耐糖能の評価

- HbA1cが血糖コントロールの指標として広く用いられているが，血液疾患患者においては正確に反映しない場合も多いため，注意が必要である
- 溶血性貧血や出血後などで赤血球合成が盛んになるなど赤血球寿命が短縮する場合には，HbA1cは低値を示す．腎性貧血に対しエリスロポエチンを使用する場合も同様に低値となる．逆に，鉄欠乏性貧血，鉄欠乏状態では，高値を呈する．また，赤血球輸血を行った場合も評価は困難である
- グリコアルブミン（GA）で評価される場合も多いが，肝硬変や甲状腺機能低下症など蛋白の半減期が延長している症例ではGAは高値となり，また，ステロイド使用時などでアルブミン代謝が亢進する場合などは，GAは低値となる

表1　ステロイドの種類

ステロイド	糖質コルチコイド作用*	血中半減期（時間）
ヒドロコルチゾン	1	1.2
コルチゾン	0.7	1.2
プレドニゾロン	4	2.5
メチルプレドニゾロン	5	2.8
デキサメタゾン	25	3.5
ベタメタゾン	25	3.3

*ヒドロコルチゾンを1としたときの力価比
（浦部晶夫ほか編：今日の治療薬2016, 南江堂, 東京, p248, 2016）

血液疾患治療時における血糖コントロール

- 血液疾患治療時には，ステロイドの使用や化学療法の副作用による消化器症状や粘膜障害などから摂食量の変化や吸収障害などが生じることも多く，血糖値は容易に変化しうる．合併症発生の予防を含め，血液疾患の治療遂行を妨げないことが重要である
- ステロイドは，血液疾患治療において，特にリンパ系腫瘍や自己免疫性溶血性貧血などの良性疾患，同種造血幹細胞移植後の移植片対宿主病（GVHD）などに対して使用されることが多い．ステロイド開始前に糖尿病の有無や家族歴，肥満度，年齢など危険因子の有無を評価する
- ステロイド使用時の耐糖能障害の程度は個人差や日内変動が大きいが，用量依存的に耐糖能が悪化する可能性が高くなる．プレドニゾロンの午前中の投与により午後から夕食後にかけての耐糖能が悪化しやすい．5〜6時間後に耐糖能が悪化し，半日程度持続する．深夜から翌早朝に低血糖を生じないように注意が必要である
- その他，L-アスパラギナーゼやニロチニブも耐糖能への影響が危惧される

文 献

1) 古賀正史：良質な血糖コントロール指標としてのグリコアルブミン．糖尿病の最新治療 **3**：136-141, 2012
2) 江本政広：血液疾患．プラクティス別冊 糖尿病コンサルテーションブック，吉岡成人ほか（編著），医歯薬出版株式会社，東京，p93-100, 2014

Ⅴ 主な治療法

9 妊娠時の治療方針

- 妊娠中に血液疾患を合併する頻度は必ずしも多くないが，原病の治療に加えて胎児をどう扱うか，どのような薬剤をどの時期に投与するかなどの問題が生じてくる
- 慢性血液疾患の場合➡原病を安定させ，妊娠を継続させるのが一般的
- 悪性疾患の場合➡妊娠継続に対して容認できる抗腫瘍薬を併用する場合や，原病の治療を優先させ，その後中絶を施行するなど，妊娠の時期，疾患の性質により対処が異なる
- 若い女性に発生しやすい特発性血小板減少性紫斑病（ITP）は妊娠時の血小板減少の3％程度を占める

再生不良性貧血

- 再生不良性貧血では妊娠を契機に再発，増悪をきたすことが知られている
- 妊娠に伴うものはまれであるが，妊娠中期や後期に発症することが多く，出血や敗血症などにより母体や胎児への影響が大きいことが懸念される
- 妊娠中における再生不良性貧血の治療法はまだ確立されたものはない
- 支持療法として適宜赤血球輸血や血小板輸血を併用する
- Hb値：胎児への影響を考慮し少なくとも7～8g/dL程度を維持する
- 血小板数：重篤な出血を惹き起こさないよう，1～2万/μLを維持するべき
- 薬物療法に関して：副腎ステロイドと蛋白同化ステロイド療法があるが，有効性の点や副作用の点から慎重な使用が望まれる
- 重症例にはシクロスポリンの投与や抗胸腺グロブリン（ATG）などの免疫抑制療法が用いられ約50％程度の奏効

率が期待されている
- シクロスポリンは妊娠例でも安全に用いられるとの報告がある
- ステロイド投与は妊娠後期が望ましく，ATGは止むを得ない症例にのみ用いるなど，状況に応じて治療法を選択する
- 血小板数が5万/μLあれば経腟分娩も可能である

特発性血小板減少性紫斑病（ITP）

- 妊娠時には正常人でも血小板が減少することがある
- 他の重篤な疾患との鑑別を要することがあるが，ITPの場合には周到に管理すればほとんどの場合安全に分娩が可能である
- 胎盤が90％のプレドニゾロンを不活化する能力があることから，ステロイド投与は先天異常の頻度を高めないと考えられているが注意して使用する
- 脾摘を受けて血小板数が正常化しているITP妊婦の場合，児の血小板減少の頻度が高いといわれている
- 妊婦にみられる血小板減少症の多くは一過性であり，出血傾向や新生児の血小板減少もみられず，治療を要しないことが多い
- 妊娠後初めて血小板減少が発見され，妊娠前の血小板数が明らかではない場合にはITPとの鑑別が困難
- 緊急を要するような血小板減少の際には血小板数を増加させるために場合によっては輸血を施行する
- 時間的余裕がある場合には免疫グロブリン大量療法またはメチルプレドニゾロン大量療法を行う
- 薬剤の使用は原則として妊娠第2期以降が望ましい
- 経腟分娩の場合には5万/μL，帝王切開施行時には8～10万/μL程度の血小板数が望ましい

真性赤血球増加症（PV）

- 慢性骨髄性増殖性疾患の1つであり，妊娠可能な年齢の女性の発症は比較的まれ

- 現時点では標準的とされる治療法は確立されていない
- PVの合併症に深部静脈血栓症（DVT）や出血，白血病への移行などがあるが，重篤な合併症としては血栓症が挙げられる
- 一般的には瀉血療法や抗腫瘍薬の併用および抗血小板薬の併用などで血栓症を予防している
- Htを45%未満に保つこと，低用量のアスピリン療法，喫煙，高血圧，高脂血症（脂質異常症）など血栓症の危険因子の管理，抗腫瘍薬の使用などが米国血液学会にて推奨されている
- 妊娠によりDVTの発生頻度が上昇するとの報告もあり，特に妊娠末期に多い合併症とされている
- ヒドロキシウレア（HU）を内服している患者が妊娠を希望した場合には催奇形性の問題があるため一定期間休薬する必要がある
- 抗血栓療法としては低用量アスピリンが第1選択ではあるが，特にリスクの高いものではヘパリンの併用も検討すべきである
- 弾性ストッキングも効果的である
- 妊娠予定日の10週以内の低用量アスピリンの投与は胎児障害の原因となり得るため可能であれば中止し，ヘパリンに変更するべきである
- 血栓形成による胎児発育遅延や，体内死亡が生じるリスクが高い血栓除去素因の合併妊娠の場合には産科医との連携しながらアスピリン投与を35週前後まで継続する

急性白血病

- 妊娠中に急性白血病を合併する頻度は非常にまれであるが，胎児をどうするか，治療をどうするかなど複雑な問題を考慮する必要がある
- 妊娠初期には胎児の器官形成期であるため，抗腫瘍薬投与は大きな影響を及ぼす
- 白血病の治療薬であるアルキル化薬，代謝拮抗薬などは催奇形性が高い

- 妊娠初期には妊娠の中絶を勧める
- 中絶を施行する場合，白血病による多くの合併症が存在する場合には先に白血病の治療を行い状態が安定したところで中絶を施行する
- 妊娠継続を選択した場合，流産・早産の危険性が高まるため，常にそれに対処できるよう通常よりも血小板数や Hb 値を高く保つ必要がある
- 中期以降は奇形の発生頻度は高くないため妊娠を維持しながらの治療が可能である
- 白血病の治療を待期的に行うことが可能な場合には出産を優先させてから治療を行う
- 米国 FDA による公的リスクカテゴリー分類によると大部分の抗腫瘍薬がヒト胎児に対する危険の明確な根拠があるが，特定の条件では使用が容認できるとされている（表1）

表1　妊婦・胎児への影響

アントラサイクリン系	胎盤を通過しがいため比較的安全に使用できる
シタラビン	通常量では副作用を認めていないが，大量療法を受けた症例で胎児の神経・肺機能の異常の報告があるため注意が必要
レチノイン酸	催奇形性あり．中期以降であれば安全に使用可能
メトトレキサート	催奇形性があり，体液に残留するため妊婦においては効果が遷延する可能性がある
イマチニブ ダサチニブ ニロチニブ	催奇形性の可能性が示唆されており，現在安全性は確立していない
L-アスパラギナーゼ	凝固異常，血栓形成を惹き起こす．骨格形成異常の報告もあり使用は推奨されない
ステロイド	プレドニゾロンは胎盤で失活するが，デキサメタゾンは失活しない．その点を念頭において薬剤選択する必要がある

慢性骨髄性白血病

- イマチニブ，ダサチニブ，ニロチニブともに催奇形性の可能性が示唆されている
- 妊娠中はインターフェロンによるコントロールが推奨される

悪性リンパ腫

- 悪性リンパ腫は妊娠時に発症する悪性腫瘍の中で4位を占めている
- 腹部のCT検査は避けMRIなどで代用する
- 可能であれば器官形成期を避け，妊娠中期以降に化学療法を施行する
- どうしても初期に治療を要するとき，Hodgkinリンパ腫の場合にはアントラサイクリン系薬剤単剤またはビンカアルカロイド系薬剤単剤にて治療する
- 限局期には腹部をシールドした照射を行うこともある
- 妊娠初期のCHOP療法の安全性は確立されていないため進行期びまん性大細胞型B細胞リンパ腫の場合には妊娠中絶を勧める
- リツキシマブ投与後安全に出産可能であったとの報告がある
- リツキシマブ投与妊婦から生まれた胎児が一過性にB細胞数の低下を認めたとの報告もある
- 出産が化学療法後の骨髄抑制から回復する時期となるように調整する

10 妊孕性温存

- 妊孕性の温存についての検討は，患者の原疾患の治療に悪影響を与えないことが前提で検討されるべきである

性腺毒性

- 性腺に対する影響は，抗腫瘍薬の種類や投与量，放射線照射量などの治療方法による因子（表1）と，治療時の患者年齢や治療前の月経状態などの患者側の因子によって規定

表1 各治療の性腺毒性

A. 卵巣毒性

リスク	治療内容
高リスク 80%以上が永続的無月経	・アルキル化薬を含む移植前処置（CY/TBI, BU/CY） ・TBIを含む移植前処置 ・全骨盤腔照射（成人：≧6 Gy, 思春期以後：≧10 Gy, 思春期以前：≧15 Gy） ・高用量CY投与（40歳以上：≧5 g/m^2, 20歳未満：≧7.5 g/m^2） ・プロカルバジンを用いたレジメン（MOPP, COPPなど） ・全脳照射（≧40 Gy）
中間リスク 30〜70%が永続的無月経	・全腹部または骨盤照射（思春期以後：5〜10 Gy, 思春期以前：10〜15 Gy） ・脊髄照射（≧25 Gy）
低リスク 20%未満が永続的無月経	・AMLに対するアントラサイクリン系抗腫瘍薬/シタラビン併用療法 ・ALLに対する多剤併用化学療法 ・非Hodgkinリンパ腫に対するCHOP療法, COP療法 ・Hodgkinリンパ腫に対するABVD療法

（次頁に続く）

(表1続き)

非常に低リスクまたはリスクなし	・メトトレキサート ・ビンクリスチン
リスク不明	・チロシンキナーゼ阻害薬

B. 精巣毒性

リスク	治療内容
高リスク 　永続的な無精子症	・アルキル化薬を含む移植前処置（CY/TBI, BU/CY） ・TBIを含む移植前処置 ・精巣照射（成人：≧2.5 Gy，少年：≧6 Gy） ・高用量CY投与（≧7.5 g/m²） ・プロカルバジンを用いたレジメン（MOPP，COPPなど） ・全脳照射（≧40 Gy）
中間リスク 　通常量では永続的無精子症にならないもの	・全腹部，骨盤照射を含む精巣への照射（1～6 Gy） ・シスプラチン（400 mg/m² 未満） ・カルボプラチン（2 g/m² 未満）
低リスク 　一時的な無精子症	・非Hodgkinリンパ腫に対するCHOP療法，COP療法 ・Hodgkinリンパ腫に対するABVD療法 ・精巣照射（0.2～0.7 Gy）
非常に低リスクまたはリスクなし	・精巣照射（0.2 Gy 未満）
リスク不明	・チロシンキナーゼ阻害薬

(Levin J et al : J Clin Oncol 28 : 4831-4841, 2010)

される
- アルキル化薬（特にプロカルバジン）を用いた化学療法や放射線照射は性腺に対する毒性が強く，永続的な不妊になる可能性がある
- 通常，初発症例に行われる急性骨髄性白血病（AML）に対するアントラサイクリン系薬/シタラビン併用療法や，急性リンパ性白血病（ALL）に対する多剤併用化学療法，非Hodgkinリンパ腫に対するCHOP療法，Hodgkinリ

ンパ腫に対するABVD療法では，永続的不妊になることはまれである
- 血液悪性腫瘍に対する造血幹細胞移植に用いられるCY/TBIやBU/CYなどの骨髄破壊的前処置では高率に永続的不妊になるが，再生不良性貧血の移植前処置に用いられる大量CYでは比較的高率に性腺機能は回復する

妊孕性温存の方法

- いったん化学療法や放射線照射が行われると，性腺機能が回復するまでは，採卵は困難となる
- 挙児希望のある症例においては，再発後の治療や早発閉経の可能性を見据えて，可能な限り治療開始前に妊孕性温存について処置を検討する
- 急性白血病症例やaggressiveリンパ腫などでは，治療前に時間的な猶予がなく，DICや感染などで全身状態が不良なことが多く，原病に対する治療前に妊孕性温存のための処置を行えない状況もある

ⓐ 女性の妊孕性温存（表2）

- 女性患者の場合，胚凍結保存が推奨されるが，未婚者の場合は未受精卵（卵子）凍結保存が検討される
- 採卵の際には出血や感染に留意する．採卵時に排卵誘発を行う場合は，卵巣過剰刺激症候群を発症するリスクがある
- 採卵が不可能な症例において，造血幹細胞移植が行われる場合は，卵巣遮蔽全身放射線照射併用の前処置を行うことも選択肢の1つである
- GnRHアゴニスト投与は，ゴナドトロピンの分泌低下から卵胞発育の抑制し卵巣保護を目的として投与されるが，近年では効果に否定的な報告もみられており，推奨されない

ⓑ 男性の妊孕性温存

- 男性患者の場合は，治療開始後において標準的な妊孕性温存の方法がないため，可能な限り治療前の精子凍結保存を検討する
- 原則的には，治療前に患者自身が精子保存を行う施設を受

表2 女性患者の妊孕性温存方法

	胚凍結保存	卵子凍結保存	卵巣組織凍結保存	卵巣遮蔽照射	GnRHアゴニスト
方法	卵子を採取し顕微授精させ胚までに分化させ凍結保存治療後に移植	卵子を採取し凍結保存治療後に移植	外科的に採取治療後に移植	放射線照射時に金属ブロックで遮蔽	GnRHアゴニストを投与
適応年齢	月経発来後	月経発来後	制限なし	制限なし	月経発来後
原疾患の治療開始制限	月経から約2週間で処置	月経から約2週間で処置	数日〜2週間	制限なし	制限なし
施行時期	治療開始前が理想的	治療開始前が理想的	治療開始前が理想的	造血幹細胞移植時	化学療法中
成功率	・胚の再移植後約40% ・数千例の出産	・顕微授精卵の再移植後約20% ・約900例の出産	・数例のケースレポート	・高い月経回復率 ・結婚した2例はいずれも健児出産	・不明
その他	・パートナーが必要	・パートナーがいなくても可 ・凍結保存が技術的にやや難	・卵巣病変の可能性が否定できない時は不可	・卵巣病変の可能性が否定できない時は不可 ・放射線照射症例のみ	・放射線照射症例は保護不可

(Levin J et al : J Clin Oncol 28 : 4831-4841, 2010)

診し採取を行うべきであるが，全身状態が悪く受診が許容できない場合は，採取後2時間以内に凍結保存できるのであれば，家族が保存施設まで持ち込み，保存してもらうことも検討される

VI

主な薬剤の特徴と使い方

1 抗腫瘍薬

薬剤の分類

- 血液疾患で主に使用される抗腫瘍薬の種類を表1に示す

表1 代表的な抗腫瘍薬の種類

分類	一般名（略語）	商品名
アルキル化薬		
マスタード類	シクロホスファミド（CPA）	エンドキサン
	イホスファミド（IFM）	イホマイド
	ブスルファン（BUS）	マブリン，ブスルフェクス
	メルファラン（L-PAM）	アルケラン
	ベンダムスチン	トレアキシン
ニトロソウレア類	ラニムスチン（MCNU）	サイメリン
	ダカルバジン（DTIC）	ダカルバジン
代謝拮抗薬		
葉酸拮抗薬	メトトレキサート（MTX）	メソトレキセート
ピリミジン拮抗薬	シタラビン（Ara-C）	キロサイド
	ゲムシタビン（GEM）	ジェムザール
プリン拮抗薬	フルダラビン（FLU）	フルダラ
	ネララビン	アラノンジー
	クロファラビン	エボルトラ
	メルカプトプリン（6-MP）	ロイケリン
その他	ヒドロキシカルバミド（HU）	ハイドレア
	アナグレリド	アグリリン
抗腫瘍性抗生物質		
アントラサイクリン系	ドキソルビシン（DXR）	アドリアシン
	ダウノルビシン（DNR）	ダウノマイシン
	イダルビシン（IDR）	イダマイシン

(表1続き)

アントラサイクリン系	ミトキサントロン（MIT）	ノバントロン
	アクラルビシン（ACR）	アクラシノン
アントラサイクリン系以外	ブレオマイシン（BLM）	ブレオ
微小管阻害薬		
ビンカアルカロイド	ビンクリスチン（VCR）	オンコビン
	ビンブラスチン（VLB）	エクザール
	ビンデシン（VDS）	フィルデシン
タキサン系	パクリタキセル（PTX）	タキソール
白金製剤	シスプラチン（CDDP）	ランダ
	カルボプラチン（CBDCA）	パラプラチン
トポイソメラーゼI阻害薬	イリノテカン（CPT-11）	トポテシン
トポイソメラーゼII阻害薬	エトポシド（VP-16）	ベプシド
その他	L-アスパラギナーゼ（L-ASP）	ロイナーゼ

作用機序

ⓐ アルキル化薬

- アルキル基を持ちDNAや蛋白にアルキル基を導入（アルキル化）することができる化合物をいう．アルキル化によりDNA塩基（主に2本鎖間）に架橋形成をすることでDNA複製・RNA転写を阻害する
- マスタード類とニトロソウレア類に分類される

ⓑ 代謝拮抗薬

- 核酸合成過程の代謝物と構造が類似しているため，合成経路に取り込まれ正常な核酸代謝を阻害する．細胞周期のS期（DNA合成期）の細胞に特異的に作用することが多い
- 葉酸拮抗薬，プリン拮抗薬，ピリミジン拮抗薬に分類される

ⓒ 抗腫瘍性抗生物質
- 微生物によって産生される化学物質のうちDNA合成阻害やDNA切断による抗腫瘍活性も示すものをいう．トポイソメラーゼⅡ阻害作用も有している（アントラサイクリン系）
- アントラサイクリン系とそれ以外に分類される

ⓓ 微小管阻害薬
- 細胞分裂の際に重要な働きをする微小管に作用し，細胞分裂の停止，アポトーシスへと誘導する．細胞周期のM期（分裂期）に特異的に作用する
- ビンカアルカロイドとタキサン系に分類される

ⓔ 白金製剤
- DNA塩基（主に単鎖内）に架橋形成をすることでDNA合成を阻害し，抗腫瘍効果を示す
- シスプラチンとその類似化合物からなる

ⓕ トポイソメラーゼ阻害薬
- トポイソメラーゼは転写や複製の際にDNA鎖を切断し再結合を行う酵素である．DNAの1本鎖のみを切断するタイプⅠ，2本鎖を切断するタイプⅡに分かれる．トポイソメラーゼ阻害剤はDNAの再結合を抑制することでアポトーシスを導く
- タイプⅠ，Ⅱそれぞれに対する阻害薬が存在する

ⓖ L-アスパラキナーゼ
- 腫瘍細胞の増殖に必要なアスパラギンを分解することで蛋白合成障害から増殖抑制をもたらす

適応と禁忌

ⓐ 適 応
- 悪性腫瘍の確定診断が得られている
- 抗腫瘍薬投与の有効性が期待できる
- performance status（PS. 46頁）が良好である
- 主要臓器（骨髄，肝，腎，心，肺）の機能が良好である
- インフォームド・コンセントが得られている

❺ 禁　忌
- 抗腫瘍薬の成分に対し重篤な過敏症の既往歴がある
- 重症感染症を合併している
- 妊婦または妊娠している可能性がある

投与量

- 通常，体表面積から算出される（mg/m² 体表面積）．体重から算出される場合（mg/kg 体重）や 1 回投与量が決められている場合（mg/body）もある
- 肥満の場合，標準体重で計算する場合がある
- 上限量が定められている薬剤がある（オンコビン 1 回最大 2 mg まで）．また，累積投与量が制限されている薬剤もある［アントラサイクリン系抗腫瘍薬（心毒性のため）］
- 臓器障害（骨髄，肝，腎，心，肺），年齢，PS，前回治療での毒性などにより減量をする場合がある（肝機能障害，腎機能障害時の投与量については 399, 407 頁参照）

副作用

- 有害事象：治療や処置に際して観察される，あらゆる好ましくない意図しない徴候・症状・疾患であり，治療や処置との因果関係は問わない
- 薬物有害反応（副作用）：有害事象のうち医薬品との因果関係が否定できないもの
- Common Terminology Criteria for Adverse Events：（CTCAE．有害事象共通用語基準）：National Cancer Institute から v4.0 が公表されている．有害事象の評価や報告に用いる．重症度を Grade 0～5 の 6 段階に定義している（表2）．日本臨床腫瘍研究グループ（JCOG）から日本語訳が作成されている．代表的な有害事象の grading を表3 に示す
- 抗腫瘍薬に共通にみられる副作用と，薬剤に特有のものとに分けられる（表4）．また，発現時期によっても分類することができる（表5）

表2　CTCAE v4.0 の Grade の基準

Grade	定義
0	正常
1	軽症；治療を要さない
2	中等症；最小限/局所的/非侵襲的治療を要する
3	重症または医学的に重大であるがただちに生命を脅かすものではない：入院または入院期間の延長を要する
4	生命を脅かす：緊急処置を有する
5	有害事象による死亡

表3　CTCAE v4.0 による有害事象の評価

CTCAE v4.0 Term	Grade 1	Grade 2
白血球減少	3,000/mm³ LLN 未満	2,000〜3,000/mm³ 未満
好中球数減少	1,500/mm³ LLN 未満	1,000〜1,500/mm³ 未満
貧血	10.0 g/dL LLN 未満	8.0〜10.0 g/dL 未満
血小板数減少	7万5千/mm³ LLN 未満	5万〜7万5千/mm³ 未満
口腔粘膜炎	症状がない，または軽度の症状がある；治療を要さない	中等度の疼痛；経口摂取に支障がない；食事の変更を要する
悪心	摂食習慣に影響のない食欲低下	顕著な体重減少，脱水または栄養失調を伴わない経口摂取量の減少
嘔吐	24時間に1〜2エピソードの嘔吐（5分以上間隔が開いたものをそれぞれ1エピソードとする）	24時間に3〜5エピソードの嘔吐（5分以上間隔が開いたものをそれぞれ1エピソードとする）
下痢	ベースラインと比べて＜4回/日の排便回数増加；ベースラインと比べて人工肛門からの排泄量が軽度に増加	ベースラインと比べて4〜6回/日の排便回数増加；ベースラインと比べて人工肛門からの排泄量が中等度増加

ⓐ 骨髄抑制
- 抗腫瘍薬に共通の副作用である．貧血，血小板減少には輸血を，好中球減少には顆粒球コロニー刺激因子，予防的抗菌薬の投与
- 好中球減少と発熱を認める病態を発熱性好中球減少症と呼び，診断時は速やかに経験的抗菌薬投与を開始

ⓑ 口内炎
- メソトレキセート，ベプシド，アルケラン，キロサイド大量などで生じやすい．口腔内を清潔に保ち予防する．アル

Grade 3	Grade 4
1,000～2,000/mm³ 未満	1,000/mm³ 未満
500～1,000/mm³ 未満	500/mm³ 未満
6.5～8.0 g/dL 未満	6.5 g/dL 未満
2万5千～5万/mm³ 未満	2万5千/mm³ 未満
高度の疼痛；経口摂取に支障がある	生命を脅かす；緊急処置を要する
カロリーや水分の経口摂取が不十分；経管栄養/TPN/入院を要する	ー
24時間に6エピソード以上の嘔吐（5分以上間隔が開いたものをそれぞれ1エピソードとする）；TPNまたは入院を要する	生命を脅かす；緊急処置を要する
ベースラインと比べて7回/日以上の排便回数増加；便失禁；入院を要する．ベースラインと比べて人工肛門からの排泄量が高度に増加；身の回りの日常生活動作の制限	生命を脅かす；緊急処置を要する

LLN：lower limit of normal（施設基準値下限），TPN：total parenteral nutrition（高カロリー輸液）

表4 薬剤による副作用の分類

代表的薬剤	副作用
共　通	骨髄抑制（白血球減少・貧血・血小板減少）悪心，嘔吐，口内炎，食欲不振，脱毛
微小管阻害薬	便秘・麻痺性イレウス
ランダ，メソトレキセート	腎障害
イホマイド，エンドキサン	出血性膀胱炎
アントラサイクリン系	心毒性
ブレオ，メソトレキセート	肺障害
メソトレキセート，キロサイド	中枢神経障害
アントラサイクリン系，ビンカアルカロイド	水泡形成性皮膚壊死（血管外漏出時）

表5 発現時期による副作用の分類

投与直後〜翌日	アナフィラキシーショック，アレルギー，発疹，発熱，悪心・嘔吐，不整脈，腫瘍崩壊症候群，薬液の血管外漏出
投与後数日〜数週	口内炎，下痢，便秘，骨髄抑制（白血球減少，血小板減少，貧血），感染症，肝障害，出血性膀胱炎，脱毛
投与後数週〜数ヵ月	心不全，腎不全，末梢神経障害，肺線維症，色素沈着
投与後数年	二次発癌，生殖機能障害，白質脳症

ケラン投与時は口腔内冷却療法（クライオセラピー）が予防に有効
- 口内炎が生じた場合は局所麻酔薬などにて疼痛管理を行う

ⓒ 悪心・嘔吐
- 急性，遅発性，予期性に分類される（表6）
- 薬剤により催吐性の強さが異なる（「Ⅵ-13. 制吐療法」を参照）

ⓓ 便秘・麻痺性イレウス
- ビンカアルカロイドやタキサン系薬には末梢神経障害作用

表6 抗腫瘍薬による悪心・嘔吐の分類

分類	発現時期	特徴
急性	投与1〜2時間（投与24時間以内）	chemoreceptor trigger zone（CTZ）や消化管から嘔吐中枢が刺激され生じる
遅発性	投与24時間以降（2〜7日ほど続く）	詳細な機序は不明，急性型と同様の機序や精神的因子が関係する
予期性	投与前	前回投与時の悪心・嘔吐の記憶により条件反射的に出現する

があり原因となる
- 排便習慣を確認し予防的に緩下剤を使用
- イレウス発症時は絶食，イレウス管による減圧などを行う

e 腎障害
- ランダやメソトレキセートが代表的薬剤である．大量補液や利尿剤を使用し十分な尿量を確保する
- メソトレキセート投与時は血中濃度の測定，尿アルカリ化，ロイコボリン投与を行う

f 出血性膀胱炎
- イホマイド，エンドキサンの尿中代謝産物により生じる
- 十分な補液を行い，ウロミテキサンを使用する（イホマイド投与または造血幹細胞移植時のエンドキサン大量投与のみ保険適用）

g 心毒性
- アントラサイクリン系抗腫瘍薬は累積投与量に依存し心筋障害が生じる．投与前に心エコーまたは心筋シンチで心機能を評価する
- ドキソルビシン換算で総投与量が450〜550 mg/m^{2}を越えないようにする

h 肺毒性
- ブレオ，メソトレキセート，エンドキサンなどで頻度が高い
- 発症時は，薬剤の中止，酸素投与，ステロイド大量投与，人工呼吸器管理を行う

表7 血管外漏出時の皮膚障害に基づく分類

起壊死性抗腫瘍薬	炎症性抗腫瘍薬	非壊死性抗腫瘍薬
アドリアシン ダウノマイシン イダマイシン ノバントロン オンコビン エクザール フィルデシン	エンドキサン イホマイド アルケラン ランダ パラプラチン ベプシド	キロサイド メソトレキセート ロイナーゼ

(Ann Oncol 15 : 858-862, 2004)

ⓘ 中枢神経障害
- メソトレキセート,キロサイドなど主に血液脳関門を通過する薬剤に認められる
- CT,MRIにて鑑別診断を行い,疑われた場合は薬剤の減量,中止を検討

ⓙ 脱 毛
- エンドキサン,アントラサイクリン系抗腫瘍薬,ベプシドなどで生じやすい
- 投与2〜3週後から始まり一過性.個人差も認められる

ⓚ 血管外漏出
- 少量の漏出でも壊死や潰瘍を形成することがある（表7）
- 疑われた場合は,薬剤の中止,吸引,ステロイドの局注などを速やかに行う

ⓛ 生殖機能障害
- アルキル化薬（エンドキサンなど）の影響が最も強い
- 精子保存,卵子保存,パートナーのいる場合は受精卵保存という対処法がある（専門家との相談が必要）

ⓜ 二次発癌
- アルキル化薬やトポイソメラーゼⅡ阻害薬を含む化学療法を受けた場合,二次性の白血病や骨髄異形成症候群（治療関連骨髄性腫瘍）が出現する危険性がある

2 分子標的治療薬

分 類

- 低分子化合物，モノクローナル抗体（抗体医薬），核酸医薬に分類される（表1, 2）
- 低分子化合物は，腫瘍細胞の増殖・生存に重要なシグナルまたは遺伝子の発現調節に関わる酵素活性などを阻害する
- 抗体医薬は，①腫瘍細胞の表面抗原に結合して ADCC，CDC により殺細胞効果を発揮するか，②リガンドとレセプターの結合を阻害することによりリガンドの作用を抑制する
- モノクローナル抗体は3種類に分類される（図1）
- 核酸医薬は，siRNA や miRNA など短鎖長の核酸を修飾して製剤化したもので，遺伝子の発現・翻訳を抑制する
- 病変部位へのデリバリーに工夫を要し，血液領域では実用化に至っていない

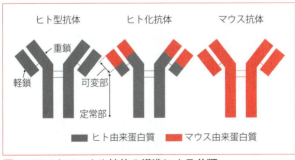

図1 モノクローナル抗体の構造による分類

表1 血液疾患の治療に用いられる分子標的薬（低分子化合物）

分類	名称	対象疾患	標的分子	作用機序	副作用（重篤なもの）
キナーゼ阻害薬	イマチニブ	慢性骨髄性白血病（CML）, Ph陽性急性リンパ性白血病（ALL）	BCR-ABL	ABLキナーゼ阻害	骨髄抑制, 体液貯留, 消化器症状など
	ニロチニブ	CML-CP	BCR-ABL	ABLキナーゼ阻害	骨髄抑制, 高血糖, 高ビリルビン血症など
	ダサチニブ	CML, Ph陽性ALL	BCR-ABL/SRCファミリー	SRC/ABLキナーゼ阻害	骨髄抑制, 体液貯留, 出血など
	ボスチニブ	CML	BCR-ABL/SRCファミリー	SRC/ABLキナーゼ阻害	肝機能障害, 下痢, 骨髄抑制など
レチノイン酸	トレチノイン	急性骨髄性白血病（AML）-M3	RARα	レチノイン酸応答遺伝子の転写抑制解除	RA症候群, 白血球増加症, 血栓症など
	タミバロテン	AML-M3	RARα	レチノイン酸応答遺伝子の転写抑制解除	RA症候群, 感染症, 白血球増加症など
亜ヒ酸	三酸化ヒ素	AML-M3	PML	PML-RARαの分解とPML核小体の再構築	QT延長, APL分化症候群, 白血球増加症など

2. 分子標的治療薬

プロテアソーム阻害薬	ボルテゾミブ	骨髄腫, マントル細胞リンパ腫 (MCL)	プロテアソーム	プロテアソーム阻害	末梢神経障害, 肺障害, 骨髄抑制など
免疫調節薬 (IMiDs)	サリドマイド	骨髄腫	セレブロン (CRBN)	ユビキチンE3リガーゼの基質特異性の修飾	催奇形性, 深部静脈血栓症, 傾眠など
	レナリドミド	骨髄腫, 5q-症候群, 骨髄異形成症候群 (MDS)	セレブロン (CRBN)	ユビキチンE3リガーゼの基質特異性の修飾	深部静脈血栓症, 骨髄抑制, 末梢神経障害など
	ポマリドミド	骨髄腫	セレブロン (CRBN)	ユビキチンE3リガーゼの基質特異性の修飾	深部静脈血栓症, 骨髄抑制, 末梢神経障害など
DNAメチル化阻害薬	アザシチジン	MDS, AML	DNAメチルトランスフェラーゼ	DNAメチル化阻害	骨髄抑制, 感染症, 間質性肺炎
HDAC阻害薬	ボリノスタット	皮膚T細胞性リンパ腫 (CTCL)	HDAC1/2/3/6	ヒストン脱アセチル化阻害	肺塞栓症, 骨髄抑制, 高血糖

表2 血液疾患の治療に用いられる抗体医薬の一覧

名称	商品名	対象疾患	標的分子	種	修飾の有無	副作用（重篤なもの）
リツキシマブ	リツキサン	CD20陽性B細胞性非Hodgkinリンパ腫（NHL） 免疫抑制状態下のCD20陽性B細胞性リンパ増殖性疾患	CD20	ヒト化	なし	アナフィラキシー様症状 腫瘍崩壊症候群 B型肝炎ウイルスによる劇症肝炎
イブリツモマブ	ゼヴァリン	CD20陽性の再発または難治性の低悪性度B細胞性NHL/マントル細胞リンパ腫（MCL）	CD20	マウス	イットリウム（^{90}Y）	骨髄抑制 重篤な皮膚障害 感染症
オファツムマブ	アーゼラ	再発または難治性のCD20陽性の慢性リンパ性白血病（CLL）	CD20	ヒト型	なし	infusion reaction 骨髄抑制 進行性多巣性白質脳症
ブレンツキシマブベドチン	アドセトリス	再発・難治性CD30陽性のHodgkinリンパ腫（HL）/未分化大細胞リンパ腫（ALCL）	CD30	ヒト化	モノメチルアウリスタチンE	末梢神経障害 感染症 進行性多巣性白質脳症
ゲムツズマブオゾガマイシン	マイロターグ	再発または難治性のCD33陽性急性骨髄性白血病（CD33）	CD33	ヒト化	カリケアマイシン	infusion reaction 骨髄抑制 感染症

トシリズマブ	アクテムラ	Castleman病（リンパ節切除非適応例）	IL-6R	ヒト化	なし	アナフィラキシー様症状 感染症 間質性肺炎
モガムリズマブ	ポテリジオ	CCR4陽性の成人T細胞白血病リンパ腫（ATL） 再発または難治性のCCR4陽性の末梢性T細胞リンパ腫（PTCL） 再発または難治性のCCR4陽性の皮膚T細胞性リンパ腫（CTCL）	CCR4	ヒト化	糖鎖中のフコース低下	infusion reaction 重度の皮膚障害 感染症
エクリズマブ	ソリリス	発作性夜間ヘモグロビン尿症 非典型溶血性尿毒症症候群	C5補体	ヒト化	なし	髄膜炎菌感染症 infusion reaction

3 造血因子その他

- 各製剤の適応と禁忌は表1を参照

表1 各製剤の適応・禁忌

	製剤	適応	禁忌
EPO	ダルベポエチンアルファ（エリスロポエチンのアミノ酸残基5個を改変したcDNAを導入したCHO細胞由来）	骨髄異形成症候群：IPSSにおけるInt-2およびHighに対する有効性および安全性は確立していない	いずれかのエリスロポエチン製剤に過敏症の患者
G-CSF	レノグラスチム（CHO細胞由来） フィルグラスチム（大腸菌由来） ナルトグラスチム（大腸菌由来・アミノ酸改変） ペグフィルグラスチム（PEG修飾フィルグラスチム）	①造血幹細胞の末梢血中への動員 ②造血幹細胞移植時の好中球数の増加促進 ③癌化学療法による好中球減少症 ④骨髄異形成症候群・再生不良性貧血・先天性・特発性好中球減少症に伴う好中球減少症 ナルトグラスチムは上記②と③（AML除く）のみ	①いずれかのG-CSF製剤に過敏症の患者 ②骨髄中の芽球が十分減少していない骨髄性白血病の患者および末梢血液中に骨髄芽球の認められる骨髄性白血病の患者

（次頁に続く）

(表1続き)

M-CSF	ミリモスチム（尿から分離精製した214アミノ酸からなる糖蛋白質のホモ2量体）	①骨髄移植（同種・同系）の顆粒球増加促進 ②卵巣癌ならびに急性骨髄性白血病に対する化学療法後の顆粒球増加促進	本剤に対し過敏症の既往歴のある患者
IFNα	天然型（ヒトリンパ芽球細胞樹立株ナマルバ細胞由来）	多発性骨髄腫，有毛細胞白血病，慢性骨髄性白血病	①いずれかのインターフェロン製剤またはワクチンなど生物学的製剤に過敏症の患者 ②小柴胡湯投与中の患者 ③自己免疫性肝炎の患者

エリスロポエチン（EPO）

ⓐ 性 状
- 165個のアミノ酸に3個のN結合型糖鎖と1個のO結合型糖鎖を有する分子量約34 kDの蛋白質．糖鎖を除去すると生体での活性を失う

ⓑ 生物学的作用
- 赤血球系前駆細胞の増殖・分化・生存を刺激し，これらを制御

ⓒ 作用機序
- 赤血球産生の律速段階である後期赤芽球前駆細胞（CFU-E）レベルの分化段階に作用して増殖・分化を刺激する
- レセプターのホモ2量体形成を促してJAK-STAT経路やMAPK経路，SRCファミリーキナーゼを活性化し，GATA1ならびにその共役因子を介して赤血球酵素など系

列特異的遺伝子発現を誘導する

d 副作用
- 国際共同第Ⅱ相試験での安全性解析対象52例中18例（34.6％）で発現．内訳は下痢2例，ALP値増加2例，高尿酸血症2例，葉酸欠乏2例，頭痛2例，高血圧2例（以上すべて3.8％）

e 投与例
240μg/週　皮下注
貧血症状の程度，年齢などにより適宜減量する

顆粒球コロニー刺激因子（G-CSF）

a 性状
- 174個のアミノ酸に1個のO結合型糖鎖を有する分子量約19 kDの蛋白質．糖鎖の有無はG-CSFの生物学的作用にはほとんど影響しない

b 生物学的作用
- 顆粒球系前駆細胞の増殖・分化・生存を刺激し，これらを制御するとともに，成熟好中球の機能を増強

c 作用機序
- 顆粒球系前駆細胞の増殖・分化と骨髄からの好中球の放出を刺激する．成熟好中球の機能（接着・遊走能や貪食・殺菌作用）を亢進させる
- レセプターの多量体形成を促してJAK-STAT経路やMAPK経路，SRCファミリーキナーゼを活性化し，CEBPαなど一連の核内転写因子を誘導する

d 副作用
- 重大な副作用はほとんどない．発現率10％以上の副作用は，頭痛，無力症，骨痛，背部痛，白血球増多症，血小板減少症，肝酵素値の上昇．ほとんどが一過性

e 投与例
- 抗腫瘍薬終了翌日以降

レノグラスチム：100〜250μg/日　毎日皮下注または点滴静注

ペグフィルグラスチム：3.6 mg/サイクル皮下注

マクロファージコロニー刺激因子（M-CSF）

ⓐ 性　状
- 2種類の前駆体はそれぞれ554個と256個のアミノ酸からなる．前者は速やかに可溶性分子となり，後者は緩やかに細胞膜から遊離する

ⓑ 生物学的作用
- 単球・マクロファージ系前駆細胞の分化・増殖を促進．成熟単球・マクロファージを刺激しG-CSFやGM-CSFの分泌促進

ⓒ 作用機序
- KITやPDGFRと相同性の高いレセプターに結合後，その2量体形成を促して内因性のチロシンキナーゼ活性を刺激し，細胞内にシグナルを伝える

ⓓ 副作用
- 重大な問題はほとんど報告されていない．主な副作用は，発熱1.29％，嘔吐0.67％，悪心0.62％，頭痛0.48％，発疹0.24％

ⓔ 投与例

移植後または抗腫瘍薬投与直後より800万U/日 1〜2週間連日点滴静注

インターフェロンα（IFNα）

ⓐ 性　状
- 分泌蛋白質は166アミノ酸からなり，80〜85％の相同性を示すサブタイプが24種類存在する．糖鎖の修飾はほとんど受けない

ⓑ 生物学的作用
- 主作用である抗ウイルス活性の他に細胞増殖抑制，分化誘導活性，血管新生抑制活性，免疫制御活性など多彩な作用

ⓒ 作用機序

- レセプターα鎖・β鎖のヘテロダイマー形成を介して JAK-STAT 経路を活性化し，多数の IFN 誘導遺伝子（ISG, IRF など）の発現を促す
- 抗腫瘍効果のエフェクター分子は不明であるが，細胞周期制御や増殖抑制などの直接作用と免疫学的機序を介した関節作用がある

ⓓ 副作用

- 開始時の発熱・全身倦怠感，その後脱毛．肝機能障害，関節・筋肉痛，うつ病などの精神神経症状．まれに重篤な間質性肺炎．長期投与で自己免疫疾患や血栓性微小血管障害

ⓔ 投与例

導入時：600 万 IU/日　隔日または毎日
維持量：300 万 IU/日　週 2～5 日

Ⅵ 主な薬剤の特徴と使い方

4 副腎皮質ステロイド

- 血液疾患領域においては抗炎症薬，免疫抑制薬，抗腫瘍薬として用いられる
- ステロイドの抗炎症・免疫抑制作用は治療上有益であるが，Cushing 症状という副作用が生じる

作用機序

- ステロイドは細胞膜を通過し，グルココルチコイド（GC）受容体を介して作用する．リガンドが結合した受容体複合体は核内に移行し，DNA や蛋白と結合する．また，他の転写因子と複合体を形成し，その機能に影響を与える
- これらの転写因子は炎症性のサイトカインなどの調節に幅広く係わり，抗炎症・免疫抑制作用に深く関与している
- 健康成人では，ストレスがない状態で1日に 10〜20 mg のコルチゾルが分泌されている
- 細胞内ステロイドレセプターはプレドニゾロン 1〜2 mg/kg でほとんど飽和される

投与の実際

- ステロイドの種類，投与量については各疾患の項を参照
- 各製剤の力値を表1に，主な副作用を表2に示す
- 経口プレドニゾロンの血中濃度は2時間でピークになり，1日で緩やかに消失する
- ステロイド処方は，内因性コルチゾルの日周性に合わせて，朝方に多くする

ステロイド離脱症候群

- 食欲不振，悪心，嘔吐，体重減少，嗜眠，頭痛，発熱（時に 39℃以上），関節痛，筋肉痛，腹痛，起立性低血圧などがある

表1 血液疾患診療に用いられるステロイド製剤の力価

薬剤名(商品名)		活性(ヒドロコルチゾンに対する効力比)		
		抗炎症作用	局所作用	塩貯留
即効型(8時間以内)	ヒドロコルチゾン(コートリル)	1	1	1
中間作用型(1日)	プレドニゾロン(プレドニン)	5	4	0.3
	メチルプレドニゾロン(メドロール)	5	5	0
長期作用型(2日)	デキサメタゾン(デカドロン)	30	10	0

表2 ステロイドの副作用

高頻度	感染症,脂質異常症,糖尿病,高血圧,精神症状(steroid psychosis)
低頻度	白内障,緑内障,消化性潰瘍,無菌性骨壊死,浮腫(Na貯留),骨粗鬆症,中心性肥満,ミオパチー,無月経

- 症状の多くはグルココルチコイド欠乏を反映するが,血中コルチゾル濃度が正常あるいは上昇している場合でも起こる
- 離脱症候群自体は危険でない.対策は軽快を待つ,あるいはプレドニゾロン 2.5〜5 mg/日を補充する
- 長期ステロイド内服時における周術期のステロイドカバー(表3)
- 手術や外傷などのストレスにより 75〜100 mg のコルチゾルが分泌される

表3 周術期のステロイドカバー

手術手技		ステロイドカバー
minor	局所麻酔科での手術,内視鏡,体表面での手術	グルココルチコイド服用継続中であれば,通常通りの服用
moderate	腹腔内手術,整形外科的手術,脳外科手術	入室時にソル・コーテフ25 mg静注.その後24〜36時間はソル・コーテフ12.5〜25 mgを6〜8時間毎に静注し,1〜2日間かけて術前のグルココルチコイド服用量に漸減
major	心臓・胸部手術,大血管手術	入室時にソル・コーテフ50 mg静注.その後24〜36時間はソル・コーテフ50 mgを6〜8時間毎に静注し,2〜3日間かけて術前のグルココルチコイド服用量に漸減

5 免疫抑制薬（ATGを含む）

血液疾患に用いられる免疫抑制薬

- 血液疾患に用いられる免疫抑制薬には，細胞増殖阻害薬（プリン拮抗薬，葉酸拮抗薬，アルキル化薬），カルシニューリン阻害薬，生物学的製剤などがある（表1）
- これらの薬物は，保険適用外として使われる場合がある
- 細胞増殖阻害薬の主な副作用は，骨髄抑制である
- カルシニューリン阻害薬の副作用は，多彩であるが，腎障害，高血圧，手指の振戦がよくみられる
- 生物学的製剤投与時のアナフィラキシー様反応に注意する
- 生物学的製剤投与前に，悪寒や発熱などの副作用を予防するため，ステロイドや抗ヒスタミン薬が投与される
- 生物学的製剤投与後の最も注意すべき副作用は，過度の免疫抑制による感染症の併発と悪化である

GVHDの予防薬

- GVHDの代表的な予防薬は，メトトレキサートとカルシニューリン阻害薬の組み合わせである（表2, 3）
- シクロスポリンのトラフ値（投与前の血中濃度の最低値）を，150〜250 ng/mLに維持するようシクロスポリンの投与量を調節する
- シクロスポリンの腎機能障害を予防するため，補液（点滴，経口摂取）する
- タクロリムスの持続静注時の濃度を10〜15 ng/mLに維持するよう，タクロリムスの投与量を調節する
- タクロリムスの腎機能障害を予防するため，補液（点滴，経口摂取）する
- カルシニューリン阻害薬を静脈投与から経口投与に切り替え時のトラフ値の低下に注意する
- カルシニューリン阻害薬は，肝のCYP 3Aで代謝されるた

め，CYP 3A を阻害する薬物の併用投与によって，カルシニューリン阻害薬の血中濃度が増加する可能性がある
- 併用によりカルシニューリン阻害薬の血中濃度を増加させる薬物など：カルシウム拮抗薬，アミオダロン，マクロライド系薬，アゾール系抗真菌薬，クロラムフェニコール系薬，アロプリノール，グレープフルーツジュース
- 抗ヒト胸腺細胞ウサギ免疫グロブリン（ATG）はミニ移植時の拒絶予防として，移植前処置に組み込まれて投与される

ステロイド不応 GVHD への二次治療

- 健康保険で認められている薬剤は ATG とテムセルのみ（表 1, 3）
- ATG とテムセル以外の薬剤を投与する際には，IRB などの許可が必要である

表1　血液疾患に用いられる免疫抑制薬（ステロイドを除く）

		略　語	作用機序
1. 細胞増殖阻害薬	a. プリン拮抗薬 アザチオプリン（イムラン）	AZP	リンパ球の核酸合成障害
	ミコフェノール酸モフェチル（セルセプト）	MMF	リンパ球の核酸合成障害
	b. 葉酸拮抗薬 メトトレキサート（メソトレキセート）	MTX	リンパ球の核酸合成障害
	c. アルキル化薬 シクロホスファミド（エンドキサン）	CPA	リンパ球の核酸合成障害
2. リンパ球機能阻害薬	カルシニューリン阻害薬 シクロスポリン（サンディミュン、ネオーラル）	CyA	Tリンパ球からIL-2産生抑制
	タクロリムス（プログラフ、グラセプター）	TAC	Tリンパ球からIL-2産生抑制 CyAより約100倍強力
3. 生物学的製剤	a. 免疫グロブリン 抗ヒト胸腺細胞ウサギ免疫グロブリン（サイモグロブリン）	ATG	Tリンパ球を破壊
	抗ヒトTリンパ球ウサギ免疫グロブリン（ゼットブリン）	ATG	Tリンパ球を破壊
	b. その他 インフリキシマブ（レミケード）		TNFαの作用抑制 （抗TNFα抗体）
	エタネルセプト（エンブレル）		TNFαの作用抑制 （可溶性TNFα受容体製剤）
	バシリキシマブ（シムレクト）		IL-2のCD25への結合阻害
	リツキシマブ（リツキサン）		CD20陽性細胞を破壊
4. その他	ダナゾール（ボンゾール）		不明
	ヒト（同種）骨髄由来間葉系幹細胞（テムセルHS）		免疫細胞に作用

5. 免疫抑制薬（ATGを含む）

血液疾患への保険適用	主な副作用	使用上の注意	保険適用外使用
なし	骨髄抑制	アロプリノールとの併用で骨髄抑制増強	ITP, AIHA, 慢性GVHD
なし	骨髄抑制, 消化管障害	AZPとの併用で骨髄抑制増強	急性GVHD
AML, ALL, CLL, CML, リンパ腫	粘膜障害, 腎障害, 間質性肺炎	フォリアミンで作用抑制	GVHDの予防
AML, ALL, CLL, CML, リンパ腫, 骨髄腫, 真性多血症, 造血幹細胞移植の前治療	骨髄抑制, 間質性肺炎	ペントスタチン併用禁	ITP, AIHA
再生不良性貧血, 赤芽球癆, 骨髄移植時拒絶反応およびGVHD抑制	腎障害, 肝障害, 高血圧, 白質脳症 TMA	CYP3Aで代謝 CYP3Aを抑制する薬物で血中濃度上昇	ITP, AIHA
骨髄移植時拒絶反応およびGVHD抑制	腎障害, 肝障害, 高血圧, 白質脳症 TMA	CYP3Aで代謝 CYP3Aを抑制する薬物で血中濃度上昇	
中等症度以上の再生不良性貧血 造血幹細胞移植の前治療 造血幹細胞移植後の急性GVHD	アナフィラキシー反応 発熱, 血小板減少	点滴時, 点滴セットにフィルターを装着 6時間以上かけて点滴	
中等症度以上の再生不良性貧血	アナフィラキシー反応 発熱, 血小板減少	4時間以上かけて点滴	
なし	アナフィラキシー様症状 感染症併発	重篤な感染症には禁	急性GVHD
なし	アナフィラキシー様症状 感染症併発	重篤な感染症には禁	急性GVHD
なし	アナフィラキシー様症状 感染症併発		急性GVHD
CD20陽性B細胞性非Hodgkinリンパ腫	アナフィラキシー様症状 腫瘍崩壊症候群	B型肝炎キャリアで劇症肝炎	慢性GVHD
なし	肝機能障害	血栓症既往は禁	ITP, 再生不良性貧血
ステロイド抵抗性急性GVHD		感染症患者	

表2 GVHD の予防に用いる免疫抑制薬の主な使い方

シクロスポリンとメトトレキサート

HLA 一致同胞間移植	
メトトレキサート	day 1 が 15 mg/m^2, day 3, 6, 11 が 10 mg/m^2 (day 11 は投与しないことがある)
シクロスポリン	day-1 より 1 回 1.5 mg/kg を 12 時間毎に 1 日 2 回点滴 (点滴時間は 3〜6 時間)

タクロリムスとメトトレキサート

HLA 一致非血縁者間移植	
メトトレキサート	day 1 に 15 mg/m^2, day 3, 6, 11 に 10 mg/m^2 (day 11 は投与しないことある)
タクロリムス	day-1 より 0.02〜0.03 mg/kg を 24 時間かけて持続点滴

メトトレキサート (MTX) の投与量は移植施設によって異なる. 例えば HLA 一致同胞間移植では MTX を減量 (day 1 が 10 mg/m^2, day 3, 6, (11) が, 各々 6 または 7 mg/m^2) する施設もある.

ミニ移植では MTX が減量 (day 1 が 10 mg/m^2, day 3, 6 が, 各々 6 または 7 mg/m^2) される.

臍帯血移植では MTX を投与せず, シクロスポリンまたはタクロリムス単独投与も行われる.

表3 GVHDの予防と治療に用いる主な免疫抑制薬

免疫抑制薬	商品名	投与法	投与量
シクロスポリン	サンディミュン	点滴静注	GVHD予防：1.5 mg/kgを12時間毎に1日2回点滴。1回の点滴時間は3〜6時間
		点滴静注	GVHD予防：3.0 mg/kgを24時間持続点滴
	ネオーラル	経口	GVHD予防投与に使用した点滴のシクロスポリンを経口に切り替える場合には、静注量の2〜3倍量の経口量を12時間毎に1日2回
タクロリムス	プログラフ	点滴静注	GVHD予防：0.02〜0.03 mg/kgを24時間持続点滴
	プログラフ	経口	GVHD予防投与に使用した点滴のタクロリムスを経口に切り替える場合には、静注量の2〜3倍量の経口量にし、その半量を12時間毎に1日2回
	グラセプター	経口	GVHD予防投与に使用した静注のタクロリムスを経口に切り替える場合には、静注量1日量を1日1回
	プロトピック	外用	皮膚GVHD
抗ヒト胸腺細胞ウサギ免疫グロブリン	サイモグロブリン	点滴静注	GVHDおよび拒絶の予防：1日1回2.5 mg/kgを6時間以上かけて点滴静注し、移植5日前より4日間投与 急性GVHDの治療：1日1回2.5 mg/kgを6時間以上かけて点滴静注し、2〜5日間投与
アザチオプリン	イムラン	経口	慢性GVHD：1日1回50〜100 mg（保険適用外）
ミコフェノール酸モフェチル	セルセプト	経口	急性GVHD：1,000 mgを12時間毎に1日2回（保険適用外）
ステロイド	様々	外用	皮膚GVHD
ヒト（同種）骨髄由来間葉系幹細胞	テムセルHS注	点滴静注	投与量早見表に従い投与量を決定し、3日以上空けて週2回、4日間投与する

6 鉄剤，ビタミン B_{12} 製剤

A 鉄剤

分類

- 分類と特徴を表1に示す

作用機序

- 経口剤は腸管より吸収される．吸収されるのは投与量の10〜20%程度
- 注射剤は，コロイド状の剤形をとり，いったん網内系細胞に貪食されてから貯蔵鉄の形になるように工夫されている

適応と禁忌

- 適応：鉄欠乏性貧血
- 重篤な肝障害では注射剤の投与を避ける

表1 鉄剤の分類

	一般名	商品名	特徴
経口鉄剤（徐放製剤）	硫酸鉄	フェロ・グラデュメットスローフィーテツクール	徐放性により胃腸障害軽減
経口鉄剤（有機酸鉄）	溶性ピロリン酸第二鉄 フマル酸第一鉄 クエン酸第一鉄ナトリウム	インクレミン フェルム フェロミア	シロップ剤 徐放カプセル剤 胃内pHに影響されず血清鉄を上昇．副作用が少ない
注射用鉄剤	含糖酸化鉄	フェジン	赤血球内Hb鉄として利用される

投与量

- 治療の基本は経口剤．1日100〜200 mg．胃腸症状があれば1日50 mgでもよい
- 貧血が改善しても，貯蔵鉄を満たすまで数ヵ月継続する

フェロミア（50 mg）1〜2錠　1×夕食後　連日内服

- 経口投与が困難な症例，鉄の腸管吸収が著しく悪い症例，急速かつ大量の鉄喪失がある症例，鉄バランスの維持が難しい血液透析患者などでは注射用鉄剤を使用する
- 注射剤では過剰投与に注意する．1日量としては，20〜40 mgより開始し，100 mg程度までとする
- 必要鉄量を計算するとよい．原則として総投与量2,000 mg程度を上限とする

  中尾の式：（治療前Hb値をX g/dLとする）
  $$総投与量(mg) = [2.7(16-X)+17] \times 体重(kg)$$

- 生理食塩水はコロイドを不安定化するので，ブドウ糖液での溶解が望ましい

フェジン（40 mg）2アンプル+5%ブドウ糖液100 mL
点滴静注．1時間かけて

副作用

- 経口剤：悪心，嘔吐，腹痛，便秘，下痢などの消化器症状が最も多い．食直後・就寝前の投与や胃薬の併用で対処する（吸収効率は低下するが，継続性を重視する）
- 便が黒緑色に変色することを説明しておくこと
- 鉄吸収効率を上昇させるもの：ビタミンC．吸収促進に加え，フェリチンや網内系からの鉄遊離を促進し，Hb合成における鉄利用を高めることも知られている．ただし消化器症状を増強する可能性がある

シナール顆粒（200 mg/g）3包分3，毎食後内服　経口鉄剤と併用

- 鉄吸収効率を低下させるもの：制酸剤，牛乳，胃切除後や無酸症による胃液の低酸状態．タンニン酸が鉄吸収を抑制することが知られているが，臨床的にはあまり問題になら

ないのでお茶を制限する必要はない
- 注射剤：アナフィラキシーショックのほか，頭痛，悪心，発熱，悪寒，発疹など

B ビタミン B₁₂ 製剤

分類

- 酢酸ヒドロキソコバラミン（フレスミン S，ドセラン）
- シアノコバラミン（ビタミン B₁₂ 注 "Z"）
- メコバラミン（メチコバール，コバメチン）

作用機序

- 枯渇したビタミン B₁₂ の貯蔵量を補充し維持することで，葉酸を利用した DNA 合成が促され貧血の改善が得られる

適応

- ビタミン B₁₂ 欠乏による巨赤芽球性貧血

投与量

- 内服はきわめて効率が悪いため，基本的に注射剤を用いる
- 菜食主義者や栄養障害患者では経口剤も用いられる

メチコバール（500μg）1 アンプル　筋注

- 最初の 1 ヵ月に 10 回程度施行．その後 1〜3 ヵ月に一度，1 回 500μg（1 アンプル）を生涯にわたり筋注

副作用

- アナフィラキシーショック，注射部位の疼痛，硬結，頭痛，発熱感，発汗

7 骨カルシウム代謝薬

分類

- ここでは主にビスホスホネート（BP）製剤，骨吸収抑制剤（デノスマブ）について述べる
- BP製剤には静注ゾレドロネート，静注パミドロネート，経口クロドロネートなどの点滴・経口のビスホスホネート製剤があり，どちらの有用性も報告されている
- 日本では経口クロドロネートの適応はない

作用機序

- BPは生体内において破骨細胞に取り込まれ，破骨細胞をアポトーシスに陥らせ，破骨細胞による骨吸収を阻害する
- デノスマブは破骨細胞の分化誘導因子であるRANKLを標的としたヒト型モノクローナル抗体で，破骨細胞分化を抑制し，骨吸収を抑制する

適応と禁忌

- 適応：多発性骨髄腫患者，高カルシウム血症を示す患者，癌の骨転移
- 禁忌または慎重投与：腎不全患者（BP製剤は禁忌，デノスマブは慎重投与），歯性感染症を合併している患者（治療後4週間以内も含む），今後抜歯予定の患者

投与量

- ゾレドロン酸：4 mgを生理食塩液または5%ブドウ糖液100 mLに希釈し，15分以上かけて点滴静注
- クレアチニンクリアランス（CCr）30 mL/分（以下の換算値で代用可）にて適宜減量（表1）
- 参考：
  $CCr(男性) = [(140 - 年齢)/血清クレアチニン(Scr)$

表1 CCrによるゾレドロン酸の投与量

投与前CCr値（mL/分）	ゾレドロン酸の推奨用量
＞60	4.0 mg
50〜60	3.5 mg
40〜49	3.3 mg
30〜39	3.0 mg

(mg/dL)]×[体重(kg)/72](女性の場合は×0.85)
- デノスマム：120 mgを皮下注射

副作用

- 顎骨壊死（口腔の不衛生，ステロイド投与，化学療法，放射線療法，歯科処置などがリスクファクターといわれている）
- 急性腎不全
- うっ血性心不全
- 低カルシウム血症，過敏症
- アミノグリコシド製剤，サリドマイド製剤との併用で腎障害の悪化や長期にわたる低カルシウム血症の持続などの報告があり，併用注意
- 低カルシウム血症：腎機能低下症例ではデノスマムによる低カルシウム血症の報告があるため，ビタミンD・カルシウム合剤の内服などによる予防を行う

8 鉄キレート薬

- 高頻度輸血患者における鉄過剰症の治療に有効な薬剤である．臓器障害の改善，予防効果が認められる

薬剤の分類

- 現在日本で承認されているキレート剤は，注射剤のデフェロキサミン（デスフェラール）と経口剤のデフェラシロクス（エクジェイド）の2剤のみ

作用機序

- デスフェラール，エクジェイドともに鉄イオン結合能を持ち，鉄と結合したまま糞便や尿中に排泄されることでキレート効果を発揮する

適応と禁忌

ⓐ 適 応
- デスフェラール：原発性および続発性ヘモクロマトーシス
- エクジェイド：輸血による慢性鉄過剰症

ⓑ 禁 忌
- デスフェラール：本剤過敏症，無尿または重篤な腎障害（透析患者には使用可能），妊婦
- エクジェイド：本剤過敏症，高度の腎障害（血清クレアチニン（Cre）が施設基準値の2倍以上あるいはクレアチニンクリアランス（CCr）40 mL/分未満），全身状態の悪い高リスクMDS患者，全身状態の悪い進行した悪性腫瘍患者

投与量

- デスフェラール：半減期が短く（5〜10分），本来の効果発現には連日持続注射が必要だが，外来では困難

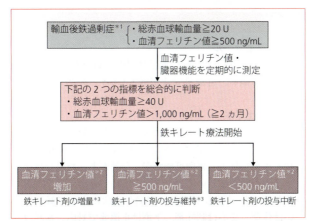

図1 輸血後鉄過剰症の診療ガイドライン（フローチャート）

*1：赤血球輸血依存状態（≧2単位/月の赤血球輸血を6ヵ月以上継続）にあり，1年以上の余命が期待できる例．

*2：鉄の体内蓄積量の指標として，少なくとも3ヵ月に1回血清フェリチン値を測定すること．

*3：鉄キレート剤の使用中は，腎機能・肝機能・感覚器に有害事象が出現する可能性があるため，腎機能検査・肝機能検査を定期的に，視力検査・聴力検査を毎年実施すること．

（輸血後鉄過剰症の診療ガイド．特発性造血障害に関する調査研究（平成20年度））

- エクジェイド：輸血後鉄過剰症患者では事実上の第一選択薬．輸血後鉄過剰症の診療ガイドライン（図1）を参考にする

エクジェイド 20 mg/kg/day 経口 分1 空腹時
少量から（5〜10 mg/kg程度）開始して漸増しても可

- 効果が認められない場合は30 mg/kgまで増量可能
- 血清フェリチンが500 ng/mL以下に下がったら中止
- CCr低下のみられる腎障害患者では減量して（5〜10 mg/kg）開始するのがよい
- シクロスポリン併用例では腎障害の発症頻度が高いので，慎重に経過を観察する

副作用

ⓐ デスフェラール
- 肝障害，過敏症（発疹），水晶体混濁，聴力障害（1年に1回程度は眼科，耳鼻科受診が望ましい），ムコールなどの感染症

ⓑ エクジェイド
- 発疹：ステロイド外用，抗ヒスタミン薬で対応．重度なら薬剤中止の上，少量プレドニゾロン投与（5〜10 mg）．症状改善後少量より再開可能だが，発熱があった場合はそのまま中止が望ましい
- 消化器症状（悪心・嘔吐・下痢）：症状に応じて減量あるいは休薬．悪心は制吐剤，下痢は止瀉薬で対応．症状改善後少量より再開可能
- 肝障害：毎月肝機能検査を施行．進行性の肝障害がみられたら休薬．データ改善後，少量より再開可能
- 腎障害：投与開始後1ヵ月は毎週腎機能チェックが望ましい．Creがベースラインの1.33倍以上に増加したら減量（半量）か休薬．施設基準値を超過したら休薬．尿蛋白/Cre比>1で休薬
- 感覚器障害：水晶体混濁，聴力障害．1年に1回は眼科，耳鼻科受診が望ましい

VI 主な薬剤の特徴と使い方

9 抗菌薬

- 血液疾患患者では，口腔，腸管，皮膚の常在細菌による感染症に罹患する可能性がある
- 起炎菌としては，以前は大腸菌や緑膿菌などの腸内に常在するグラム陰性桿菌が多かったが，腸内滅菌としてフルオロキノロン系薬を使用するようになってからは，表皮ブドウ球菌などのコアグラーゼ陰性ブドウ球菌（coagulase negative Staphylococcus：CNS），メチシリン耐性黄色ブドウ球菌（methicillin-resistant Staphylococcus aureus：MRSA）を含む黄色ブドウ球菌，腸球菌などのグラム陽性球菌が大部分となった
- 真菌ではカンジダ属などの腸内常在の真菌感染や，空気中に浮遊するアスペルギルス属の感染も生じる

好中球減少症の感染予防

- 好中球減少症と定義される好中球数は 500/μL 未満
- 感染のリスクは，好中球の減少している期間・程度と減少スピードに比例する

a 細菌感染

- 腸管内に常在し，好中球減少時に血液中に translocation する大腸菌や緑膿菌の選択的滅菌が有効である
- グラム陰性菌対策としてフルオキノロン系薬が汎用され，エビデンスも明らかになってきた

クラビット 500 mg 分1

- 医療従事者の手指を介する感染の予防も重要

b 真菌感染

- カンジダ属は腸管内に常在する Candida albicans による感染が最多で，フルコナゾール（ジフルカン）による腸内滅菌はエビデンスも含めその効果が確立している

> ジフルカン　200 mg　分1

- しかし non-*albicans Candida* およびアスペルギルス属の感染が増加
- アスペルギルス属の感染予防には無菌室やアイソレーターの装着が有効
- 予防としてイトラコナゾールやミカファンギンなど抗真菌薬投与も行われる
- アスペルギルス感染症の既往がある場合，ボリコナゾールを予防で使用

> ブイフェンド　400 mg　分2

- 急性骨髄性白血病の寛解導入療法中にはイトラコナゾール内用液を内服

> イトリゾール内用液1%　20 mL　分1

- イトラコナゾールやボリコナゾールの薬剤相互作用には注意が必要
- イトラコナゾールとビンクリスチンの併用で重篤なイレウスをきたす
- ボリコナゾールの視覚異常は大半で経験するが，可逆的である．濃度測定が推奨

c 結　核

- 結核の既往がある場合➡イソニアジドの予防投与を行う

> イスコチン　300 mg　分1

d ニューモシスチス肺炎

- *Pneumocystis jirovecii* によるニューモシスチス肺炎の予防には，ST合剤（バクタ）やアトバコンの予防内服やペンタミジン（ベナンバックス）の吸入
- バクタは，予防では2錠分2を週3回投与や，1錠分1連日投与

FN時の経験的治療

- 好中球減少患者において，腸内減菌や抗真菌薬の予防投与を行っている状態で，38℃以上の発熱が認められた場合（febrile neutropenia：FN）には，十分原因を検索しつつ，

表1 FN時の経験的治療のポイント

- 緑膿菌を標的とした広い抗菌作用域を持つ抗菌薬を投与
- 3〜5日間広域抗菌薬を投与しても発熱を繰り返す場合には、見直しが必要
- CNS, MRSA, 腸球菌, 多剤耐性緑膿菌や真菌感染の可能性を考えて、抗菌薬の変更, バンコマイシンやフルオロキノロン系薬の点滴, 抗真菌薬を投与
- 培養結果に合わせた抗菌薬に変更する
- 抗菌薬は可能な限り最大投与量を、臨床症状の改善と炎症所見が沈静化するまで続行

経験的治療（表1）を行う

グラム陰性桿菌感染症

- 緑膿菌や大腸菌などによる
- 腸管からの感染が多い
- 第3・4世代セフェム系薬、カルバペネム系薬などが使用される
- アミノグリコシド系薬やフルオロキノロン系薬が併用されることも
- エンドトキシンショックに注意
- ESBL産生菌など多剤耐性菌が増えてきており、接触感染予防に注意が必要

グラム陽性菌感染症

- レンサ球菌、表皮ブドウ球菌、黄色ブドウ球菌、腸球菌などによる
- 口腔内、肛門、皮膚粘膜、カテーテル挿入部などからの感染が多い
- 外来からの緊急入院では肺炎球菌感染の可能性は忘れずに
- 緑色レンサ球菌や腸球菌ではペニシリン系薬とアミノグリコシド系薬の併用
- 耐性菌も多く、バンコマイシンやテイコプラニン、リネゾリドを使わざるを得ないことも
- 接触感染予防に注意が必要

カンジダ症

- カンジダ属は腸管内に常在する *Candida albicans* による感染が最多で，フルコナゾール（ジフルカン）が十分効果がある．*Candida parapsillosis* にも効果が見込める
- non-*albicans Candida* ではキャンディン系抗真菌薬（*Candida parapsillosis* 以外）やリポソーマルアムホテリシン B が使われる
- ボリコナゾールは *Candida krusei* のみ適当
- キャンディン系抗真菌薬使用時のトリコスポロン感染症に注意

アスペルギルス症

- 空気中に浮遊している *Aspergillus fumigatus* が最多
- 工事現場の近くはリスクファクター
- 症状は抗菌薬不応性の発熱と，好中球回復直前の胸痛
- 胸痛出現時にはすぐに CT！
- ボリコナゾールが第一選択
- 透析症例ではボリコナゾールの点滴は配合物のため使用できない
- 第二選択はリポソーマルアムホテリシン B．腎障害時でも使用できる．カリウム低下に注意し，十分な補液を行う

ニューモシスチス肺炎

- ST 合剤（バクタ）の内服が有効で 12 錠　分 3．アレルギーなどで使用できなければペンタミジンか，アトバコン
- 低酸素血症があればステロイドを併用．$PaO_2 < 70$ mmHg または $Aa-DO_2 > 35$ mmHg の中等度以上の呼吸困難を認める場合は経口プレドニゾロンで 80 mg 分 2 を 5 日間，40 mg 分 1 を 5 日間，20 mg 分 1 を 11 日間合計 21 日間の投与

PK/PD 理論

- 現在では PK/PD 理論に基づいて抗菌薬の投与回数，投与

時間の見直しが進んできている
- カルバペネム系薬,セフェム系薬,モノバクタム系薬では投与回数を多く,投与時間を長く
- アミノグリコシド系薬やフルオロキノロン系薬では1回投与量を多く,回数を少なく
- バンコマイシンのモニタリングはトラフ濃度が最適で,最小発育阻止濃度(MIC)が1μg/mLの菌に対しては少なくとも15μg/mL必要.一般的には15〜20μg/mLに保つ
- 3〜5日以上バンコマイシン治療を受けている患者では,1回は定常状態でのトラフ値の測定を行う
- テイコプラニンを投与する際に有効血中濃度に到達させるためにローディングドーズを実施する.トラフ値17〜20μg/mLを目標とする
- アミノグリコシド系薬ではピーク値とトラフ値を測定し,最大治療効果が得られる血清中ピーク濃度および毒性が出ないためのトラフ濃度を確実に達成するために,用量を調整する
- CCr男性(mL/分)
  =[(140−年齢)体重kg]／[72×血清Cre]
- CCr女性(mL/分)
  =0.85×Ccr男性
- 理想体重
  =(身長(cm)−100)×0.9 kg.身長150 cm以下なら(身長−100)
- 肥満度20%以上では実測体重でなく投与量計算用(補正)体重で計算
- 投与計算用体重
  =理想体重+0.4×(実測体重−理想体重)

10 抗ウイルス薬

アシクロビル

ⓐ 作用機序：

- アシクロビルがヘルペスウイルスの感染細胞に取り込まれると，ウイルスのチミジンキナーゼにより活性化され，デオキシグアノシン-3リン酸と拮抗してウイルス性DNAポリメラーゼを抑制する，あるいはそれ自身がウイルスDNA鎖に取り込まれ，DNA鎖の伸長を停止させることで，ウイルスDNAの複製を阻害する

単純ヘルペスウイルス（HSV）感染症に対して：
1回200mg，1日5回の経口投与，
または1回5mg/kg，1日3回8時間ごとの点滴静注

- 脳炎・髄膜炎に対しては点滴治療が必要である．1回10mg/kgまでの増量が可能であり，1日3回8時間ごとの点滴静注を行う

帯状疱疹ウイルス感染症（VZV）に対して：
1日800mg，1日5回の経口投与，
または1回5mg/kg，1日3回8時間ごとの点滴静注

- その他のヘルペスウイルス属の感染症に対しては臨床的には有効でない

ⓑ 薬剤耐性

- 薬剤耐性が認められる場合があるが，臨床的には3週間以上治療している患者で同定される場合が多い．2週間までの治療に抵抗性の場合は，まず投与量や投与経路の変更を検討する
- 耐性の機序にはチミジンキナーゼの変異とDNA合成酵素の変異があり，前者の頻度が高い．チミジンキナーゼ変異の機序による薬剤耐性の場合，後述するガンシクロビルやファムシクロビルにも交差耐性を示すため，ホスカビルへの変更が必要である

❸ 副作用
- 高用量点滴投与時における神経症状などの副作用はあるものの他の抗ウイルス薬と比較し重篤なものは少なく，比較的安全に投与可能である
- 腎排泄であり腎機能による投与量の調節が必要である．

バラシクロビル

- アシクロビルのプロドラッグである
- 作用機序や副作用などはアシクロビルの項を参照

HSV 感染症に対して：
1 回 500 mg を 1 日 2 回経口投与

VZV 感染症に対して：
1 回 1000 mg を 1 日 3 回経口投与

ガンシクロビル

❶ 作用機序
- アシクロビルと同様，ガンシクロビルが感染細胞に取り込まれると，ウイルスのチミジンキナーゼにより活性化され，ウイルス DNA の複製を阻害する

サイトメガロウイルス（CMV）血症・感染症に対する初期療法：
1 回 5 mg/kg を 1 日 2 回 12 時間毎に点滴静注

免疫抑制薬投与中の患者で再発の可能性が高い場合：
必要に応じ維持療法を行う．1 日 5 mg/kg を週に 7 日点滴静注

❷ 副作用
- 長期投与による骨髄抑制や腎機能障害の頻度が高い．骨髄抑制のなかでも好中球減少の頻度は高いが，軽度であれば G-CSF を適宜使用しながら治療継続することは可能である．骨髄抑制が認められ長期投与が必要な場合はホスカビルへの変更を検討する

c 注意点
- 薬剤耐性機序はアシクロビルと同様．アシクロビルの項を参照
- HHV-6 ウイルス感染症にも有効である
- 腎排泄であり腎機能による投与量の調節が必要である

バルガンシクロビル

- ガンシクロビルのプロドラッグである
- 作用機序や副作用などはガンシクロビルの項を参照

CMV 感染症に対して：
1回 900 mg を 1日 2回，経口投与

維持療法：
1回 900 mg を 1日 1回，経口投与

ホスカビル

a 作用機序
- DNA ポリメラーゼを直接障害する

CMV 血症・感染症に対する初期療法：
1回 60 mg/kg を，12 時間ごと 1日 2回点滴静注

維持療法：
1回 90〜120 mg/kg を 1日 1回点滴静注

b 副作用・注意点
- 腎障害の副作用が発現するリスクは高い．腎障害を軽減するため，補液を十分に行う必要がある．また低カリウム血症，低マグネシウム血症，低カルシウム血症といった電解質異常にも注意する
- HHV-6 ウイルス感染症にも有効である

ファムシクロビル

- 作用機序はアシクロビル，ガンシクロビルと同様である

単純疱疹：
1回 250 mg を 1日 3回経口投与

帯状疱疹：
1回500 mgを1日3回経口投与

シドフォビル

ⓐ 作用機序
- ウイルスのDNA合成を阻害

ⓑ 注意点
- 多くのヘルペスウイルス属に効果を示す．出血性膀胱炎の原因として知られるBKウイルスや進行性多発性白質脳症の原因となるJCウイルスにも効果を示す
- 腎毒性が強い薬剤であり，大量の輸液が必要である
- 日本では発売されていない

11 抗凝固薬，抗血小板薬

各薬剤の分類

ⓐ 抗凝固薬（表1）

＜経口薬＞

- ワルファリンのほか，直接型経口抗凝固薬（DOACs）として経口抗トロンビン薬のダビガトラン，経口抗Xa薬（リバーロキサバン，アピキサバン，エドキサバン）が保険適用となった

＜注射薬＞

- ヘパリン・ヘパリノイドには未分画ヘパリン，低分子量ヘパリン，ダナパロイドがある
- 合成プロテアーゼ阻害剤としてメシル酸ガベキサート（FOY），メシル酸ナファモスタット（FUT）がある
- 播種性血管内凝固症候群（disseminated intravascular coagulation：DIC）治療薬として遺伝子組み換えトロンボモジュリン，ヘパリン起因性血小板減少症に伴う血栓症に対してアルガトロバンが保険収載されている

ⓑ 抗血小板薬（表2）

- 内服薬のアスピリン，チエノピリジン系薬剤が主である

作用機序

ⓐ 抗凝固薬（図1）

- ヘパリン・ヘパリノイドはアンチトロンビン（AT）の作用を介して間接的にトロンビン活性や活性化第X因子（FXa）を阻害する
- 低分子量ヘパリンやダナパロイドはトロンビンよりもFXaに対する抑制効果がより強く，半減期が長いのが特徴である
- 合成プロテアーゼ阻害薬は凝固線溶系のトロンビン，FXa，プラスミンなどの様々なセリンプロテアーゼを競

合阻害する．同程度の抗トロンビン作用を有する量で比較するとFOYよりもFUTの方がプラスミンの抑制効果が強い
- トロンボモジュリンはトロンビンと結合し，その凝固活性を抑制するとともに，その複合体がプロテインCの活性化反応を促進する．活性化プロテインCはFⅧa, FⅤa活性を阻害する
- アルガトロバンやDOACsは凝固因子活性を選択的に阻害する
- ワルファリンはビタミンKに拮抗し，肝臓での生理活性を持つ凝固因子産生量を抑制することで抗凝固作用を発揮する
- ワルファリンの必要量は個人格差が大きく，また納豆などビタミンKを多く含有する食事の影響を受けやすく，他の薬剤との相互作用も重要である
- ワルファリンの必要量はチトクロームP450（CYP）2C9とビタミンKエポキシド還元酵素複合体1（VKORC1）の遺伝多型などに依存することが明らかにされている

❺ 抗血小板薬（図2）

- アスピリンは血小板シクロオキシゲナーゼ-1（COX-1）のセリンを不可逆的にアセチル化することで二次的なトロンボキサンA_2産生を抑制し抗血小板機能を発揮する
- チエノピリジン系の薬剤は，肝臓でのチトクロームP450による活性代謝産物がADP受容体の1つである$P2Y_{12}$を阻害する
- アスピリン，チエノピリジン系薬剤の効果は不可逆的であり，薬剤の作用が血小板寿命まで持続する
- シロスタゾールはホスホジエステラーゼⅢの阻害薬で細胞内cAMPを上昇させ抗血小板作用を発現する

適応と禁忌（表1, 2）

- 抗凝固薬，抗血小板薬ともに様々な血栓症に適応がある
- 活動性の出血部位が存在するとき➡いずれの薬剤も禁忌
- 静脈血栓症の予防・治療には主として抗凝固薬，動脈血栓

表1 使用可能な主な抗凝固薬の特徴と使用法

	一般名	主な製品名	適応
ビタミンK拮抗薬	ワルファリン	ワーファリン ワーファリンカリウム	血栓塞栓症の予防・治療
経口抗トロンビン薬	ダビガトラン	プラザキサ	非弁膜症性心房細動の血栓予防
抗口抗Xa薬	リバーロキサバン	イグザレルト	非弁膜症性心房細動の血栓予防
	アピキサバン	エリキュース	静脈血栓症の予防・治療
	エドキサバン	リクシアナ	
未分画ヘパリン 低分子量ヘパリン	ヘパリンナトリウム, ヘパリンカルシウム	ノボヘパリン カプロシン	DIC, 体外循環使用時, 血栓塞栓症
	ダルテパリンナトリウム	フラグミン	DIC, 血液体外循環時
	エノキサパリンナトリウム	クレキサン	手術時の静脈血栓塞栓症の発症抑制

半減期	使用法	特徴・副作用
	PT-INR を指標に 2〜3 でコントロール（血栓予防では日本人では 2 前後のコントロールでよいという報告もある）．機械弁挿入後や抗リン脂質抗体症候群では 2-3 を目標とする	ビタミン K に拮抗し肝臓におけるビタミン K 依存凝固因子の生合成を抑制する．個人間の薬剤作用の差が大きい
13 時間	1 回 110〜150 mg を 1 日 2 回経口投与	腎障害や高齢者では減量
8〜13 時間	1 日 1〜2 回経口投与	直接 Xa 活性を阻害
40 分（皮下注では延長）	a) DVT などの血栓症：ノボヘパリン 1〜2 万 IU/日を持続静脈注射，APTT を測定し基準値の 1.5〜2 倍程度に延長させる（施設毎に APTT 試薬のヘパリン感受性が異なるため注意が必要） b) 術後の DVT 予防：カプロシン皮下注用 5,000 IU 1 日 2 回皮下注	主にアンチトロンビンを介してトロンビン，Xa の活性阻害．HIT の発症に注意 低分子量ヘパリンはヘパリンよりも Xa 活性の抑制が強く半減期が長い．製剤により適応と投与方法が異なることに注意が必要．アンチトロンビンを介した作用．腎障害時には半減期延長
1.5 時間（静脈注射時）	DIC：フラグミン 75 IU/kg/日を持続投与（50 kg で 3,750 mg/日）（腎障害時はクリアランスが低下するため減量する）	
4〜5 時間（皮下注射時）	術後 DVT 予防：クレキサン 2,000 IU を 1 日 2 回 連日皮下注（腎障害時はクリアランスが低下するため減量する）	

（次頁に続く）

(表1続き)

ヘパリノイド	ダナパロイドナトリウム	オルガラン	DIC
合成ペンタサッカロイド	フォンダパリヌクスナトリウム	アリクストラ	手術時の静脈血栓塞栓症の発症抑制
抗トロンビン薬 合成プロテアーゼ阻害薬	アルガトロバン水和物	スロンノンノバスタン	脳血栓症,動脈閉塞症,血液体外循環時,HIT
	メシル酸ナファモスタット	フサン	DIC,血液体外循環時
	メシル酸ガベキサート	エフオーワイ	DIC,急性膵炎
その他	アンチトロンビンⅢ	ノンスロンノイアートアンスロビンP	DIC,ATⅢ欠乏に伴う血栓症
	活性化プロテインC	アナクトC	プロテインC欠損症に伴う血栓症
	トロンボモデュリンアルファ	リコモジュリン	DIC

DVT:深部静脈血栓症,DIC:播種性血管内凝固症候群,AT:アンチトロンビン,HIT:ヘパリン起因性血小板減少症

17〜28 時間（静脈注射時）	DIC：1,250 IU を 1 日 2 回静注（腎障害時はクリアランスが低下するため減量する）	アンチトロンビンを介して Xa 活性を阻害．腎障害時には半減期延長
14〜17 時間（皮下注射時）	術後 DVT 予防：2.5 mg 1 日 1 回皮下注（腎障害時には 1.5 mg に減量する）	アンチトロンビンを介して Xa を特異的に阻害する．腎障害時には半減期延長
30 分	a）HIT：0.7 μg/kg/分（体重 50 kg で 50 mg/日）より開始し APTT を 1.5〜2 倍に調節する（肝障害時には減量必要） b）発症後 48 時間以内の脳血栓症：最初の 2 日間 60 mg/日を点滴持続静注．以後 10 mg を 1 日 2 回投与	アンチトロンビンを必要とせず，直接トロンビン活性を阻害．HIT の血栓症に適応あり
20〜30 分	DIC：1.44〜4.8 mg/kg/日を持続投与（50 kg で 72〜240 mg/日）	高カリウム血症など電解質異常に注意 血管炎に注意
1 分	DIC：中心静脈より 20〜39 mg/kg/日を持続投与（50 kg で 1〜2 g/日）	血中のエステラーゼで速やかに代謝．血管炎に注意．中心静脈より投与
半減期 $t_{1/2}(\beta)$ 約 60〜70 時間	DIC：1 日 1,500 単位（または 30 単位/kg）を点滴静注（産科的 DIC や外科的 DIC など緊急性が必要な場合は 40〜60 単位/kg まで増量可能）	血漿分画製剤
$t_{1/2}(\alpha)$ 8.8 分，$t_{1/2}(\beta)$ 71.5 分	200〜300 単位/kg を 24 時間かけて持続静注	血漿分画製剤
$t_{1/2}(\alpha)$ 約 4 時間，$t_{1/2}(\beta)$ 約 20 時間	DIC：1 日 1 回 380 U/kg を 30 分かけて点滴静注（腎障害時は 130 U/kg）	リコンビナント製剤，腎機能障害時には減量が必要

表2 使用可能な抗血小板薬の特徴と使用法

一般名	製品名	適応	半減期
アスピリン	バイアスピリン，バファリン81	各種血栓症	30分
チクロピジン塩酸塩	パナルジン	慢性動脈閉塞症，虚血性脳血管障害，血管手術時の血流改善	1.5時間
クロピドグレル硫酸塩	プラビックス	虚血性脳血管障害，経皮的冠動脈形成術が適応となる急性冠症候群	主代謝物SR26334（非活性体）は7時間，活性体H_4は検出困難
プラスグレル塩酸塩	エフィエント	経皮的冠動脈形成術	活性体半減期は5時間
シロスタゾール	プレタール	慢性動脈閉塞症，脳梗塞	$t_{1/2}(\alpha)$約2時間，$t_{1/2}(\beta)$約18時間
ジピリダモール	ペルサンチン	1）虚血性心疾患（慢性），2）心臓弁置換術後の血栓・塞栓の抑制，3）ネフローゼ症候群	約1.7時間
ベラプロストナトリウム	ドルナー，プロサイリン	1）慢性動脈閉塞症，2）原発性肺高血圧症	約1.1時間
サルポグレラート塩酸塩	アンプラーグ	慢性動脈閉塞症	約40分

一般的な使用量	特徴・副作用
81 mg または 100 mg 分1	血小板シクロオキシゲナーゼを不可逆的に阻害．消化性潰瘍，アスピリン喘息に注意
200〜300 mg 分2（適時増減） PCI 前には初回ローディングドーズとして 300 mg，その後 75 mg/日で投与	肝臓チトクローム P450 により代謝された活性体が血小板 ADP 受容体の $P2Y_{12}$ を不可逆的に阻害．血栓性血小板減少性紫斑病（TTP），肝機能障害や汎血球減少に注意．クロピドグレルの方が副作用が少ない．特に投与初期は採血による副作用の確認が必要
ローディング 20 mg 維持 3.75 mg	クロピドグレルより薬効の個人差が少ない
200 mg 分2（適時増減）	ホスホジエステラーゼⅢを可逆的に阻害．血管平滑筋にも作用する．頻脈，動悸に注意，心不全患者への投与は要注意
1）75 mg 分3 2）300〜400 mg 分 3〜4 3）300 mg 分3	ホスホジエステラーゼ阻害，血管壁にも効果を示す（血栓症への適応ないので注意）．動悸，頭痛に注意
1）120 μg 分3 2）60〜180 μg 分3（徐々に増量）	プロスタサイクリン誘導体
300 mg 分3（適時増減）	血小板・平滑筋のセロトニン受容体（5-HT_2）の阻害

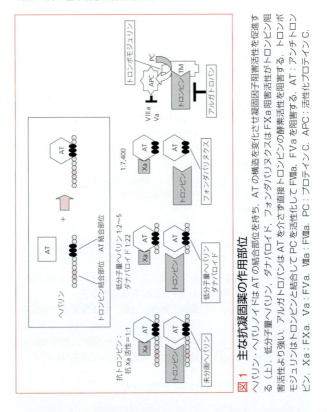

図1 主な抗凝固薬の作用部位
ヘパリン、ヘパリノイドはATの結合部位を持ち、ATの構造を変化させ凝固因子阻害活性を促進する（上）。低分子量ヘパリン、ダナパロイド、フォンダパリヌクスはFXa阻害活性がトロンビン阻害活性より強い。アルガトロバンはATを介さず直接トロンビンの酵素活性を阻害する。トロンボモジュリンはトロンビンと結合してPCを活性化してFVIIIa、FVaを阻害する。AT：アンチトロンビン、Xa：FXa、Va：FVa、VIIIa：FVIIIa、PC：プロテインC、APC：活性化プロテインC。

症の予防には抗血小板薬が使用される
- ダナパロイドや合成プロテアーゼ阻害薬はDICに保険適用がある
- 低分子量ヘパリンは製剤により適応疾患が異なるため注意が必要である
- ワルファリン内服中はビタミンKを多く含む納豆やクロレラを食べるのは避ける
- 抗血栓療法時には外傷による出血に留意する

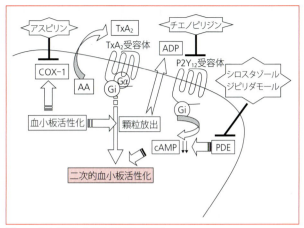

図2 主な抗血小板薬の作用部位

アスピリンはCOX-1を不可逆的に抑制し、TxA₂の産生を抑制する。チエノピリジン系抗血小板薬はADP受容体の1つであるP2Y₁₂を阻害する。いずれも二次的な血小板活性化反応を抑制する薬剤である。シロスタゾール、ジピリダモールはPDEを阻害し細胞内cAMPを上昇させる。COX-1：シクロオキシゲナーゼ-1。TxA₂：トロンボキサンA₂。
ADP：アデノシン2-リン酸。AA：アラキドン酸。
PDE：ホスホジエステラーゼ。

投与量

- 具体的な投与量は表1, 2に記載した

副作用

- 多くの薬剤に共通して最も重要な副作用は出血合併症である
- 抗血小板薬単独投与による重度の出血合併症の頻度は0.4%/年、ワルファリン単独投与での出血合併症は1%/年程度である
- 複数の抗血小板薬併用、またワルファリンと抗血小板薬併用により出血合併症の頻度はさらに上昇する
- ヘパリンに特異的な副作用としてヘパリン起因性血小板減少症（HIT）がある（頻度1%以下）

- ワルファリンはビタミン K に拮抗して作用を発揮するため，ビタミン K 依存性抗凝固物質であるプロテイン C やプロテイン S も低下する．これらの欠損・異常症の患者では投与後早期に希に皮膚壊死を引き起こすため，ヘパリンなどの使用下に少量より開始する
- FOY は血管刺激性があるため原則として中心静脈からの投与を行う
- FUT は高カリウム血症などの電解質異常に留意する
- アスピリンは消化性潰瘍，アスピリン喘息に注意が必要である
- チクロピジンなどのチエノピリジン系薬剤は白血球減少，肝障害，血栓性血小板減少性紫斑病の有無を投与開始後 2 ヵ月は定期的に観察する必要がある

12 止血薬と凝固関連因子製剤

Ⅵ 主な薬剤の特徴と使い方

A 止血薬

- 全身性の出血傾向や oozing などの出血に対して使用されることがある
- 局所性の動脈性出血など ➡ 外科的止血処置が重要

血管強化薬

- カルバゾクロム（アドナ）など ➡ 血管壁に異常があり，血管の抵抗性減弱や透過性亢進により出血傾向をきたす場合に使用

紫斑，鼻出血，眼底出血，周術期の検査で原因の特定できない出血傾向などに対して：
成人1回10 mgを皮下・筋肉内注射，
もしくは静注用製剤を成人1日25〜100 mgで静脈内注射または点滴静注

凝固促進薬

a トロンビン製剤

- ヒト血漿由来の酵素止血剤であり，結紮などの外科処置が困難な小血管や実質臓器，消化管，鼻出血および気道出血などの局所止血に用いる

出血局所に対して：
生理食塩液に溶かした溶液（トロンビンとして50〜1,000単位/mL）を噴霧もしくは灌注するか，または粉末のままで撒布

上部消化管出血に対して：
胃酸による失活を防ぐため，適当な緩衝剤に溶かした溶液（トロンビンとして200〜400単位/mL）を経口投与

ⓑ ヘモコアグラーゼ

- 蛇毒由来の酵素止血剤であり，トロンビン様作用とトロンボプラスチン様作用（プロトロンビンをトロンビンに変換）を併せ持つ

肺出血，鼻出血，口腔内出血，性器出血，腎出血，創傷よりの出血などに対して：
成人1日1〜2クロブスイツキー単位，小児は1日0.3〜1.0クロブスイツキー単位を静脈内または筋肉内注射

ⓒ その他

- フィブリン接着剤，コラーゲン製剤，ゼラチン製剤，酸化セルロースなど➡創傷表面を被覆，創腔部を充填するとともに，凝血を促進し止血効果を発揮

抗線溶薬

- トラネキサム酸は，リジン類似構造を持ち，プラスミノゲン・プラスミンのリジン結合部位に結合し，フィブリンへの結合を抑制することで抗線溶作用を発揮
- プラスミノゲンの病的な活性化（いわゆる線溶亢進）をきたすような急性前骨髄球白血病（APL）や前立腺癌などで，全身性の出血傾向を伴う場合に限り用いられる．全トランスレチノイン酸（ATRA）を使用している APL 症例には投与しない
- 生理的な溶解反応を抑制するため，虚血性の臓器障害をきたすことがある．DIC などの凝固亢進病態を併発している可能性がないかを確認
- 腎排泄が主であるため，腎障害例では過剰投与とならないように注意

B 凝固因子関連製剤

- 血友病 A, B, von Willebrand 病 (VWD) など凝固因子低下症の止血あるいは出血予防目的に補充療法として用いられる
- FⅧ製剤, FⅨ製剤, 活性型 FⅦ製剤, 血液凝固因子抗体迂回活性複合体製剤は, 「Ⅴ-2. 血友病・後天性血友病に対する止血療法」の項を参照

von Willebrand 因子 (VWF) 含有 FⅧ製剤

- FⅧ が 25 単位/mL, および VWF が 40 単位 (VWF: RCof)/mL で含まれる

VWD 患者の止血に用いる場合:
通常 1 回にリストセチンコファクター活性 (RCoF) で 40～80 単位/kg の投与を目安として投与

フィブリノゲン製剤

先天性低フィブリノゲン血症患者の出血に対して:
初回に 3.0 g を点滴静注し, 血漿フィブリノゲン値を 50～100 mg/dL 以上に維持するように追加投与

- 血漿分画製剤でヒトパルボウイルス B19 の感染を起こす可能性は否定できないため, 溶血性貧血や免疫抑制状態にある患者などへの適応は慎重に判断

第ⅩⅢ因子製剤

- 乾燥濃縮第ⅩⅢ因子製剤は, FⅩⅢが活性として 60 倍/mL 以上で含まれる (1 倍は健常人血漿 1 mL に相当する FⅩⅢ活性)
- 遺伝子組換え FⅩⅢ製剤は, 2,500 単位に相当する FⅩⅢ活性を持つ A サブユニット製剤
- 先天性および後天性 FⅩⅢ低下症の出血傾向, 創傷治癒障害, あるいは Henoch-Schönlein 紫斑病の腹部症状や関節症状の改善を目的に用いる

先天性欠乏:
乾燥濃縮 FXIII 製剤 4〜20 mL/日

遺伝子組換え FXIII 製剤
先天性 A サブユニット欠乏患者に対して, 体重 1 kg 当たり 35 単位を 4 週ごとに投与

後天性欠乏や Henoch-Schönlein 紫斑病:
乾燥濃縮 FXIII 製剤をおおむね 12〜20 mL/日で投与

- 乾燥濃縮 FXIII 製剤は血漿分画製剤であり, フィブリノゲン製剤と同様に適応を判断
- 遺伝子組換え FXIII 製剤では, 投与前に A サブユニットの先天性欠乏であることを診断しなければならない

13 制吐療法

- 催吐リスクと対応する薬剤(表1)
- 高度リスク:アプレピタントと5-HT₃受容体拮抗薬およびデキサメタゾン(DEX)を併用.アプレピタントとの併用でDEXのAUCが増加するためDEXを減量する.ただし,ステロイドが抗腫瘍薬として投与される場合には減量しない

高度リスク:
アロキシ0.75 mg 静注
イメンド day 1のみ125 mg 経口,day 2,day 3(day 5まで延長可)80 mg 経口
デカドロン9.9 mg 静注 day 1〜4

- 中等度リスク:5-HT₃受容体拮抗薬およびDEXを併用
- 軽度リスク:DEX単剤投与またはノバミンもしくはプリンペランを併用する
- 最小度リスク:制吐剤は不要
- 予期性悪心・嘔吐にはロラゼパムが有効
- 癌薬物療法自体にステロイドが含まれる場合はDEXを追

表1 催吐性リスクと対応する薬剤

リスク	頻度	薬剤
高度	>90%	ランダ,エンドキサン(≧1.5 g/m²),ダカルバジン
中等度	30〜90%	キロサイド(>1 g/m²),パラプラチン,イホマイド,エンドキサン(<1.5 g/m²),アドリアシン,ダウノマイシン,イダマイシン
軽度	10〜30%	ノバントロン,ベプシド,メソトレキセート,キロサイド(≦1 g/m²)
最小度	<10%	ブレオ,マブリン,ロイスタチン,フルダラ,エクザール,オンコビン

加しない

中等度リスク：
カイトリル 2 mg　経口 day 1
デカドロン 9.9 mg　静注 day 1〜3

軽度リスク：
デカドロン 4〜8 mg　経口 day

Ⅵ 主な薬剤の特徴と使い方

14 造血器悪性腫瘍における緩和医療のための薬剤

非オピオイド性鎮痛薬

- 表1
- 代表的なものがNSAIDsであるが,非選択性COX阻害薬の場合,血小板凝集抑制作用があるため,末期や化学療法時に血小板数が減少する造血器悪性腫瘍患者には注意して投与する
- COX-2選択性阻害薬は胃腸障害,腎障害のリスクが少ない
- アセトアミノフェンは肝機能障害以外の副作用がほとんどないが,欠点は半減期が短いことである.通常は4〜6時間ごとの服用が推奨される
- 疼痛に対するアセトアミノフェンの最大投与量は4,000 mg/日である
- NSAIDsとアセトアミノフェンは併用でき,相加効果がある
- アセトアミノフェンの静注薬アセリオは15分かけて静注する

表1 造血器腫瘍で用いる主な非オピオイド薬とその特徴

一般名(商品名)	半減期	最高血中濃度到達時間	特徴
アセトアミノフェン(カロナール)	2.5時間	30分	血小板凝集抑制が少ない
セレコキシブ(セレコックス※)	7時間	2〜3時間	COX-2選択性阻害薬
ナプロキセン(ナイキサン)	14時間	2〜4時間	腫瘍熱に有効

※保険適用外

カロナール(500 mg) 3錠 分4

オピオイド性鎮痛薬

- 表2, 3
- オピオイドを開始するにあたって,①定期投与,②副作用対策,③レスキューの指示が重要である.症状がなく,患者が現在の治療に満足していることを目標とする

<軽~中等度の痛み>

オキシコンチン(5 mg) 2錠分 2/日

オキノーム 2.5 mg/回 頓用

<高度の痛み>

MSコンチン 20 mg 2錠分 2/日

オキノーム 2.5 mg/回 or オプソ 5 mg/回 頓用

- 経口➡1日量の1/6を1回投与量
- レスキュー製剤を1日3回以上使用時には,ベースの持続性製剤を増量する

表2 各オピオイド製剤の比較

	モルヒネ	オキシコドン	フェンタニル
代謝(肝)	グルクロン酸抱合	CYP3A4, CYP2D6	CYP3A4
投与経路	注射・経口・坐薬	注射・経口	注射・経皮
特徴	呼吸困難・咳嗽への効果あり	末梢神経障害性疼痛への効果	他2剤の副作用を緩和できる
腎障害時の影響	あり	少ない	なし
嘔気・嘔吐	++	+	+/-
便秘	++	++	+/-
眠気	++	+	+/-
せん妄	++	+	+/-
呼吸抑制	+	+	+

表3 オピオイドの製剤別特徴

一般名	商品名	効果発現	最大効果	作用時間	最短投与間隔	特徴
モルヒネ	塩酸モルヒネ錠, オプソ	10分	30分	4～6時間	1時間	速放性
	MSコンチン	60分	2～3時間	12時間	8時間	12時間徐放性
	カディアン	30～60分	6～8時間	24時間		24時間徐放性
	パシーフ	30分	1時間	24時間		速放性2割, 徐放性8割
オキシコドン	オキノーム	15分	1～2時間	3～6時間	1時間	速放性
	オキシコンチン	1時間	2～4時間	12時間	8時間	12時間徐放性
フェンタニル	フェントステープ	—	14～26時間	24時間		他のオピオイドに比し, 副作用が少ない

- 1日の総オピオイド使用量（ベース＋レスキュー総使用量）から，さらに25～50％増量する ➡ 頓用1回量も増量することに注意する
- オピオイドローテーション：鎮痛が十分でない，または副作用（表4）のためにオピオイドの種類を変更する．力価表（表5）に従って投与量を決める．レスキューの指示も変更する．2つのオピオイドを併用しても構わない

鎮痛補助薬

- オピオイドに反応しにくい痛みに対して鎮痛補助薬（表6）を用いる

表4 オピオイドの副作用

副作用	備考	対策
便秘	副作用のなかで最も頻度が高い	マグラックス（330 mg）1日3回，センノシド（12 mg）1〜4錠屯用
嘔気・嘔吐	1〜2週間で落ち着く	ノバミン（5 mg）1日3回 ジプレキサ（2.5 mg）1日1回眠前
眠気	副作用以外の原因がないか検討する	オピオイド・ローテーションを検討
せん妄		セレネース（0.75 mg）1日1〜3回
発汗	約30%にみられる	アセトアミノフェンやプレドニン（10 mg）1日1回が有効なことがある
ミオクローヌス	不眠の原因になることがある	リボトリール（0.25〜1 mg）1日1回就寝前
口渇	約50%にみられる	うがいや水分補給
瘙痒感	数%にみられる	抗ヒスタミン薬
呼吸困難	オピオイドの急速な投与や肝腎機能の低下，他剤との併用による	呼吸回数<8回/分の時は，ナロキソン（0.2 mg）皮下注または静注を考慮（退行現象に注意）

<全身倦怠感のとき>

デカドロン内服 2〜8 mg/日，1日1回

<持続的にしびれる>

ノリトレン 10 mg 眠前で開始. 慎重に 30 mg まで増量可

<ビリビリする痛み>

ガバペン 200 mg 眠前で開始. 眠気のない範囲で 1,200 mg/日まで増量可

表5 オピオイド力価表

経口・坐薬・経皮	モルヒネ経口 (mg/日)	30	60	120	240	360
	モルヒネ坐薬 (mg/日)		40	80	160	240
	オキシコンチン (mg/日)		40	80	160	240
	フェントステープ (mg/日)*	1	2	4	8	12
	コデイン (mg/日)	180				
	レペタン坐薬 (mg/日)	0.6	1.2			
皮下・静注	モルヒネ (mg/日)		30	60	120	180
	フェンタニル (mg/日)		0.6	1.2	2.4	3.6

*6 mg を越える初回貼付は推奨されない.

＜ビリビリする痛み＞

メキシチール 300 mg 分 3

＜骨　痛＞

ゾメタ 4 mg＋生理食塩水 100 mL/15 分以上かけて点滴.
　腎機能障害時には減量（高 Ca 血症．25 頁も参照）

表6 鎮痛補助薬

	薬剤	作用機序	対象
ステロイド	プレドニン，デカドロン	抗炎症作用，腫瘍周囲の浮腫軽減	脊髄圧迫，脳圧亢進，神経原性疼痛など，様々な場面
三環系抗うつ薬	ノリトレン，トリプタノール	中枢性下降抑制作用におけるモノアミンの活性化を促す	神経障害性疼痛，特に持続性のしびれ
抗痙攣剤	ガバペン，リリカ	神経シナプス前細胞におけるCaチャネル阻害による神経脱分極を抑制	神経障害性疼痛
抗不整脈薬	メキシチール，リドカイン	神経軸索のNaチャネル阻害による神経脱分極を抑制	神経障害性疼痛
NMDA受容体拮抗薬	ケタラール	興奮性アミノ酸の作用を媒介するNMDA受容体に拮抗	神経障害性疼痛，オピオイドの耐性を克服
ビスホスホネート	ゾメタ	破骨細胞の抑制	骨痛

痛み以外の症状コントロールに用いる薬剤

- 表7に示す

表7 痛み以外の症状コントロールに用いる薬剤

症　状	投与量
食欲不振・全身倦怠感	デカドロン 2〜8 mg/日，1日1回
発　熱	カロナール 1回 400 mg，6時間おき ソル・コーテフ 50〜100 mg 静注．4〜6時間空けて屯用
呼吸困難	デカドロン 2〜8 mg/日，1日1回 オピオイド（フェンタニルの有用性は低い）
吃　逆	プリンペラン（メトクロプラミド）内服 1回 10 mg，1日4回 コントミン（クロルプロマジン）内服 1回 12.5 mg　屯用 リボトリール（クロナゼパム）内服 1回 0.5 mg　屯用 キシロカイン（リドカイン）注射剤（2%）：1回 1〜2 mg/kg＋生食 50 mL，30分で点滴静注

略語・略号一覧

2-CdA	cladribine	クラドリビン
6-MP	6-mercaptopurine	メルカプトプリン
AAHS	autoimmune disease-associated hemophagocytic syndrome	自己免疫疾患関連血球貪食症候群
ABC	activated B-cell like	活性化B細胞様
ABG	arterial blood gas	動脈血ガス
ACR	aclarubicin	アクラルビシン
ADAMTS 13	a disintegrin-like and metalloproteinase with thrombospondine type 1 motifs 13	
ADCC	antibody-dependant cell-mediated cytotoxicity	抗体依存性細胞障害
ADP	adenosine diphosphate	アデノシン二リン酸
AIHA	autoimmune hemolytic anemia	自己免疫性溶血性貧血
ALCL	anaplastic large cell lymphoma	未分化大細胞型リンパ腫
ALI	acute lung injury	急性肺障害
ALL	acute lymphocytic leukemia	急性リンパ性白血病
ALP	alkaline phosphatase	アルカリホスファターゼ
ALT	alanine transaminase	アラニントランスアミナーゼ
AML	acute myelogenous leukemia	急性骨髄性白血病
APL	acute promyelocytic leukemia	急性前骨髄球性白血病
APTT	activated partial thromboplastin time	活性化部分トロンボプラスチン時間
Ara-C	cytarabine	シタラビン
ARDS	acute respiratory distress syndrome	急性呼吸促迫症候群
AST	aspartate aminotransferase	アスパラギン酸トランスフェラーゼ
ATG	antithymocyte globulin	抗胸腺細胞グロブリン
ATL	adult T cell leukemia/lymphoma	成人T細胞白血病
Auto SCT	autologous stem cell transplantation	自己造血幹細胞移植
BAHS	bacterium-associated hemophagocytic syndrome	細菌感染関連血球貪食症候群
BCR/ABL	breakpoint cluster region/abelson	*BCR/ABL*遺伝子
bFGF	basic fibroblast growth factor	塩基性線維芽細胞増殖

		因子
BLM	bleomycin	ブレオマイシン
BNP	brain natriuretic peptide	脳性ナトリウム利尿ペプチド
BUN	blood urea nitrogen	血中尿素窒素
BUS	busulfan	ブスルファン
CAD	cold agglutinin disease	寒冷凝集素症
cAMP	cyclic AMP	サイクリック AMP
CBDCA	carboplatin	カルボプラチン
CCI	corrected count increment	補正血小板増加数
CCyR	complete cytogenetic response	細胞遺伝学的完全奏効
CDC	complement-dependent cytotoxicity	補体依存性細胞障害
CDDP	cisplatin	シスプラチン
CHR	complete hematologic response	血液学的完全奏効
CLL	chronic lymphocytic leukemia	慢性リンパ性白血病
CML	chronic myelocytic leukemia	慢性骨髄性白血病
CMML	chronic myelomonocytic leukemia	慢性骨髄単球性白血病
CMV	cytomegalovirus	サイトメガロウイルス
CNS	coagulase negative *Staphylococcus*	コアグラーゼ陰性ブドウ球菌
CNSL	central nervous system luekemia	中枢神経系白血病
COPD	chronic obstructive pulmonary disease	慢性閉塞性肺疾患
COX-1	cyclooxygenase-1	シクロオキシゲナーゼ-1
CPA	cyclophosphamide	シクロホスファミド
CPT-11	irinotecan	イリノテカン
CR	complete remission	完全寛解
Cre	creatinine	クレアチニン
CRP	C-reactive protein	C 反応性蛋白
CTCAE	Common Terminology Criteria for Adverse Events	有害事象共通用語規準
CyA	cyclosporin	シクロスポリン
cyMPO	cytoplasmic myeloperoxidase	細胞内ミエロペルオキシダーゼ
CyR	cytogenetic response	細胞遺伝学的反応
D.B	direct bilirubin	直接ビリルビン
DIC	disseminated intravascular coagulation	播種性血管内凝固症候群

DLBCL	diffuse large B cell lymphoma	びまん性大細胞型B細胞リンパ腫
DNR	daunorubicin	ダウノルビシン
DOACs	direct oral anticoagulants	直接作用型経口抗凝固薬
DTIC	dacarbazine	ダカルバジン
DVT	deep vein thrombosis	深部静脈血栓症
D/W	Depth Width ratio	縦横比
DXR	doxorubicin	ドキソルビシン
EBV	Epstein-Barr virus	Epstein-Barrウイルス
ECG	electrocardiograph	心電図
EDTA	ethylendiaminetetraacetic acid	エチレンジアミン四酢酸（エデト酸）
EIA法	enzyme immunoassay	酵素免疫測定法
ET	endotoxin	エンドトキシン
FDP	fibrin/fibrinogen degradation products	フィブリン・フィブリノゲン分解産物
FEIBA	factor Ⅷ inhibitor bypassing activity	第Ⅷ因子インヒビター迂回活性
FFP	fresh frozen plasma	新鮮凍結血漿
FISH法	fluorescent *in situ* hybridization	蛍光*in situ*ハイブリダイゼーション法
FL	follicular lymphoma	濾胞性リンパ腫
FLU	fludarabine	フルダラビン
FNAC	fine needle aspiration cytology	穿刺吸引細胞診
G-6-PD	glucose 6-phosphate dehydrogenase	グルコース6リン酸脱水素酵素
GCB	germinal center B-cell like	胚中心B細胞様
G-CSF	granulocyte colony-stimulating factor	顆粒球コロニー刺激因子
GP	glycoprotein	糖蛋白
GPI	glycosylphosphatidylinositol	グリコシルホスファチジルイノシトール
GVHD	graft versus host disease	移植片対宿主病
HBV	Hepatitis B Virus	B型肝炎ウイルス
HCL	hairy cell leukemia	有毛細胞白血病
HEPA	high efficiency particulate air (filter)	空調用高性能（フィルター）
HES	hypereosinophilic syndrome	好酸球増加症候群
HHM	humoral hypercalcemia of malignancy	腫瘍随伴体液性高カルシウム血症

HHV-6	human herpes virus type 6	ヒトヘルペスウイルス6型
HIT	heparin-induced thrombocytopenia	ヘパリン起因性血小板減少症
HLA	human leukocyte antigen	ヒト組織適合抗原
HPS	hemophagocytic syndrome	血球貪食症候群
HRS	Hodgkin/Reed-Sternberg cell	
HSCT	hematopoietic stem cell transplantation	造血幹細胞移植
HTLV-1	human T cell leukemia virus type 1	ヒトT細胞白血病ウイルス1型
HU	hydroxyurea	ヒドロキシウレア
HUS	hemolytic uremic syndrome	溶血性尿毒症症候群
IAHS	infection-associated hemophagocytic syndrome	感染症関連血球貪食症候群
IDR	idarubicin	イダルビシン
IFRT	involved field radiation therapy	区域放射線療法
IFM	ifosfamide	イホスファミド
IL	interleukin	インターロイキン
IM	infectious mononucleosis	伝染性単核球症
IPI	international prognostic index	
IPSS	international prognostic scoring system	国際予後スコアリングシステム
IRB	institutional review board	施設内審査委員会
ITP	idiopathic thrombocytopenic purpura	特発性血小板減少性紫斑病
IVLBCL	intravascular large B-cell lymphoma	血管内大細胞型B細胞リンパ腫
LA	lupus anticoagulant	ループスアンチコアグラント
LAHS	lymphoma-associated hemophagocytic syndrome	リンパ腫関連血球貪食症候群
L-ASP	L-asparaginase	L-アスパラギナーゼ
LBL	lymphoblastic lymphoma	リンパ芽球性リンパ腫
LDGL	lymphoproliferative disease of granular lymphocytes	顆粒リンパ球増多症
LDH	lactate dehydrogenase	乳酸脱水素酵素
LEL	lymphoepithelial lesion	リンパ上皮病変
LGL	large granular lymphocyte	大顆粒リンパ球
LLN	lower limit of normal	施設基準値下限
LOH	local osoteolytic hypercalcemia	局所性骨融解性高カルシウム血症

L-PAM	melphalan	メルファラン
LPL	lipoprotein lipase	リポ蛋白リパーゼ
MAHS	malignancy-associated hemophagocytic syndrome	悪性腫瘍関連血球貪食症候群
MALT	mucosa-associated lymphoid tissue	
MCL	mantle cell lymphoma	マントル細胞リンパ腫
MCNU	ranimustine	ラニムスチン
MCV	mean corpuscular volume	平均赤血球容積
MDS	myelodysplastic syndromes	骨髄異形成症候群
MDS-U	MDS-unclassified	分類不可能な骨髄異形成症候群
MIT	mitoxantrone	ミトキサントロン
MM	multiple myeloma	多発性骨髄腫
MMolR	major molecular response	分子遺伝学的メジャー奏効
MPN	myeloprolyfetative neoplasms	骨髄増殖性腫瘍
MPR	multiplanar reformation	多断面再構成
MRD	minimal residual disease	微小残存病変
MRSA	methicillin-resistant *Staphylococcus aureus*	メチリシン耐性黄色ブドウ球菌
MTX	methotrexate	メトトレキサート
NAP	neutrophil alkaline phosphatase	好中球アルカリホスファターゼ
NAT	nucleic acid amplification test	核酸増幅検査
NCCN	National Comprehensive Cancer Network	米国包括がんセンターネットワーク
NHL	non-Hodgkin lymphoma	非 Hodgkin リンパ腫
NLPHL	nodular lymphocyte-predominant Hodgkin lymphoma	結節性リンパ球優位型 Hodgkin リンパ腫
NMDA	N-methyl-D-aspartate	N-メチル-D-アスパラギン酸
NSAIDs	non-steroidal anti-inflammatory drugs	非ステロイド性抗炎症薬
PAI-1	plasminogen activator inhibitor 1	プラスミノゲンアクチベータインヒビター1
PA 法	particle agglutination	ゼラチン凝集法
PCPS	percutaneous cardiopulmonary support	経皮的心肺補助機能法
PCR 法	polymerase chain reaction	ポリメラーゼ連鎖反応法
Ph$^+$ALL	Philadelphia chromosome-positive acute lymphoblastic leukemia	Ph 陽性急性リンパ性白血病
PIC	plasmin・α_2-plasmin inhibitor complex	プラスミン・α_2 プラスミンインヒビター複合体

PICC	peripheral inserted central cathter	末梢挿入中心静脈カテーテル
PLL	prolymphocytic leukemia	前リンパ球性白血病
PMF	primary myelofibrosis	原発性骨髄線維症
PML	promyelocytic leukemia protein	
PNH	paroxysmal nocturnal hemoglobinuria	発作性夜間ヘモグロビン尿症
PR	partial remission	部分寛解
PRCA	pure red cell aplasia	赤芽球癆
PS	performance status	
PT	prothrombin time	プロトロンビン時間
PTX	paclitaxel	パクリタキセル
PTHrP	parathyroid hormone-related peptide	副甲状腺ホルモン関連蛋白質
PT-INR	prothrombin time-international normalized ratio	プロトロンビン時間国際標準比
PV	polycythemia vera	真性赤血球増加症
RA	refractory anemia	不応性貧血
RAEB	refractory anemia with excess of blasts	芽球増加を伴う不応性貧血
RARS	refractory anemia with ringed sideroblasts	環状鉄芽球を伴う不応性貧血
RCMD	refractory cytopenia with multilineage dysplasia	多血球系異形成を伴う不応性血球減少症
RCMD-RS	refractory cytopenia with multilineage dysplasia and ring sideroblasts	多血球系異形成と鉄芽球を伴う不応性血球減少症
RCUD	refractory cytopenias with unilineage dysplasia	単一系統の異形成を伴う不応性血球減少症
Reti	reticulocyte	網赤血球
SI	spleen index	脾係数
SIADH	syndrome of inappropriate secretion of antidiuretic hormon	抗利尿ホルモン不適合分泌症候群
sIL-2R	soluble interleukin-2 receptor	可溶性インターロイキン2レセプター
SKY法	spectral karyotyping	
SLE	systemic lupus erythematosus	全身性エリテマトーデス
SLL	small lymphocytic lymphoma	小リンパ球性リンパ腫
SMZL	splenic marginal zone lymphoma	脾性辺縁帯リンパ

		腫
SOS	sinusoidal obstruction syndrome	類洞閉塞性肝疾患
STLI	subtotal lymphoid irradiation	亜全リンパ節照射
SUMO	small ubiquitin-related modifier	
SUV	standardized uptake value	標準摂取率
T.B	total bilirubin	総ビリルビン
TACO	transfusion- associated circulatory overload	輸血関連循環過負荷
TAR	thrombocytopenia with absent radius	橈骨欠損を伴う血小板減少症
TAT	thrombin・antithrombin complex	トロンビン・アンチトロンビン複合体
TBI	total body irradiation	全身放射線照射
TLI	total lymphoid irradiation	全リンパ節照射
TdT	terminal deoxynucleotidyl transferase	末端デオキシヌクレオチド転換酵素
TIBC	total iron binding capacity	総鉄結合能
TKI	tyrosine kinase inhibitor	チロシンキナーゼ阻害薬
TMA	thrombotic microangiopathy	血栓性微小血管障害
TPN	total parenteral nutrition	高カロリー輸液
TRALI	transfusion-related acute lung injury	輸血関連急性肺障害
TRAP	thrombin recepter agonist peptide	トロンビンレセプターアゴニストペプチド
TTP	thrombotic thrombocytopenic purpura	血栓性血小板減少性紫斑病
UIBC	unsaturated iron binding capacity	不飽和鉄結合能
VAHS	virus-associated hemophagocytic syndrome	ウイルス関連血球貪食症候群
VCR	vincristine	ビンクリスチン
VDS	vindesine	ビンデシン
VKORC1	vitamin K epoxide reductase complex 1	ビタミンKエポキシド還元酵素複合体1
VLB	vinblastine	ビンブラスチン
VOD	veno-occlusive disease	肝中心静脈閉塞症
VP-16	etoposide	エトポシド
VTE	venous thromboembolism	静脈血栓塞栓症
VWD	von Willebrand disease	von Willebrand病
VWF	von Willebrand factor	von Willebrand因子
VZV	Varicella Zoster virus	水痘帯状疱疹ウイルス

SOS	sinusoidal obstruction syndrome	類洞閉塞症候群
STLI	subtotal lymphoid irradiation	ほぼ全リンパ節照射
SRAM	small ubiquitin-related modifier	
SUV	standardized uptake value	標準集積値
T/2	half-life time	半減期
TACO	transfusion associated circulatory overload	輸血関連循環過負荷
TAR	thrombocytopenia with absent radius	橈骨欠損を伴う血小板減少症
TcR	T cell receptor	T細胞レセプター
TEI	total dose irradiation	総線量照射
TLI	total lymphoid irradiation	全リンパ節照射
TMT	terminal deoxynucleotidyl transferase	末端デオキシヌクレオチジルトランスフェラーゼ
TPO	thrombopoietin	血小板増殖因子
TRI	tyrosine kinase inhibitor	チロシンキナーゼ阻害薬
TMA	thrombotic microangiopathy	血栓性微小血管症
TPN	total parenteral nutrition	完全静脈栄養法
TRALI	transfusion related acute lung injury	輸血関連急性肺障害
TRAP	thrombin receptor agonist peptide	トロンビンレセプターアゴニストペプチド
TTP	thrombotic thrombocytopenic purpura	血栓性血小板減少性紫斑病
UIBC	unsaturated iron binding capacity	不飽和鉄結合能
VAHS	virus associated hemophagocytic syndrome	ウイルス関連血球貪食症候群
VCR	vincristine	ビンクリスチン
VDS	vindesine	ビンデシン
VKORC1	vitamin K epoxide reductase complex-1	ビタミンKエポキシド還元酵素複合体1
VLR	vinblastine	ビンブラスチン
VOD	veno-occlusive disease	肝中心静脈閉塞症
VP-16	etoposide	エトポシド
VTE	venous thromboembolism	静脈血栓塞栓症
VWD	von Willebrand disease	von Willebrand病
VWF	von Willebrand factor	von Willebrand因子
VZV	varicella Zoster virus	水痘帯状疱疹ウイルス

索 引

β_2-グリコプロテイン　247
5-HT$_3$ 受容体拮抗薬　489

欧　文

A
ABO 血液型　294
ABVD 療法　324
activated partial thromboplastin time（APTT）　288
acute leukemia　90
acute leukemia of ambiguous lineage　108
acute lymphoblastic leukemia（ALL）　101, 318, 361
acute myeloid leukemia（AML）　83, 92, 312, 361
acute myeloid leukemia with myelodysplasia-related changes（AML/MRC）　109
acute promyelocytic leukemia（APL）　99, 315, 361
ADAMTS13　255
adult T cell leukemia/lymphoma（ATL）　84, 160, 330
ALI　40
anemia
angioimmunoblastic T-cell lymphoma（AITL）　158
Ann Arbor 分類　137
anti-phospholipid antibody syndrome（APS）　247
aplastic anemia　204
Ara-C 大量療法　312
ARDS　40
ATG　374, 377, 450
autoimmune hemolitic anemia（AIHA）　219

B
B-cell prolymphocytic leukemia　169
BCR/ABL 癒合遺伝子　112, 281
BD 療法　332
Bernard-Soulier 症候群　228
Binet の病期分類　167
B-R 療法　328
BU/CY　373
Burkitt ALL　106
Burkitt リンパ腫　154
B 型肝炎対策　404
B 症状　135
B 細胞性 ALL　102
B 細胞性前リンパ球性白血病　166, 169

C
CAD　219
CAG 療法　314
CALR 遺伝子　118
CD45 ブラストゲート法　273
Chloroma　398
chronic lymphocytic leukemia（CLL）　165, 331
chronic myeloid leukemia（CML）　111, 362
classical Hodgkin lymphoma（CHL）　135
CMV　300
Coombs 試験　286
CRAB　173
CT　305

CTCAE 431
CV ポート 346
CY/TBI 373

D
D-ダイマー 293
de novo B 型肝炎 404
deep vein thrombosis（DVT） 243
DeVIC 療法 327
DHAP 療法 326
diffuse alveolar hemorrhage（DAH） 390
disseminated intravascular coagulation（DIC） 31, 250
DNA メチル化阻害薬 439
DNR＋Ara-C 療法 312
DOACs 6, 249, 474
dyspnea 15

E
ECOG performance status 46
engraftment syndrome 388
EPO 443
Epstein-Barr ウイルス（EBV） 300
ESHAP 療法 327
extranodal NK/T-cell lymphoma, nasal type（ENKL） 159

F
FAB 分類 92
FCR 療法 331
FDG-PET 310
fibrinogen and fibrin degradation products（FDP） 293
FISH 検査 280
Flu/BU 373
Flu/CY 373

Flu/CY/ATG 373
Flu/Mel 373
FN 348, 466
Follicular Lymphoma IPI（FLIPI） 148

G
G-CSF 444
GDP 療法 328
graft failure 388
Groupe d'Etude des Lymphomes Folliculaires（GELF） 149
GVHD 85, 366, 376, 450

H
hairy cell leukemia（HCL） 170
Ham 試験 286
HAM 療法 314
HDAC 阻害薬 439
HD-MTX-Ara-C 療法 322
Helicobacter pylori 145, 232
hemolytic crisis 28
hemolytic uremic syndrome（HUS） 36, 255
hemophagocytic lympho-histiocytosis（HLH） 189
hemophagocytic syndrome（HPS） 189
heparin-induced thrombo-cytopenia（HIT） 260
hepatosplenomegaly 70
hepatotoxicity 399
hereditary spherocytosis（HS） 222
HLA 295, 366
Hodgkin リンパ腫（HL） 135, 324, 364, 395

humoral hypercalcemia of malignancy（HHM） 25
Hunter 舌炎 83, 201
Hyper-CVAD/HD-MTX-Ara-C 療法 321
hyperviscosity syndrome 27

I
ICE 療法 327
idiopathic thrombocytopenic purpura（ITP） 232
IDR＋Ara-C 療法 312
IFN α 445
infectious mononucleosis（IM） 193
International Myeloma Working Group（IMWG） 175
International normalized ratio（PT-INR） 288
International Prognostic Index（IPI） 150, 363
International Prognostic Scoring System（IPSS） 130, 362
International Prognostic Factor Project（IPS） 136
International sensitivity index（ISI） 288
International staging system（ISS） 176
Involved site radiation therapy（ISRT） 394
iron deficiency anemia（IDA） 198

J
JAK2 遺伝子 118
JALSG AML201 312
JALSG APL204 315, 316, 317

L
large granular lymphocyte（LGL） 171
leukocytosis 64
leukopenia 61
leukostasis 18
local osoteolytic hypercalcemia（LOH） 25
lymphadenopathy 70
L-アスパラキナーゼ 430

M
MALT リンパ腫 143
May-Giemsa 染色 264
May-Hegglin 異常（MYH-9 異常症） 228
megaroblastic anemia 201
mLSG15 療法 330
monoclonal gammopathy of undetermined significance（MGUS） 173, 181
MPB 療法 334
MPL 遺伝子 118
MPL 療法 334
MP 療法 334
MPT 療法 334
MRI 307
Multinational Association for Supportive Care in Cancer（MASCC）スコア 52, 348
multiplanar reformation（MPR） 305
multiple myeloma（MM） 173, 332
myelodysplastic syndromes（MDS） 125, 324, 362
myeloproliferative neoplasms（MPN） 118

N

necrotizing lymphadenitis 196
nodular lymphocyte predominant Hodgkin lymphoma（NLPLH） 135
non-Hodgkin lymphoma（NHL） 141, 324

P

PAD 療法 332
paroxysmal nocturnal hemoglobinuria（PNH） 215
particle 標本 268
PCR 法 283
performance status 46
peripherally inserted central catheter（PICC） 345
peripheral T-cell lymphoma（PTCL） 158
PET 309
Ph 陽性急性リンパ性白血病 323
PIG-A 遺伝子 215
plasmin-α_2 plasmin inhibitor complex（PIC） 292
platelet functional disorders 228
Plummer-Vinson 症候群 83, 198
polycythemia 58
posterior reversible encephalo-pathy syndrome（PRES） 391
prothrombin time（PT） 288
pure red cell aplasia（PRCA） 212

Q

qSOFA 9

R

Rai 病期分類 166
R-CHOP 療法 326
RevMate 333
Rh 血液型 295

S

shock 8
sinusoidal obstruction syndrome（SOS） 389, 403
SMILE 療法 328
spleen index（SI） 303
standardized uptake value（SUV） 309
Sweet 病 85

T

T/NK 細胞腫瘍 157
TERMS 333
therapy-related myeloid leukemia 110
thrombo test（TT） 290
thrombophilia 79
thrombotic microangiopathy（TMA） 255
thrombotic thrombocytopenic purpura（TTP） 34, 255
TRALI 40
transfusion associated circulatory overload（TACO） 412
transplantation associated thrombotic microangiopathy（TA-TMA） 390
tumor lysis syndrome 19
T 細胞性 ALL 104

T細胞性大顆粒リンパ球白血病　171

U
Upshaw-Schulman症候群　255

V
VCAP-AMP-VECP療法　330
VCD療法　332
Virchowの3原則　243
VOD　403
von Willebrand因子　228, 239
von Willebrand因子含有FⅧ製剤　487
von Willebrand病　239
VRD療法　333
VTD療法　333

W
Waldenström macroglobulinemia　184
WHO分類　94

和　文

あ
悪性貧血　201
アスペルギルス　468
アナフィラキシーショック　10
亜ヒ酸　438
アミロイドーシス　187
アルキル化薬　429
アルブミン製剤　355
アロプリノール　23
安全管理手順　333
アンチトロンビン　291
アントラサイクリン系薬剤　412

い
胃原発MALTリンパ腫　156
意識障害　11
移植関連血栓性微小血管障害　390
移植後の感染管理　383
移植前処置　371
移植片対宿主病　83, 366
遺伝子診断　283
遺伝性球状赤血球症　222
胃リンパ腫　155
インターフェロンα　445

う
ウイルス学的検査　300
ウェッジ法　264

え
壊死性リンパ節炎　196
エリスロポエチン　443

お
悪心・嘔吐　434
オピオイド性鎮痛薬　492

か
可逆性後頭葉白質脳症　391
核酸医薬　437
活性化部分トロンボプラスチン時間　288
カテーテル関連血流感染　346
過粘稠度症候群　27
可溶性フィブリンモノマー複合体　292
顆粒球コロニー刺激因子　444
カルシニューリン阻害薬　376, 450
カルボプラチン投与量　409
カンジダ　468
カンジダ血症　386

肝障害　399
肝静脈閉塞症　403
間接抗グロブリン試験　296
感染対策　383
肝脾腫　70
寒冷凝集素症　219
緩和医療　491

き
キナーゼ阻害薬　438
急性骨髄性白血病　83, 92, 312, 361
急性腎不全　407
急性赤芽球癆　213
急性前骨髄球性白血病　99, 315, 361
急性肺障害　40
急性肺水腫　40
急性白血病　90, 360
急性リンパ性白血病　101, 318, 361
凝固因子関連製剤　487
凝固関連検査　288
凝固検査　47
凝固制御因子　291
巨赤芽球性貧血　201
菌状息肉腫　397

く
クレアチニンクレアランス　407
クローナリティ　273, 283
クロスマッチ　296

け
系統不明な白血病　108
血液型　294
血液凝固第Ⅷ因子インヒビター　237
血液凝固第ⅩⅢ因子　291

血液製剤　353
血液培養　297
血管内大細胞型B細胞リンパ腫　152
血管免疫芽球性T細胞リンパ腫　158
血球貪食症候群（血球貪食性リンパ組織球症）　189
血小板機能異常症　228
血漿フィブリノゲン値　291
結節性リンパ球豊富型Hodgkinリンパ腫　135
血栓傾向　79
血栓性血小板減少性紫斑病　34, 255
血栓性疾患　228
血栓性素因　79
血栓性微小血管障害症　255
血糖コントロール　416
血友病　236, 335
限局性アミロイドーシス　187
原発性骨髄線維症　122
原発性マクログロブリン血症　184

こ
抗ウイルス薬　470
高カリウム血症　22
高カルシウム血症　25
抗凝固薬　274
抗胸腺細胞グロブリン　377
抗菌薬　465
口腔粘膜浸潤　83
抗血小板薬　474
交差適合試験　296
抗腫瘍性抗生物質　430
抗腫瘍薬　428
抗線溶薬　486
抗体医薬　437
好中球減少　61, 465

好中球増加　64
後天性血友病　237, 335
後天性溶血性貧血　219
口内炎　433
抗ヒト胸腺細胞免疫グロブリン　374
高リン血症　21
抗リン脂質抗体症候群　247
高齢者 AML　101
呼吸困難　15
骨カルシウム代謝薬　460
骨吸収抑制剤　460
骨シンチグラフィ　308
骨髄異形成関連変化を伴う急性白血病　109
骨髄異形成症候群　125, 324, 362
骨髄移植　366
骨髄生検　267
骨髄穿刺　267
骨髄増殖性腫瘍　118
骨髄破壊的前処置　371
骨髄抑制　433
古典的 Hodgkin リンパ腫　135

さ

再生不良性貧血　204
再生不良性貧血-PNH 症候群　204
臍帯血移植　369
サイトメガロウイルス　300, 386
催吐リスク　489
細胞増殖阻害薬　450
サザンブロット法　283
匙状爪　83, 198
札幌基準　248

し

止血薬　485

止血療法　335
自己免疫性溶血性貧血　219
下山分類　160
重症貧血　2
出血　228
出血傾向　5, 73
出血性膀胱炎　435
腫瘍崩壊症候群　19
小リンパ球性リンパ腫　166
ショック　8
腎機能障害　407
真菌培養　299
神経症状　11
心血管系毒性　412
侵襲性アスペルギルス症　386
腎障害　435
真性赤血球増加症　118
新鮮凍結血漿　355
身体所見　44
心毒性　435
心肺疾患　411
深部静脈血栓症　79, 243, 303

す

水痘　85
スタンプ標本　270
ステロイド　415, 447

せ

生化学検査　47
生殖機能障害　436
成人 T 細胞白血病　84
成人 T 細胞白血病/リンパ腫　160, 330
性腺毒性　422
生着症候群　388
生着不全　388
制吐療法　489
生物学的製剤　450
赤芽球癆　212

脊髄圧迫　12
節外性 NK/T 細胞リンパ腫,鼻型　159, 397
節外性粘膜関連リンパ組織型辺縁系リンパ腫　143
赤血球液　355
赤血球浸透圧抵抗試験　286
赤血球系疾患　198
赤血球増加　58, 226
洗浄血小板　357
染色体検査　280
全身性アミロイドーシス　83, 187
全身放射線照射　371

そ
造血因子　442
造血幹細胞移植　360
造血器腫瘍　90
相対的赤血球増加症　226

た
代謝拮抗薬　429
第Ⅷ因子インヒビター　237
第ⅩⅢ因子　291
第ⅩⅢ因子製剤　487
帯状疱疹　386
体表リンパ節腫脹　303
多血症　58
脱毛　436
多発性骨髄腫　173, 332, 364
単クローン性 B リンパ球増加症　166

ち
中心静脈カテーテル　345
中枢神経原発悪性リンパ腫　397
中枢神経障害　436
中枢神経浸潤　11
中枢神経治療　319
中枢神経病変　91
超音波検査　303
直接作用型経口抗凝固薬　6, 249, 474
治療関連白血病　110
チロシンキナーゼ阻害薬　105, 114
鎮痛補助薬　493

て
低カルシウム血症　21
低分子化合物　437
鉄キレート薬　462
鉄欠乏性貧血　198
鉄剤　456
テムセル　451
伝染性単核球症　193

と
糖尿病　415
特発性血小板減少性紫斑病　232
ドナー　366
トポイソメラーゼ阻害薬　430
塗抹標本　264
トロンビン-アンチトロンビン複合体　292
トロンビン製剤　485
トロンボテスト　290

な
内視鏡下生検　271

に
二次性赤血球増加症　226
二次性貧血　224
二次発癌　436
ニューモシスチス肺炎　468
妊娠中　417

妊孕性温存　422

の
脳血管障害　12
濃厚血小板　355

は
敗血症　8
敗血症性ショック　9
肺血栓塞栓症　18, 79
肺毒性　435
培養検査　297
播種性血管内凝固症候群　31, 250
白金製剤　430
白血球減少　61
白血球増加　64
白血病　90
発熱　50
発熱性好中球減少症　348
パルボウイルス B19　212
汎血球減少　66

ひ
非オピオイド性鎮痛薬　491
脾腫　303
微小管阻害薬　430
微小残存病変　268, 283
ビスホスホネート製剤　460
ビタミン B_{12} 製剤　459
非定型性白血病　108
皮膚 T 細胞リンパ腫　397
皮膚粘膜所見　83
非 Hodgkin リンパ腫　141, 326, 363, 396
びまん性大細胞型 B 細胞リンパ腫　150, 363
びまん性肺胞出血　390
貧血　2, 54

ふ
フィブリノゲン製剤　487
フィブリノゲン・フィブリン分解産物　293
不応性貧血　126
不規則抗体検査　296
副腎皮質ステロイド　447
プラスミン-α_2 プラスミンインヒビター複合体　292
フローサイトメトリー　273
プロテアソーム阻害薬　438
プロテイン C　291
プロテイン S　292
プロトロンビン時間　288
分化症候群　99
分子標的治療薬　437

へ
ヘパリン起因性血小板減少症　260
ヘモコアグラーゼ　486
便秘　434

ほ
放射線治療　394
発作性夜間ヘモグロビン尿症　204, 215
本態性血小板血症　120

ま
マクロファージコロニー刺激因子　445
末梢血幹細胞移植　366
末梢血検査　264
末梢性 T 細胞リンパ腫　158
麻痺性イレウス　434
慢性骨髄性白血病　112, 362
慢性赤芽球癆　213
慢性リンパ性白血病　165, 331
マントル細胞リンパ腫　145

み
ミニ移植　372
未分化大細胞型リンパ腫　158

め
免疫調節薬　438
免疫抑制薬　450

も
モノクローナル抗体　437

ゆ
有害事象共通用語基準　431
有毛細胞白血病　170
輸血　353
輸血関連検査　295
輸血関連循環過負荷　412
輸血後鉄過剰症　462

よ
溶血検査　286
溶血性疾患　2
溶血性尿毒症症候群　36, 255

溶血性貧血　201
溶血発作　28
腰椎穿刺　277

ら
ラスブリカーゼ　23
ランダム皮膚生検　153

り
緑色腫　398
リンパ球増加　65
リンパ節腫脹　70
リンパ節生検　70, 270

る
類洞閉塞症候群　389, 403

れ
レチノイン酸　438
レチノイン酸症候群　99

ろ
濾胞性リンパ腫　147, 363

血液内科ゴールデンハンドブック（改訂第2版）

2011年11月 1 日　第 1 版第 1 刷発行
2014年 3 月10日　第 1 版第 3 刷発行
2016年10月25日　改訂第 2 版発行

編集者　小澤敬也，坂田洋一，神田善伸
発行者　小立鉦彦
発行所　株式会社 南 江 堂
〒113-8410 東京都文京区本郷三丁目42番6号
☎(出版)03-3811-7236　(営業)03-3811-7239
ホームページ http://www.nankodo.co.jp/

印刷・製本　横山印刷
装丁　夜久隆之(Amazing Cloud Inc)

Golden Handbook of Hematology, 2nd Edition
© Nankodo Co., Ltd., 2016

Printed and Bound in Japan
ISBN978-4-524-25876-5

定価は表紙に表示してあります．
落丁・乱丁の場合はお取り替えいたします．

本書の無断複写を禁じます．

JCOPY 〈(社)出版者著作権管理機構 委託出版物〉

本書の無断複写は，著作権法上での例外を除き，禁じられています．複写される場合は，そのつど事前に，(社)出版者著作権管理機構 (TEL 03-3513-6969, FAX 03-3513-6979, e-mail: info@jcopy.or.jp) の許諾を得てください．

本書をスキャン，デジタルデータ化するなどの複製を無許諾で行う行為は，著作権法上での限られた例外 (「私的使用のための複製」など) を除き禁じられています．大学，病院，企業などにおいて，内部的に業務上使用する目的で上記の行為を行うことは私的使用には該当せず違法です．また私的使用のためであっても，代行業者等の第三者に依頼して上記の行為を行うことは違法です．

〈関連図書のご案内〉
　　　＊詳細は弊社ホームページをご覧下さい《www.nankodo.co.jp》

血液疾患最新の治療2014-2016
　直江知樹・小澤敬也・中尾眞二　編
　　　　　　　　　　　B5判・382頁　定価(本体9,000円＋税)　2014.1.

造血幹細胞移植診療実践マニュアル
データと経験を凝集した医療スタッフのための道標
　神田善伸　著　　　　A5判・338頁　定価(本体4,800円＋税)　2015.3.

血液専門医テキスト(改訂第2版)
　日本血液学会　編
　　　　　　　　　　　B5判・604頁　定価(本体15,000円＋税)　2015.5.

臨床血液内科マニュアル
　金倉　譲　編
　　　　　　　　　　　B6判・382頁　定価(本体4,200円＋税)　2014.11.

超・入門　臨床血液内科アトラス
病理組織診断の苦手意識を克服する！
　金倉　譲・森井英一　編　B5判・170頁　定価(本体5,800円＋税)　2015.10.

難治性貧血の診療ガイド
特発性造血障害の病態・診断・治療の最新動向
　『難治性貧血の診療ガイド』編集委員会　編　B5判・266頁　定価(本体5,500円＋税)　2011.11.

ゼロから始めて一冊でわかる！
みんなのEBMと臨床研究
　神田善伸　著　　　　B5判・218頁　定価(本体3,600円＋税)　2016.10.

初心者でもすぐにできる
フリー統計ソフトEZR(Easy R)で誰でも簡単統計解析
　神田善伸　著　　　　B5判・214頁　定価(本体3,800円＋税)　2014.11.

総合診療力を磨く「40」の症候・症例カンファレンス
臨床推論の達人を目指せ！
　百村伸一　監／加計正文・神田善伸・小山信一郎　編
　　　　　　　　　　　A5判・280頁　定価(本体3,800円＋税)　2014.4.

定価は消費税率の変更によって変動いたします．消費税は別途加算されます．